主编简介

陈娇娥　女，1979年6月生，2005年毕业于厦门大学人文研究生院，文学硕士，副教授，泉州医学高等专科学校宣传部副部长（负责人）。长期从事学校文化建设、思政宣传和医学人文教学工作，是文明校园、“三全育人”大思政建设和校园文化建设的中坚力量。近年来参与6个市厅社科科研课题，公开发表论文9篇，参编《医学生职业道德建设的实践与探索》著作，主编校本特色教材《惠世文化读本》，获得1项实用新型专利。

吕国荣　男，1963年5月生，1991年毕业于北京医科大学研究生院，医学硕士，主任医师、二级教授、博士研究生导师，福建省政协委员，享受国务院政府特殊津贴专家。2013年7月任泉州医学高等专科学校党委副书记、校长。2019年入选福建省2018年职业院校名校长培养人选，2019年获福建省“清海杯”黄炎培职业教育杰出校长奖。2021年入选中国职业院校百名优秀教师。曾承担或协作承担12项国家自然科学基金和省级科研课题，有9项科研成果获国家医药卫生和省级科技进步奖；获7项国家实用新型专利，3项软件著作权；主、参编医学著作35部，发表SCI和CSCD源论文500余篇，论文和论著被国内外学者引用近3500次。参与中国医师学会、中华医学会、中国超声医学工程学会5部超声专业（行业）指南的制定；是5本超声影像专业的CSCD源杂志的编委、SCI源杂志《Ultrasound Medicine and Biology》特约审稿专家、国家自然科学基金评审专家。

高校校园文化建设成果文库

校园文化与医学人文精神

陈娇娥　吕国荣◎主编

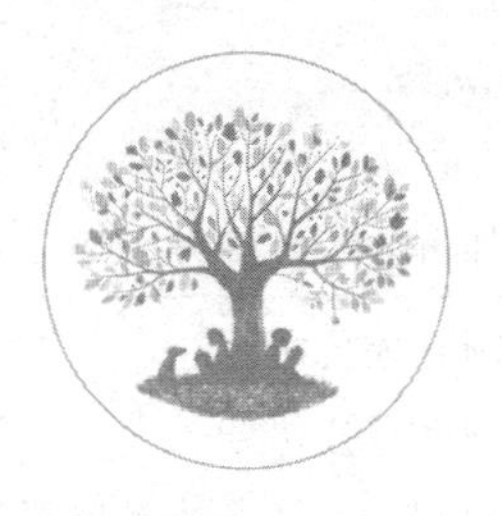

光明日报出版社

图书在版编目（CIP）数据

校园文化与医学人文精神 / 陈娇娥，吕国荣主编
. --北京：光明日报出版社，2023.4
ISBN 978-7-5194-7209-2

Ⅰ.①校… Ⅱ.①陈… ②吕… Ⅲ.①高等学校—文化素质教育—研究—中国 ②高等学校—医学教育—人文素质教育—研究—中国 Ⅳ.①G640②R-05

中国国家版本馆 CIP 数据核字（2023）第 078128 号

校园文化与医学人文精神

XIAOYUAN WENHUA YU YIXUE RENWEN JINGSHEN

主　　编：陈娇娥　吕国荣

责任编辑：李　倩　　责任校对：李壬杰　李佳莹
封面设计：中联华文　　责任印制：曹　净

出版发行：光明日报出版社
地　　址：北京市西城区永安路 106 号，100050
电　　话：010-63169890（咨询），010-63131930（邮购）
传　　真：010-63131930
网　　址：http：//book. gmw. cn
E - mail：gmrbcbs@ gmw. cn
法律顾问：北京市兰台律师事务所龚柳方律师

印　　刷：三河市华东印刷有限公司
装　　订：三河市华东印刷有限公司
本书如有破损、缺页、装订错误，请与本社联系调换，电话：010-63131930

开　　本：170mm×240mm
字　　数：290 千字　　印　　张：16
版　　次：2023 年 4 月第 1 版　　印　　次：2023 年 4 月第 1 次印刷
书　　号：ISBN 978-7-5194-7209-2

定　　价：95.00 元

内容简介

泉州医学高等专科学校原为1934年5月以收治妇女儿童、穷苦人和传染病患为主的惠世医院创建的惠世高级护校。“普惠世人”的情怀凝练于原校名。本书正本溯源，从翔实丰富的史料中寻找“惠世”初心，继而探寻在学校八十余载的办学历史中，如何坚守初心、传承文脉、发扬传统，尤其是近年来在高职教育发展大潮中，学校在“精诚惠世”校训精神的引领下，守正创新，不断探索高校文化和医学人文融合路径。该书站在学校百年历史之基上，将学校近十年在校园文化建设和医德人文教育的实践全面深刻地呈现出来，资料丰富，论据充分，论述透彻，语言简明，具有较高的理论和实践价值，为医学院校校园文化建设和医学人文素质教育提供借鉴。

编委会

主　编：陈娇娥（泉州医学高等专科学校）

　　　　吕国荣（泉州医学高等专科学校）

副主编：黄　方（福建医科大学附属第二医院）

编　委：廖志斌（泉州医学高等专科学校）

　　　　陈　琳（泉州医学高等专科学校）

　　　　陶　涛（泉州医学高等专科学校）

　　　　陈　宇（泉州医学高等专科学校）

序

一所学校的类型特色和个性化，首先体现在校园文化上。如何将文化的碎片上升为文化的整体并积淀成为文化底蕴，则是学校形成特色和高质量发展的关键。校园文化是学校核心价值观的重要体现，是维系和凝聚全校师生的价值认同，是一个学校的灵魂和最为宝贵的财富，是推动学校发展的精神支柱和惯性力量，它能够形成一种氛围，成为校园共同体得以共同发展和共同进步的维系力量。

何谓医学？根据《科学技术辞典》定义，“医学是旨在保护和加强人类健康、预防和治疗疾病的科学知识体系和实践活动”。它的研究与服务对象是与自然和社会相互联系的人，人文精神是医学的价值蕴含。卡斯蒂廖尼在《医学史》中说：“它（医学，引者注）的最高目标是解除人类痛苦……最杰出的科学家及他们最平凡的继承者，都在竭力防止危害人类健康或扰乱个人及集体根本和谐的一切事物。”这里的和谐既是身体的，也是心灵的。医学所追求的目标关乎人的身心安顿，因而它的从业者应具有更高的道德责任。在孙思邈《备急千金要方》第一卷中的《大医精诚》一文，对医德进行了“精勤”与“心诚”的双重规约，他在“为医之技”基础上更强调“为医之德”。德为医之魂，技为医之本，医学需要知识储备与技术提升，需要高精尖的科技加持，但更需要对生命的敬畏与仁心仁术的光芒。

近二十年是我国高等职业教育发展的春天，国内很多高职院校搭乘着这趟快速发展的列车，实现了从规模扩张到内涵提升的发展。如何提升内涵？我们认为，构建独具特色的高职文化，以文育人以文化人，这是高职院校深化内涵建设和提高人才培养质量的必然要求。作为一所医学高职院校，我们培养的是为人民健康服务的医药卫生人才，“健康所系，生命相托”是每一个医学生首先要面对和正视的责任和使命。因此，医学生的教育尤其要重视医学人文教育，医学人文必须成为医学院校校园文化建设的重要内容。

在近九十载的办学历程中，泉州医学高等专科学校凝练并形成“精诚惠世”的校训，着力培养医德高尚、医术精湛的医学人才。学校自2011年启动医学生职业道德项目建设，2012年医学生职业道德建设被列入国家示范性骨干高职院校建设的六项工程之一。在福建省示范性现代职业院校建设期间，学校在医学生职业道德教育的基础上，构建惠世医学人文培育体系探索与实践教学团队，深化医学人文内涵，创新人文教育模式，彰显医学人文特色，把人文素质教育融入医学生培养的全过程。

筚路蓝缕，探寻“惠世”初心；守正创新，涵润“惠世”文脉；德技并修，培育“惠世”人才。历史照进现实，理论指导实践。站在学校百年历史之基，本书将学校近十年在校园文化建设和医德人文教育的实践全面深刻地呈现出来，展现新时代下高职医学院校在学生素质教育方面孜孜不倦、不断深入、永不停息的探索脚步，以期为医学院校校园文化建设和医学人文素质教育提供借鉴。

泉州医学高等专科学校校长　吕国荣

2022年7月21日

泉州医学高等专科学校赋

陈娇娥

东海之滨，波涛千里拍岸；世遗之城，魅力冠绝东方。时为癸卯兔年，脚踏实地，奋进发展之路；俟机九秩春秋，勠力同心，八方共襄盛举。

末代天朝，泱泱大厦欲倾；千年古城，东西双塔矗立。内忧外患，泉城满目疮痍；水深火热，百姓少药缺医。西学东渐，翩跹异域扁鹊；慈悲济世，恭迎西医女神。民国甲戌，提灯创校；西街裴巷，天使传道。播仁爱于红土，拓曲径成大道。

日出东方，光耀半壁江山；红旗漫卷，振奋华夏儿女。两源合流，壬辰深冬，严寒难阻激流，奔腾欲出；革故鼎新，戊戌春来，和风化育万物，生机勃发。晨钟暮鼓，弦歌不辍，蓓蕾初开，暗香浮动；如切如磋，如琢如磨，艰难困苦，玉汝于成。

风云变幻，波澜横生，十年蹉跎；岁在戊申，乌云蔽日，停滞不前。拨云见天，柳暗花明又一村；晴空碧日，凤凰涅槃获重生。深巷古榕苍，再育馨香芷兰；钟楼宏声振，重造天使摇篮。地势坤，厚德方可载物；天道乾，自强初具丰仪。

甲申初夏，风起云涌，扬帆勇进，跨越世纪。洛阳江畔，秋水共长天一色；新城洛江，机遇与挑战并存。迁址新府，升格高专，蓝图再绘，格局大开。

昔合百草而实庭，今建芳馨而盈户。含英咀萃，作育六万良才；春华秋实，回报九十春晖。护理之花，遍开海西；临床卫士，坚守基层；历届学人，充盈八闽；学府后秀，奋起直追。百年树人，于斯为盛！

九州才俊，敬业奉献至精诚；四海学子，勤学好问以惠世。兢兢业业，大医风范，诲人不倦，用爱浇灌三千苗圃；格物致知，正心诚意，敏而好学，潜心锻造回春之术。救死扶伤，情牵基层医疗；精益求精，心系人民安康。天道酬勤，于斯为善！

临床护理，不累盛名，再创佳绩；药学健康，不甘人后，勇争上游。骨干示范，夯实内涵；趋势变通，拓展专业；与时俱进，创新科研；团结奋进，步履铿锵。校企合作，同育杏林乔木；产教融合，共培医苑栋梁。立足区域，争创海西一流；放眼全国，赢取八方瞩目。自强不息，于斯为美！

追昔抚今，感怀前辈开基创业之艰辛；爱拼敢赢，高扬医专引领示范之旌旗；精诚惠世，把握高职人才培养之根本；志存高远，打造医海激流勇进之巨舰。大道至宽，幸甚至哉；歌以咏怀，岂不乐哉！

目　录

CONTENTS

下　编　德技并修　培育“惠世”人才

上　编

筚路蓝缕　探寻“惠世”初心

泉州惠世医院（现福建医科大学附属第二医院）是1881年由英国基督教长老会创办的，是福建省最早的三所西医院之一，是福建南部地区西医启蒙、传播和发展，以及西学、西医东渐整个历史进程的重要亲历者、见证者和创造者。而由惠世医院创办于1934年5月的附设惠世护士学校（现泉州医学高等专科学校）经过88年的岁月，学校不断发展壮大，从单一的普通护理专业及后来的具有助产专业的护士学校，到设置医士专业、中西结合、医学影像等多学科培养的中等卫生学校，再到如今成为泉州地区唯一一所副厅级医学高等专科学校，同样在福建省现代护理教育和医学教育发展史上做出了重要贡献并发挥着积极作用。

泉州医学高等专科学校从创办至今走过了88年艰难且奋进的历程，从管办属性及行政级别可以分为以下三个时期。①惠世护士学校时期：1934年5月至1952年12月，这一时期是私立的、教会学校性质的，但也是泉州地区首家正规的西医护理专科学校，是学校的根源所在；②晋江（泉州）医士（卫生）学校时期：从1952年12月到2004年5月，这一时期学校从私立转变为公办的地区级中等医学专科学校，经历了社会主义改造、建设及改革开放等巨大的社会变革，学校发生了本质的变化；③泉州医学高等专科学校时期：从2004年5月至今，学校的发展进入高速发展的快车道，实现了从中等专科学校到高等医学院校质的飞跃。抚今追昔，展望未来，学校的传承和发展离不开百多年前的惠世初心。

第一章

西学东渐　普惠世人

惠世医院创办伊始，首任院长、英国伦敦大学医学博士颜大辟（Dr. David Grant）开设医师班，这是福建省创办西医教育的开端。创院之初，有床位 30 张，分设内外妇儿科及男女病房，主要的医生和护士均由英国本土派遣，医生几乎都具有医学博士学位，护士也都毕业于英国护士助产专科学校，是英国的执业护士。在 20 世纪 30 年代之前，医院的护理人员除少数英籍护士外，多数由医院开办的护理培训班自行培养。随着医院规模的扩大和发展，床位和病人的不断增加，医院及社会所需的护理人才急剧增加，因此创办护士学校迫在眉睫。

本章将对西医发展史做简要介绍，重点对西医在泉州的传播、惠世医院形成的医院文化、医学人文精神、惠世医院附设护士学校的办学历史以及西方医学与传统医学的碰撞和结合予以研究。

第一节　西医的起源与发展

一、古代及中世纪的西方医学

人类自诞生之日起，便不得不面对生老病死的问题。所谓“有生必有死，有人必有病，有病必有医”，早在医学出现之前，古代欧亚大陆上的人们已凭借求生和求食的本能，不断从生活中总结经验，发展出一些没有理论指导的医疗之术，如外伤包扎、断肢固定等。他们在觅食过程中偶然发现一些食物能起到治病的作用，还通过劳动制造出了砭石、骨针等医疗器具。但受到认识水平的限制，那时的人们对自然环境和身体的反常变化仍然心存恐惧，无法给出科学、合理的解释。于是他们相信神灵的存在，认为是超自然的力量在主宰着这一切。人们利用占卜、巫术等来看病，从各种宗教性的仪式中获得精神寄托。

直到公元前四五世纪，最初的西方医学理论才在古希腊产生。这一时期出现了一位在西方医学史上十分重要的人物，他就是被称为“西方医学之父”的希波克拉底（Hippocrates）。希波克拉底提出了著名的“体液学说”，他认为人的身体由血液、黏液、黄胆汁、黑胆汁四部分组成，各部分相互作用，当四种液体达到平衡时身体就处于健康状态，失去平衡就会产生各种疾病，而体液的失衡则是由来自外界的自然因素引起的。这一理论蕴含着唯物主义的哲学思想，标志着人们开始摆脱对神灵的依赖，客观地观察病人，通过哲学思考提出符合逻辑的理论来解释人类身体和疾病的变化。

更加可贵的是，希波克拉底十分提倡医学道德修养，他在多篇文章中论述了医生的职业道德。《希波克拉底誓言》中的“医神阿波罗，阿斯克勒庇俄斯及天地诸神为证，鄙人敬谨宣誓，愿以自身能判断力所及，遵守此约……我愿以此纯洁与神圣之精神终身执行我职务……”这段以希波克拉底的名字命名的誓言，成为医学史上最经典的文献，全世界的医学生都对其耳熟能详。从古希腊时代起，医生就被认为是一个高尚的职业，要求医生具有美德也成为西方医学的传统。

到了古罗马时期，出现了西方医学史上的另一位重要人物——盖伦（Galenus）。盖伦继承和发展了希波克拉底重视观察、讲求逻辑的医学理论体系，而且特别重视临床实践。他一生致力于对解剖的研究，是当时最著名的解剖学家。盖伦著述颇丰且许多著作流传至今，他所倡导的实证医学以及重视实验、重视形式逻辑、强调演绎法的科学方法论，对后世西方医学的发展产生了深远影响。

此后，罗马帝国逐渐衰落和分裂。公元 476 年，西罗马帝国灭亡，西方医学的发展进入了长达千年的中世纪黑暗时期。这一时期人们的思想遭到基督教会的禁锢。霍乱、鼠疫、伤寒等烈性传染病流行，战争和饥荒持续不断，更加深了人们对宗教的依赖。疾病被认为是神对人世间罪恶的惩罚，人们更多通过宗教信仰和宗教仪式来应对病痛，神学取代了科学，牧师代替了医师，信仰疗法占据统治地位。西方医学在这一时期陷入停滞状态。

二、近现代西方医学

中世纪晚期，生产力的发展使得新生的资产阶级要求摆脱教会对其精神世界的控制，以复兴希腊罗马古典文化为名的文艺复兴运动兴起。地理大发现开阔了人们的眼界，人文主义思想广为传播，“我是人，人的一切我应该了解”成为当时最响亮的口号。受此影响，西方医学终于冲破宗教的藩篱，回归到古希腊、罗马重视经验、观察和理性的传统，并在进步的自然科学的推动下，步入了快速发展的新时期。

16 世纪，比利时人维萨里（Vesalius）出版《人体构造》一书，提出了人体解剖学，成为西方医学革命性变革的开端。

17 世纪，意大利人桑克托留斯（Sanctorius）首次将度量观念应用到医学中，为实验医学开辟了道路；英国人哈维（Harvey）对血液循环展开研究，提出了在解剖基础上研究人体功能的新方法，发展出生理学；英国人西登哈姆（Sydenham）首先提出医生的首要任务是探明疾病的本质，应多观察患者的情况，然后再研究解剖、生理知识，因而被称为“临床医学之父”。此外，显微镜的发明和广泛使用为观察微生物和人体细微结构提供了工具，为此后细胞学的建立打下了基础。

18 世纪，意大利人莫尔加尼（Morgagni）通过解剖病人尸体，提出脏器的变化是产生疾病的真正原因，创立大体病理学；后来，人们进一步从组织层面寻找疾病原因，于是有了组织病理学；再后来，德国人菲尔绍（Virchow）证明各种疾病都能在细胞层面找到病因，细胞病理学得以建立；此外，英国人贞纳（E. Jenner）发明了牛痘接种法，免疫学和预防医学开始发展起来。

19 世纪，法国人巴斯德（Pasteur）、德国人科赫（Koch）探索了微生物与疾病的关系，建立起微生物学。巴斯德的名言“科学无国界，但科学家却有自己的祖国”时至今日仍然是许多爱国者的座右铭。此后，奥地利人孟德尔（Mendel）和美国人摩尔根（Morgan）发现了遗传定律，为遗传学的发展奠定了基础。

三、当代西方医学

进入 20 世纪，现代科学技术的发展日新月异，西方医学尤其是临床医学技术突飞猛进。X 光、计算机断层扫描（CT）、磁共振成像（MRI）等先进诊断技术逐步发展和应用，使发现和精准定位人体内部的微小病变成为可能。1928 年，英国人弗莱明（Fleming）发现青霉素，此后，更多其他抗生素被成功研制，化学合成和生物制药工业快速发展，每年都有许多的新药投入市场；外科技术不再受麻醉和消毒等问题的困扰，显微外科、器官移植等新技术日渐成熟，以计算机及信息系统为核心的各种内镜外科、介入技术、机器人手术及包括 3D 打印技术等人工智能在临床医学的应用方兴未艾，精准医学及智慧医学更使现代医学出神入化。1953年英国人沃森（Watson）和克里克（Crick）发现基因的双螺旋结构，将医学研究带入分子层面；生物工程技术将医学与工程学结合在一起，在人工心脏瓣膜、血液透析等方面得到应用；干细胞技术的研究也不断取得进展。

在现代科学技术的推动下，今天的西方医学早已不再是依靠思辨推理的玄想，而是建立在严格实验基础之上，精密、定量、高度分化与综合，多学科融合并进的庞大科学知识和技术体系。

从西医的起源、发展、现状以及未来发展来看，我们可以得出一个结论，即医学所追求的目标是人的身心安顿，尤其是在现代生物—心理—社会医学模式下，“人”在医学理论研究与实践探索中越来越被看见，正如特鲁多医生的墓志铭：To Cure Sometimes，To Relieve Often，To Comfort Always（有时去治愈，常常去帮助，总是去安慰）。因此医学不仅是一门科学，更是一门人学，它是科学的，更是人文的。

第二节　泉州本土医学与西方医学

一、泉州传统医学概况

泉州本土医学即中医学，与中国五千多年的传统文化一样源远流长。在西医传入中国之前，保护民众身体健康的就是传统医学——中医学，几千年来中医学的精妙深入人心，中医学在不同年代都得到发扬光大，也涌现了一批著名的中医名家。与国内其他地方一样，从传承和起源来讲，泉州的本地医学有以下三种情况：世医、儒医和出身药店的学徒。世医是先世就有从事医术之人，后人继承先人的衣钵，世代相传，并将所掌握或独创的传统医术及验方视为传家之宝和子孙衣食所资，只能传授嫡亲儿孙，即使是亲生女儿也无缘相授，如此世代延续便成为世医。世医者不一定具有高深的文化功底，而儒医虽无家学渊源，但他们多为旧时科举不第的知识分子，因其所学均为儒家经典，与传统医理有相通之处，所谓“医者理也”，转而学医，既可济世救人，又是自我谋生养家的一个重要工作，在无法成就科举入仕的情况下，弃儒学医的人不在少数，尤其是科举制度废除后，儒医就更多了。第三类即中药店学徒出身，他们虽非正式拜师学医，但在抓药配方工作中过目过手无数名医的良方、偏方和秘方，耳濡目染，潜移默化，久而久之，虽无师也能自通，或多或少掌握了一些中医的医理和经验，后来也能给人诊脉看病，甚至自行开业的也不在少数。在正规的中医学院校创办之前，即20世纪30年代以前，泉州的中医出身，几乎如此。之后有了正规的医科院校，才有了一些从中医学院毕业出来的中医师。纵观泉州百来年中医界，不少名医出于世传，尤以专科或家传秘方著名。如痘疹科的叶益朝、叶垂武、叶源珍、叶宝印等都是大田县世传痘科来泉州开业的；小儿科的留桂先等；新门街洪春山一家擅长妇产科；喉科有济东扶安堂陈佑先等；庄府巷济美居李建观及其后人李少禄专攻眼科；痨伤科有金鱼巷仿道堂谢求生等。举人出身的儒医有杨巽南、王冠群（志超）。近现代泉州的著名中医有不少是自学成才的，如药店学徒出身的南门许马先。其后，科班出身于正式中医大专院校的名医，则有蔡友敬、留章杰、丁逸致、朱琼珍等人。

二、泉州近代西医的传入

西医传入中国并创办第一家西医院始于19世纪30年代，但绝大多数起源于鸦片战争之后。福建省和泉州地区的西医传入在全国属于最早的一批，清末民国外国教会所创办的西医院的数量曾占全国的三成之多，泉州西医的启蒙和传播是以1881年惠世医院的创办为起点和标志。西医在泉州的传播大概经历了五种方式。①教会办医：在清末民国早期，教会办医是培养医学生最主要的方式。从1881年到1949年，泉州曾有七家教会医院及其分院，全部都是英国基督教长老会创办的，最为出名的当属惠世总医院及其四所分院（惠世女院、惠世隔离病院、南安九都乡村医院和南安中英后方医院）、永春医院和惠安仁世医院等，这几家医院都得到了很好的传承。②医院办医：在中高等医学专科学校创办之前的几十年，教会医院举办医学培训班的模式是教会医院培养西医生的最主要方式。1881年惠世医院院长颜大辟（David　Grant）博士在福建省内首创医师班，学制五年，以后各任英国院长均继续办班培养众多的医学人才。民国时期，本土的私人西医院也学习教会医院的培养模式，在医院内开办临床和药房等培训班，如南安同仁医院、南安蓬岛医院等，毕业生均发毕业证书。③学校办医：1934年5月惠世医院附设护士学校的创办标志着泉州西医教育的发展步入了科学规范的轨道（详见第二章）。④私人西医院的开办与兴起：毕业于惠世医院医师班、师从颜大辟的毕业生是泉州地区乃至福建省的第一批华人西医师，这些学生毕业后多数在社会上自行开业，他们开设的医馆和药房除向社会提供医疗服务外，也和他们的老师一样办班招收和培养学生。为了纪念师承关系和感谢恩师，这些毕业生用老师的名字给自己开办的医馆取名，如陈浴波是颜大辟的高徒，1886 年毕业后在市区打锡巷开设辟仁堂药房，这是泉州第一家华人西医馆。从 1886 年到 1949 年，全市有私人开业的西医馆、诊所数十家，它们绝大部分由惠世总医院和永春医院的毕业生或其学生创办。⑤国内高等医学院校：20 世纪 10 年代国内或国外教会创办的大学开始设置医学院校，规范培养现代医学人才，1930 年后惠世医院开始招聘毕业于国内或香港高等医学院校的毕业生，1945 年秋惠世医院开始接收福建省立医学院（现在的福建医科大学）的实习生来医院进行临床实习，此后院内医师班培养模式逐渐被其取代。

三、民国时期泉州中西医的民间团体

在民国时期，中医和西医各有自己的民间学术团体。1919 年泉州同盟会会员名医傅维彬创办中医研究会，入会者都是当时的名医，研究会除研究中医医理，也经常组织名医到“花桥宫施药局”义诊。1929 年 2 月，名医黄润堂联络泉州城内著名中医陈琴甫、郑燕汀、吴淑仲、叶宝印、李耀宗、方榕邨、傅维云、李炳堃等十余人筹办晋江县（今福建省下辖县级市——晋江市，由泉州市代管）中医公会，并向晋江县政府、县党部、福建省政府民政厅申报。经批准于翌年（1930 年）正式成立，黄润堂被选为第一届、第二届执行委员会常务主席。晋江县中医师公会的工作中最重要的一项当属受省民政厅委托进行中医师甄别考核工作，合格者获得“中医师证书”，取得开业行医之正式资格。1940 年晋江县中医师公会对清末至民国早期晋江注册的中医师进行调查登记，从 1886 年到 1936 年全县注册的中医师共有 357 人，其中获得中医开业执照的有 168 人，未领到中医开业执照的有 189 人。其属地来源如下：晋江县籍的有 289 人，外县来的有 62 人（惠安 21 人，南安 19 人，大田 16 人，安溪 2 人，永春、福清、漳平和上杭县各 1 人），外省的有 6 人（浙江 3 人、江西 2 人、河南 1 人）。中医师中男性有 347 人、女性有 10 人。开业中医师的总数量比同期自行开业的西医师要多。中医师公会在抗战时期也起到一定的作用，组织中医师参加福建省抗敌后援会晋江分会医疗救护队队员的报名、遴选和培训。

1931 年，毕业于惠世医院和永春医院的西医师陈伯清、陈振辰、吴祝三和黄廷辉等也发起并组织成立西医公会，第一任会长陈伯清，第二任会长陈振辰，会员有五六十人。西医公会的一个职能是审核医师执业资格，报送省民政厅卫生处稽核，合格后发给医师证及执业证。抗战时西医公会也起到一定的作用，组织西医师参加福建省抗敌后援会晋江分会医疗救护队队员的报名、遴选和培训。除成立本地民间团体外，泉州的西医师也参加博医会和中华医学会等全国性学术团体。

四、民国时期泉州首家“公立”（民办公助）西医院

在1936年之前，福建省没有一家公立西医院，社会上的西医院均由教会或私人开办。有鉴于此，泉州惠世医院首届医师班毕业生、开业医生黄中流的学生苏应南在自己创办私人医院积累经验和财富后，热心公益慈善事业，于1924年牵头泉州的名医和乡绅发起创办首家“公立”（民办公助）西医院，地址位于南岳后街。医院成立董事会，苏应南被选举为董事长；运营经费除向地方热心人士捐募外，主要来源是得到政府拨付盐税附加捐。医院规模不大，床位不足二十张，有病房七八间、药房一个，开设内科和外科。名医叶启元（惠世医院第二任院长白瑜纯的学生）受聘为院长兼外科主任，医生有黄廷辉、蔡祝南，护士有四人，所有的医护人员均毕业于惠世医院。门诊挂号费为五分，如需邀请院外出诊，则挂号费为二角，另按路程付给车马费，但不收诊费与药资。

由于筹划不周，设备简陋，未设立固定基金，经费不足，且时局不稳，“公立”西医院难以为继。1926年冬北伐军入闽，泉州政局发生巨大变化，新政府撤销盐税附加捐，经费无着，历经二年，这家“公立”西医院最终停办，受聘的医生又专心经营自己的诊所去了。

五、泉州本土医学与西医的交流和融合

中华人民共和国成立前，中医界和西医界较少进行有效的交流和结合，20世纪50年代后期，国家对中医学的发展极为重视，并倡导中西医结合，提倡西学中，即西医院校本科毕业且有几年临床经验的医师再到中医学院学习系统的中医理论知识和临床实践，毕业后成为中西结合医学领域的专家。如晋江医士学校西医士班1957届毕业的郭鹏琪医师，在从事几年的西医外科临床工作后，于1960年到福建中医学院中医系学习，1965年毕业，他是福建省第一批西学中并本科毕业的医生，毕业后致力于中西结合，终成泉州的一代名医，1992年获

得国务院特殊津贴，目前90岁仍在岗执业。而最为出名的当属福建医学院1954届毕业生陈可冀，他毕业后跟随国内中医名医，经过西学中，一生从事中西医结合理论研究和临床工作，是第一代中西医结合的著名专家、院士和西学中的楷模。

第三节　泉州惠世医院的创办

福建泉州自唐宋以来因海上对外贸易的兴盛而一跃成为世界知名的港口城市，海外的文化及宗教也随之传入并逐渐融入本土文化，使泉州享有世界宗教博物馆的美誉。1842年鸦片战争结束后，清政府在“炮下之盟”的胁迫下无奈开放福州、厦门、广州、宁波、上海五个沿海城市作为对外通商口岸，虽然此时泉州曾是宋元时期东方大港的优势早已不复存在，但得益于福建省有福州和厦门两个开放口岸，泉州较早得风气之先，伴随商贸进口的增多，肩负传教和传播西方文明两项重任的传教士也纷至沓来。1855年英国基督教长老会传教士杜嘉德（Cartairs Douglas）首次登陆厦门鼓浪屿传教，1856年经水路进入晋江安海传教并建立泉州的第一座教堂，1863年杜嘉德来到泉州拓展，并于1867年在泉州市区南大街建立第一座教堂泉南堂，西方现代科学技术文明和学术思想随之传入泉州。

近现代教育及西方医学作为西学的重要组成部分，也在此时传入泉州，但两者传入中国各地在时间上有所差异，泉州最早的西式学校培英女校创办于1890年，比惠世医院晚了8年，因此，在泉州地区西医的启蒙和传播略早于西学（教育）。

1881年，英国基督教长老会派遣传教士颜大辟（David Grant）医学博士来泉州行医传教，租用南大街新花山基督教堂附近（现中山中路玉犀巷口）的民房开始行医传教工作。因求医者渐多，1882年医院向北迁移至北门街（现中山北路）的连理巷，并正式定名为泉州惠世医院，英文名称为Chin Chew General Hospital或Chuan Chow General Hospital或The Hwei-Shih Hospital，意为“普惠世人”，颜大辟为创办人及首任院长。

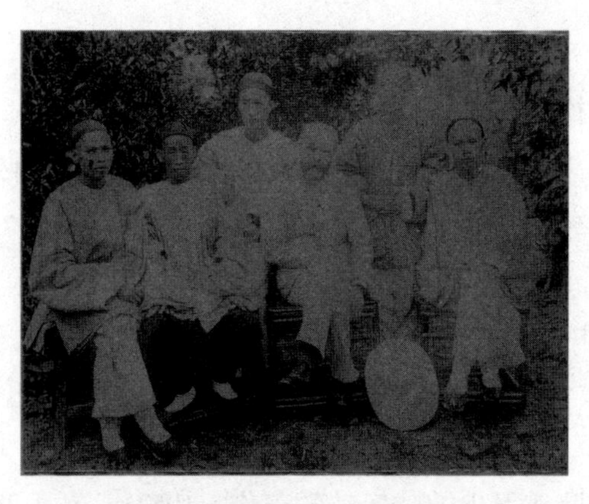

图 1-1 1881 年泉州惠世医院创办人颜大辟（David Grant）与首届医学生合影（黄方提供）

一、办院宗旨与惠世初心

惠世医院是英国基督教长老会创办的慈善医疗机构，创院伊始制定的办院唯一宗旨是"发扬新医学技术，以科学的医疗方法救治一切负伤患病的人"。单从这一朴素的宗旨及医院名称即能很好地诠释医院的初心，141 年来历代的惠世人秉承此初心，为泉州地区民众的生命健康、医疗卫生事业的发展及医学和护理教育做出了巨大的贡献。

二、医院的建设规模

1882 年医院迁至连理巷北侧时仍租用民房作为医院用房，1889 年英国长老会派传教士白瑜纯医师（B. Lewis Paton，1895 年任惠世医院第二任院长）来医院工作，伴随他而来的还有英国基督教青年会、他本人和其他医师的捐款 8000 银圆，他使用此笔捐款为医院在连理巷购买宅基地 2. 78 亩，兴建颇具规模的医院用房，这是惠世医院第一次购买宅基地兴建院舍。从 1882 年至抗战前的半个世纪，惠世医院一直在连理巷的北侧陆续购买民宅扩展建设，抗战以后惠世医院的地域进一步扩大，连理巷北侧的民宅及空地已被惠世医院收购殆尽，于是向连理巷南侧、清军驿、小城隍庙及县后街等处扩张。先是建设惠世护士学校新校舍，并于 1940 年开始启用；此后又陆续购买众多的民房建设医疗用房及护校的小操场。1952 年 8 月人民政府接办清查全院房地产时，全院的土地面积为 24. 03 亩，二至三层的红砖洋楼有七座，平房有两列，共 94 个房间。

三、医院的规模及集团化发展

惠世医院初办时设置床位30张，分设男女病房，开展内外妇儿科等临床诊疗工作，并在泉州率先对婴幼儿开展疫苗接种。在惠世医院71年的历史中，医院不断地谋求发展，并逐渐建设成为集临床医疗、护理、医学教育、护理教育及建设直属分院和托管非直属分院于一身的庞大医院集团。先后创办了惠世医师班、惠世女医院、惠世护士学校、南安九都乡村医院、惠世中英后方医院、惠世隔离病院及永春医院、惠安仁世医院等附设机构。1945年，惠世医院承担起了福建省立医学院实习生的临床教学工作。1952年8月28日晋江专署接办时，惠世医院的规模处于全省的首位，床位有184张，病房分三等（头等25间、二等22间、三等4间）；设有内科、外科、五官科、妇产科、小儿科、牙科、保健科、手术室、药房、制剂室、实验室（检验科）、X光室及隔离病房等临床医技科室。

四、惠世医师班的创办成为西医东渐的楷模

1881年惠世医院的创办人颜大辟院长在建院伊始即创办院内医师班，招收培养医学生，这是全省教会医院创办西医教育的开端。此后，白瑜纯、来豪杰、满约翰（J. H. Montgomarg）、甘晓理（G. Graham Cumming）、文辅道、锡鸿恩和叶启元等英籍和华人院长在其任内均继续开设多期的惠世医师班，招收培养众多的医学生。惠世医师班学制5年，招收对象是国文基础好且对基督教有好感的青年学生，教学方法采用现代医学教育的方式进行教学：使用英文原版及罗马拼音版的教科书，上午跟随老师从事门诊和查房等临床工作，下午进行理论教学和实验（包括人体解剖等）；同时也入乡随俗，采用中国式的师徒传承教学方式，毕业后医院颁发毕业证书。惠世医院、惠世医院女医院护士长宋马利（英籍）在惠世护士学校创办前也在医院内自行培养了大量的男女护士和有一定专长的护工。同时惠世医院的实验室（检验科）、药房和X光室等医技科室也自行招生培养了不少医技辅助人员。

五、惠世文化的构建

这种在医院内举办医师班包括技士班的教学模式是清代和民国早期国内教会医院培养西医师的主要模式，一直持续到20世纪30年代中期。此后，国内

的高等医学院校毕业生开始应聘进入医院，这种院内自行开办的医师班几乎取消，但药剂、检验和放射等医技人员仍时有自行培训。几十年来惠世医院为泉州地区培养了众多的医学和护理人才，这些医学生毕业后部分留在医院工作，但多数选择在社会上开办诊所或医院，这些学子牢记师恩，毕业后自己开业都将诊所或医院的名称用老师的名字加以冠名，以表师承关系。他们除向社会提供医疗服务外，也同样培养医学生，因此在清末民国期间，泉州地区的开业西医师绝大多数都师出惠世医院、惠世医院女医院、惠世永春分院及其学生开办的诊所。这些惠世学子因为有知识，在学习期接触较多的民主思想，因此毕业后多数成为泉州地区的名医名护和社会名流，并在泉州同盟会担任要职，为泉州地区的光复不同历史时期地区发展发挥着重要的作用。

第四节　东西方文化交汇融合下的医院文化

一、传统礼教与保护病人隐私的早期实践

清末民国初期因男女授受不亲等传统礼教约束，男女病人不能同室就诊或在同一病房住院，为解决这一问题，惠世医院在建院初期就分设了独立的男女诊区和病房，这在一定程度上和西方提倡的保护病患隐私不谋而合，有异曲同工之妙。从目前保存的 1895 年惠世医院女病房的照片中可见门匾上的“妇人由左”就是一个诊区指示标引（见图 1-2），毫无疑问，这就是早期“保护病人隐私”的经典案例。

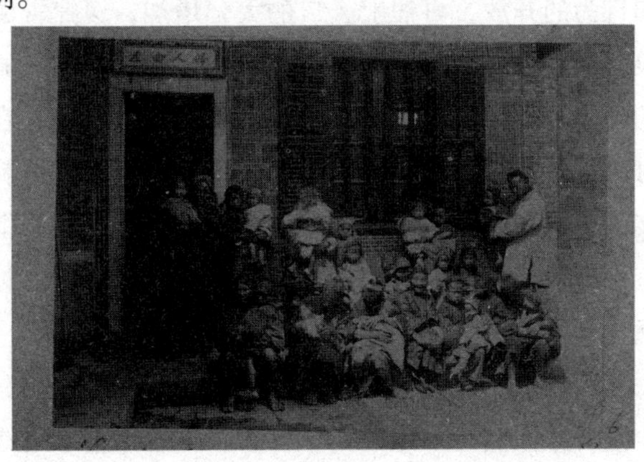

图 1-2　1895 年惠世医院女病房候诊区等候疫苗接种的儿童（黄方供图）

二、惠世女院的建设

此后，由于医院声誉的提高，求诊病人数量与日俱增，位于连理巷的惠世医院人满为患，但民众受传统礼教的束缚并未减弱，男女病人仍无法一室就诊。为扩大规模，也为了更好地保护病人的隐私和实施最佳的男女分诊分治及专科化管理，1900年，英国长老会和惠世医院共同出资（惠世医院出大部分）在西街裴巷（现41号）购地建设惠世医院女医院（简称“惠世女院”），并于1901年正式开诊。惠世女院专门收治女性及儿童病人，开展妇产科和儿科临床业务，这是泉州府城的第一家妇女儿童专科医院。

惠世女院的第一任院长由惠世医院第二任院长白瑜纯（B. Lewis Paton）之妹白维德担任，其他英籍医生有竹罗绮（Dr. Louisa Thacker），护士有宋马利等，宋马利担任护士长。1904年第二任女院院长来豪杰（Dr. Edith Bryson）上任，来豪杰上任后也开办女医生班，先后招收的学员有黄慈爱、黄惠生、苏德安、吕紫玑、谢清爱等人，其中苏德安毕业后与丈夫何大年（永春分院马士敦院长的高足）创办泉州永惠妇孺医院（现泉州医学高等专科学校附属人民医院的重要前身）。1933年12月，因来豪杰院长退休且当时民风渐开明、男女相对平等，运行33年的惠世女院被撤销，其业务迁至连理巷与惠世总院合并。

三、医学人文精神的回归与提升

西医传入中国的早中期，西方的医学人文理念结合本土传统习俗和礼教而采取的上述举措在一定程度上体现了对病患的人性关怀，但几十年后，随着民众的思想观念和行为的开放，再加上人口的大幅增加，医疗资源特别是床位数的紧缺，造成很多医院病房在保护病人隐私方面出现了问题，同一间病房经常出现男女混住的现象。近年来随着民众思想理念的提升，民众在希望得到最佳医疗服务的同时，也希望得到更多的包括良好服务质量和舒适就医文化体验等在内的医学人文关怀，病人的隐私问题重新得到重视和加强，卫生行政管理部门也把提倡一室一患一医等作为医疗机构的绩效考核指标，这标志着医学人文精神的回归、优化和提升。

近现代西医东渐是一个曲折和快速发展的过程，西学和西医密不可分，互相渗透，学习西医者必须具有一定的西学知识，不管是清末还是民国时期，不管西医生的培养方式是医院内自行培养还是医学院校的规范培养，所招收的学生都是一些具有一定近现代文化知识的青年人，不少是毕业于教会学校的。在泉州地区，虽然西医的传入早于西学的传入，但两者很快便互补融合，惠世医院和惠世护校的学生多数是来源于同是英国长老会创办的培英女校和培元中学。而西医发展到一定程度，也不排斥传统的中医学，经过数十年的互相学习、取长补短，形成了中西医结合的、独具特色的医学门类。

第五节 西医东渐后培养的惠世名医

引领福建省南部地区西医启蒙、传播和发展的泉州惠世医院从初创到人民政府接办的71年间，建立起了拥有多家直属或非直属的分院、一所护士学校等庞大的医疗集团，为泉州地区民众提供了优质的医疗救治服务，并为社会培养了众多的医学人才，这些惠世名医助推了近现代泉州地区医疗卫生事业的发展。本节依据其在本地医学史方面贡献的大小遴选几位惠世名医进行简介。

一、外籍名医

1. 颜大辟（Dr. David Grant）

颜大辟（？—1907年），英国伦敦大学医学博士，1880年入闽先习闽南话，1881年创办福建南部地区首家西医院——泉州惠世医院，任首任院长，于1895年退休回国，在惠世医院工作长达14年。颜大辟术德兼优，闻名泉厦，慕名求医者很多。任期内首办福建省医院内医师班，学制五年，为福建南部地区培养了黄中流、陈浴波、杜宗景、黄模生、杜来亨、陈天性、黄盛祐、陈必造、黄沾恩、陈纯全等众多的名医；1888年创办惠世医院分院永春医院，是福建南部地区西医和现代医学教育的启蒙者、传播者和开拓者。

2. 白瑜纯（B. Lewis Paton）

白瑜纯是英国医学博士，1889—1912年在泉州惠世医院工作，1895—1912年任惠世医院第二任院长，来时携带其本人和其他英国医师及基督教青年会的巨额捐款8000元银圆，在连理巷第一次购买宅基地2.78亩，兴建颇具规模的医院用房，从此结束租房办医的时代，拉开了医院建设的帷幕。他是闽南地区实施传染病疫苗接种的第一人，在任期内培养了叶启元、苏天赐、蔡祝南等众多名医。

3. 来豪杰（Dr. Edith Bryson）

来豪杰，英国医学博士，妇儿科专家，1894 年入闽，在泉州工作长达 40 年。先在惠世医院分院永春医院工作，1897 年任永春女院院长，1904 年任惠世女院第二任院长，1934 年初退休回国，任内开办女医生班，先后培养黄慈爱、黄惠生、苏德安、吕紫巩、谢清爱等名医。

4. 马士敦（John Preston Maxwell）

马士敦（1871—1961 年），英国伦敦大学医学博士，妇产科著名专家。1899 年毕业后来闽工作，1904—1919 年任惠世医院永春分院第二任院长，来时携带英国巨额捐款，兴建四栋洋楼，购买了全省首台 X 光机等先进医疗设备。其医名闻名遐迩，求医求学者众多。任内培养了柳国烈、何大年、黄汉忠等众多名医，医治了大量伤病的民众和北洋兵官，1915 年北洋政府大总统授予其陆海军一等勋章。1919—1937 年在北京协和医院工作，是北协和妇产科创始人、中国现代妇产科奠基人，曾任中华妇产科学会第一任主委、协和医大常务副校长、中华医学会副会长。

5. 满约翰（J. H. Montgomarg）

满约翰，英国医学博士，1914—1925 年任惠世医院第四任院长，任内励精图治，培养众多名医，多次到菲律宾募捐，规划建设惠世医院病房楼，并于 1917 年建成。

6. 兰大弼（David LandsboroughⅣ）

兰大弼（1914—2010 年），英国伦敦大学医学博士，著名神经内科专家。1940—1951 年在惠世医院工作，1942—1950 年任院长兼内科主任。他医术精湛，医德高尚，宅心仁厚，深得病患爱戴。在其任内，惠世医院及护士学校的建设规模和医疗教学得到长足的发展。1947 年到菲律宾和中国募捐，建设设施先进、功能齐全的手术室。1951 年离开惠世医院前往中国台湾地区彰化基督医院任院长。他具有深厚的中国情结，1985—2002 年曾先后四次专程从伦敦回福建医科大附属二院进行访问交流。

7. 丁乃明（N. Tunnelld. T. M.）

丁乃明，毕业于英国杜伦大学和利物浦大学，外科医师。1940—1951 年在惠世医院工作，任外科主任，兼任惠世医院董事会司库、惠世护士学校会计，1947 年曾任代院长。他医术高超，曾被誉为“闽南救星”。

8. 高仁爱（Dr. Jean Connan）

高仁爱，毕业于英国大学，1947 年与兰大弼结婚后到泉州惠世医院任妇产科医师兼麻醉师，1951 年 1 月离任前往中国台湾地区彰化基督医院任妇产科主任，并从事社区医学工作。高仁爱医术高明，心地善良，是中国台湾公卫事业的开拓者。

二、闽籍惠世名医

1. 黄中流（1863—1947 年），惠世医院医师班首届毕业生，师从颜大辟院长，毕业后留院工作一年，后自行开设辟生堂医馆，施医施教，医治无数病人，医名远播闽南及东南亚，培养出苏应南等名医。早期参加旧民主革命，以医馆作为革命联络点，深得孙中山器重并委以重任。清晚期任泉州哥老会（同盟会前身）大哥，后任泉州同盟会副会长，为辛亥革命泉州光复做出贡献，孙中山亲授匾额二方（现收藏于福建省博物馆），并颁发二等勋章。

2. 陈浴波，1881 年就读于泉州惠世医院，师从颜大辟院长。1886 年毕业后在市区南大街打锡巷口开办私人医馆——辟仁堂，是泉州首家华人西医馆，除提供西医诊疗服务外，还兼营药品、医疗耗材及摄影等业务。

3. 叶启元（1873—1949 年），清末毕业于惠世医院，师从白瑜纯院长，品学兼优。1911 年任泉州同盟会军医股副股长，为泉州光复贡献力量。并于 1912—1914 年、1925—1931 年两次任惠世医院院长，任内个人捐款并到菲律宾募捐建成惠世楼东侧楼，培养了吴祝三等名医，为医院的发展贡献颇深。

4. 何大年，1916 年毕业于惠世医院分院永春医院，师从马士敦院长，妇产科专家，与毕业于惠世女院的夫人苏德安共同开办泉州永惠妇孺医院。

5. 苏德安，1916 年毕业于惠世女院，师从来豪杰院长，妇产科名医，与毕业于永春医院的丈夫何大年一起开办泉州永惠妇孺医院。

6. 林俊德（1910—1989 年），1930 年 1 月考入惠世医院医师班，先后师从叶启元、甘晓理、文辅道和锡鸿恩四位名师暨院长，1934 年 12 月毕业留院工作。1940 年 1 月由惠世医院保送到从汉口西迁重庆办学的武汉协和医院附设博医会医药技士专科学校研修实验室专业，1942 年 1 月学成回惠世医院，任实验室主任及惠世高级护士职业学校的细菌学教师，开展细菌培养及疫苗接种等新技术的研究。1949 年辞职自行开业，是石狮市医院的重要创始人之一，终身从事微生物实验室的临床研究工作。

7. 吴秀珍（1907—1984 年），1929 年毕业于齐鲁大学医预科，1934 年毕业于上海女子医学院，在上海西门妇孺医院（今上海妇产科医院）短暂工作，

1934年9月到泉州惠世医院应聘，任妇儿科主任，是著名的妇产科专家。1942—1946年任惠世高级护士职业学校校长，1951年9月任惠世医院代院长，1952—1953年任晋江专区第二医院院长。她曾任福建省第一届至第三届人大代表和省政协委员。

（黄方　陶涛）

第二章

发轫之时 初心永续

文化寻根，不仅是文化自觉，更是文化自信。民国甲戌，西街裴巷，在一所清代末年建立的专门收治妇女儿童、泉州首家专科医院——惠世女院的院址及院舍上，惠世医院再次开启了泉州地区西医东渐后的现代护理教育先河，创办了泉州第一家中等医学专科学校——惠世医院附设护士学校。从此，这所正规的护士学校历经九十载的漫长岁月，屡次更名，几度搬迁，数次分合，在历史变迁中不断成长、发展和壮大。

141 年前，西医东渐，在泉州创办了惠世医院，由此开始形成独特的惠世文化；88 年前创办的惠世护士学校传承并发扬了西学和西医的精华，并把包括办学初心在内的惠世文化和医学人文精神发扬光大。我们力图透过历史烟云，发现惠世初心，梳理和勾勒惠世文脉发展演变的轨迹，以期为学校未来文化的延续和发展提供坚实的土壤。

第一节 惠世护士学校的创办

清末民国初年，国内高等医学和护士专科学校尚未开办之前，教会医院的华人医生和护理人员均由外籍医生和护士（长）办班自行培养，这种教学和培养模式持续了几十年。国内教会医院开设正规的护士学校始于 1888 年，但数量极少，1911 年福州马高爱医院（Foo Chow Magaw Memorial Hospital）护士学校成为在中华护士会注册的第一所护士学校。此后，大型教会医院创办的附设护士学校成为这一时期西医院的标准配置并得到了长足发展。

泉州惠世医院创办后，临床护理工作由英国执业护士承担，但随着医院规模的发展，单靠英籍护士已经无法满足临床需求，因此，惠世医院也在院内自行培养护士及护工。20 世纪 30 年代后陆续有其他教会护士学校毕业的护士前来应聘，但数量仍不能满足医院和社会对护士的需求，创办一所规范的护士学校迫在眉睫，而此时，运行 34 年之久的惠世女院也随着时代进步等各种原因被撤销并关闭，于是惠世医院护士学校应运而生。

一、校名及创办人暨首任校长

1934 年 5 月，为科学规范化地培养医院和社会紧缺的护理人才，英国基督教长老会与惠世医院联合创办惠世护士学校，创始人为英国长老会泉州办事处主任罗励仁（R. A. Rogers），惠世医院医师李乐云（F. C. Read）和惠世医院护士长贾丽德（S. D. Keningale）。院址沿用西街裴巷原惠世女院院舍并加以改造，由惠世医院出资 1.97 万元、长老会出资 0.13 万元共同兴办，包括建筑及医疗设备，前期的创办资金共 6 万元。校名定为泉州惠世医院附设护士学校，首任校长为贾丽德。

二、首次招生及开学

1934 年 5 月招生 2 人，9 月再招生 4 人，惠世护校于 1935 年 9 月正式开学。首届学生 6 人，学制 3 年 3 个月（其中 3 个月为试学期），专业为普通护理科。所有学生在校期间不收学杂费、膳宿费，学校每月发给每名学生 2~3 元的零用费。1936 年，惠世护士学校加入中华护士学会，1937—1940 年共有第一届至第四届毕业生参加中华护士学会举办的全国护士学校毕业会考，成绩优秀。1944 年经护校董事会立案后获准参加教育部举办的护士毕业会考，会考成绩占毕业总成绩的 60%，学校历年成绩占毕业总成绩的 40%，且会考须全部及格方能送到省教育厅办理核发毕业证书，会考不及格者允许参加次年的会考。

三、护士学校董事会的成立及立案备案

（一）校董会的成立及立备案

民国时期，国民政府加强对各级私立学校（包括由教会创办的）进行严格管理，采取立案和备案制度，要求各校必须成立学校董事会，以便把教会学校的管理权及经营权从外国人手上移交给中国人。校董会及学校均需向省教育厅和教育部申请立案和备案，审核通过后，学校的办学条件、师资、经费来源、学则、教学大纲、课程设置、教具、实习医院规模，学生的学籍、考试和毕业等所有教学过程都纳入教育主管部门的监督管理，毕业前学生要参加中华护士学会组织的毕业会考，及格并经省教育厅核准后学校方可发放毕业证书（见图 2-1）。

1942年春，根据福建省教育厅训令，惠世护士学校成立董事会，护校名称改为福建省晋江县私立惠世高级护士职业学校，校董会制定了十四项相关的章程，明确成立校董会的目的是“负责经营惠世高级护士职业学校并力谋发展，以造就通用之护士人才，以应社会之需求”。同时规定了校董会的五项职权：①经费之筹划；②预算及决算之审核；③财务之监管及保管；④聘任校长；⑤其他财务事项。校董事会的成员结构由泉州的开业医生、药房经理、医局负责人、教师、社会名流和英国基督教长老会闽南分会指派的外籍医生和教会人员等组成，首届校董会的董事共有十一人，此后因人事变动，在届中或换届时会有所调整。首届校董由叶燕臣、吴炳耀、黄廷辉、吕紫玑、吴祝三、丁清玉、黄惠生、庄志烈、罗励仁、丁乃明、倪任石十一人组成（后三人为教会指派的外籍医生和教会人士），校董会设董事长、事务、文书、稽核和会计各一人，叶燕臣任董事长，吴炳耀任秘书，丁乃明任会计，校董会的经费由各校董分担维持。1944年4月校董会向福建省教育厅申请立案，1944年9月教育厅核准校董会立案（云申鱼厅教甲永81449号），并呈报教育部备案，1945年12月1日教育部准予校董会备案（中字第60876号）。1946年7月校董事会进行换届，叶燕臣连任董事长。校董会下设校务委员会，在校长领导下设置教导、事务二处，教导处下设教务、训导、体育、卫生四股，事务处下设文书、事务、出纳三股。

（二）惠世护校的立备案

按教育部规定，除校董会需要立案和备案外，学校也必须立案和备案。惠世高级护士职业学校的立备案是在校董会的立备案完成后才开始进行的。1945年惠世高级护士职业学校向福建省教育厅申请立案，1946年4月获批，1948年9月16日获教育部训令准予备案。按政府的立案和备案要求，教会学校的校长必须由华人担任，1942年惠世护士学校董事会聘任惠世医院妇产科、儿科主任吴秀珍为校长，惠世医院护士黄秀娉（第一届惠世护士学校毕业生）任教导主任。学校立案后，1946年8月，教育部要求护士学校校长一职需由有资历的合格的护士担任，于是，第二届校董会准予吴秀珍请辞，改聘原教导主任黄秀娉任校长，次年聘惠世医院护士黄灿华（惠世护士学校第一届毕业生）为教导主任。1947年8月惠世医院及校董会派黄秀娉赴美、英进修学习，由黄灿华代任校长。1950年秋聘任黄玉英代校长。

畢業證書
學生柯玉音係福建省
晉江縣人現年貳拾歲
在本校
修業期滿成績及格准
予畢業依職業學校法
第十四條之規定給予
畢業證書此證
校長吳秀珍
中華民國叁拾叁年壹月叁拾日

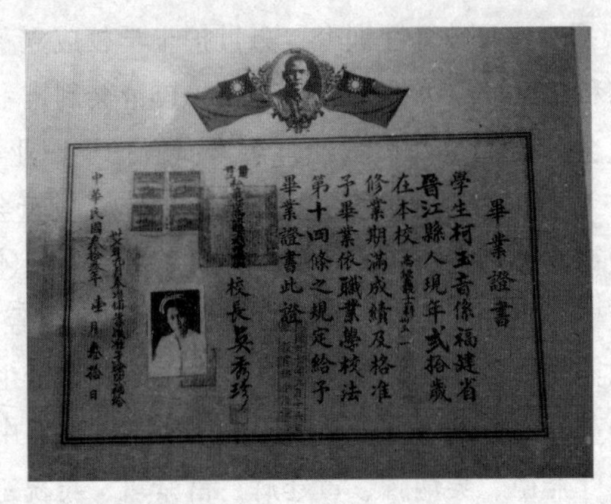

图 2-1　1948 年经福建省教育厅核准并补发的 1944 届惠世护校毕业证书

四、校址的变迁及基本建设

（一）校址变迁

随着护校招生规模的扩大和在校生的逐年增加，为便于护校学生的临床见习和实习，1940 年惠世护校迁移至连理巷北侧的惠世医院对面新建教学楼办学，成为连理巷校区，该教学楼占地 2. 43 亩，有教室、礼堂、办公室各一间，大小宿舍十二间。原裴巷校区则作为部分学生宿舍。此后，学校规模不断扩大，至 1945 年惠世护士学校已有洋楼两座、小广场一个、平房 16 间，总建筑面积达 3721 平方米。中华人民共和国成立后，为便于学生开展各种文体活动，且惠世医院的门诊就诊人数和住院人数大幅增加，医疗用房不敷使用，1950 年 9 月惠世护士学校又迁至惠世医院西侧镇抚司小城隍庙东侧的惠世医院英籍女医护人员的宿舍区（俗称“姑娘楼”）办学，因为此处与中山公园体育场毗邻，可利用的活动场所较大。在惠世护校开办的 19 年间共有三个校区，即裴巷校区、连理巷校区和小城隍庙校区，三个校区同时使用。

（二）惠世护士学校综合楼的建设

1935 年美籍医师锡鸿恩（F. J. Stioz）院长前往菲律宾募捐，得到华侨李清泉捐助，在连理巷南侧（惠世医院对面）购地建设惠世高级护士职业学校新教学楼（南楼），并于 1940 年正式启用。惠世护士学校综合楼（南楼）共两层，整体呈“∩”形，砖木混凝土结构，外廊红砖楼中西合璧，在惠世医院惠世楼的西侧楼二楼建设一座“廊桥”与惠世护士学校综合楼相连。此楼作为护校用房使用到 1950 年，后改为病房大楼，20 世纪 70 年代末改为职工宿舍，东侧楼一楼改为职工托儿所，1999 年拆除改为停车场（见图 2-2）。

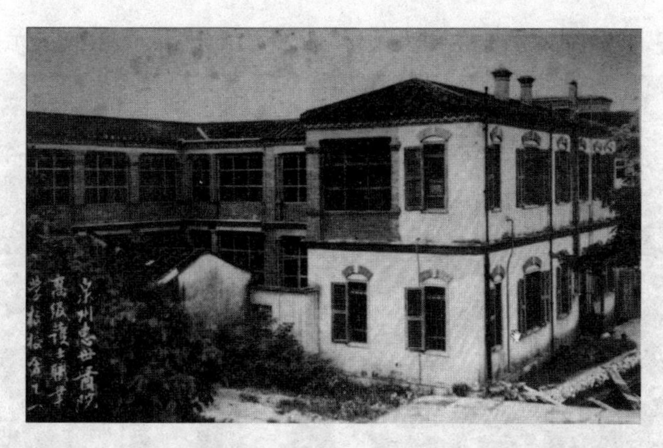

图 2-2　1940 年惠世护校迁到连理巷南侧的新校区（南楼）办学，图为教学楼（黄方提供）

五、校名的更改

从 1934 年 5 月创办到 1952 年 12 月人民政府接办，惠世护士学校的校名几经更改，从初创时的泉州惠世医院附设护士学校，到 1942 年因校董增设、招收助产科专业而改名为泉州市惠世卫生技术学校。学校的每次更名都反映了学校的发展和壮大。

六、惠世护士学校的办学经费

1934 年 5 月惠世护士学校是由惠世医院和英国长老会联合出资共 2.1 万银圆开办的，还利用了惠世女院的建筑及部分医疗设备，启动资金、建筑和设备估值可达 6 万元。此后，惠世护士学校的常年开办经费主要由惠世医院承担和拨付，英国长老会也有少量补助经费支持，每年所需经费视物价增长情况、招生数量多少有所不同，但总体是逐年增加的。惠世医院每年平均拨款 100 万元（以下均为当时国币），最高拨款年度是 1945 年，达到了 310 万元，而英国长老会每年平均补助 2 万元。抗战胜利后，惠世护校还获得中国国际救济会拨给的救助款 42.4 万元，当年全校合计得款 356.4 万元（见图 2-3）。1945 年全校总资产价值 3108.4 万元，其中校舍不动产价值 2500 万元、图书 460 种 1650 册（价值 102.5 万元）、仪器 650 多件（价值 300 万元）、标本 40 多种（价值 16.5 万元）、校（家）具 450 多件（价值 130 万元）、其他器件 100 多件（价值 59.4 万元）。中华人民共和国成立后，惠世护士学校未再接受英国长老会的津贴，而由惠世医院全资拨款。1951 年秋季开始招收助产专业，晋江专署予以拨款补贴，当年全校的总资产折合大米 72000 斤（折合旧人民币 1.368 亿元、现人民币

13680 元)，惠世医院每月拨款旧人民币 817 万元（现人民币 817 元）。

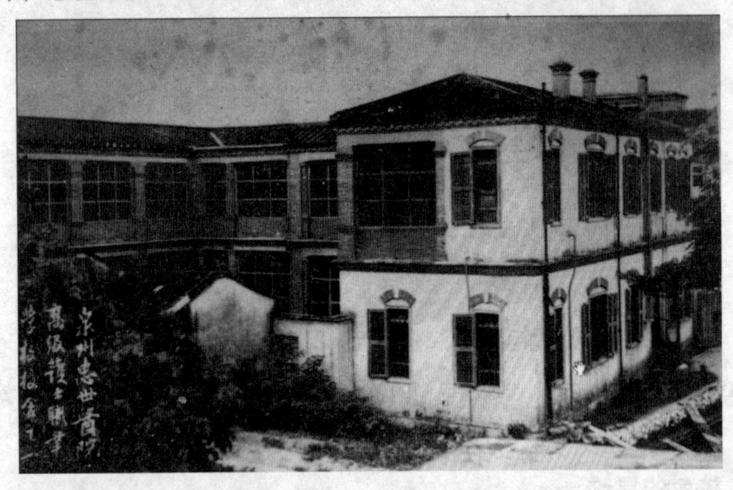

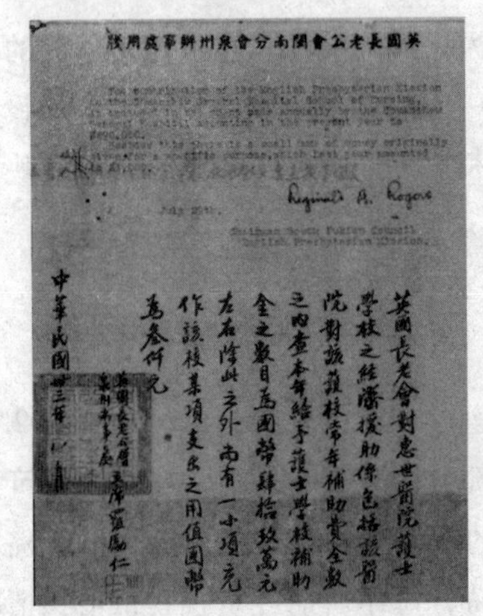

英國長老公會閩南分會泉州辦事處用箋

Reginald A. Rogers

英國長老會對惠世醫院護士學校之經濟援助係包括該醫院對該護校常年補助費全數之內查本年給予護士學校補助金之數目為國幣肆拾玖萬元左右除此之外尚有一小項充作該校某項支出之用值國幣為叁仟元

英國長老公會泉州辦事處主席羅勵仁

中華民國卅三年七月

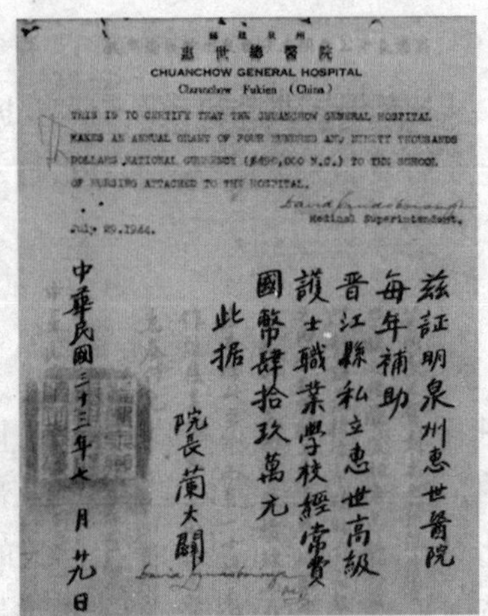

惠世總醫院

CHUANCHOW GENERAL HOSPITAL

Chuanchow Fukien (China)

THIS IS TO CERTIFY THAT THE CHUANCHOW GENERAL HOSPITAL MAKES AN ANNUAL GRANT OF FOUR HUNDRED AND NINETY THOUSANDS DOLLARS NATIONAL CURRENCY ($490,000 N.C.) TO THE SCHOOL OF NURSING ATTACHED TO THE HOSPITAL.

Medical Superintendent.

July 29.1944.

茲証明泉州惠世醫院每年補助晋江縣私立惠世高級護士職業學校經常費國幣肆拾玖萬元此据

院長蘭大闢

中華民國三十三年七月廿九日

图 2-3　1944 年惠世医院及英国长老公会闽南分会向惠世护校的拨款证明

七、课程设置和教学

（一）招考

惠世护士学校自创办开始即按照英国护士学校的教学模式实施规范化的教学管理。1936 年学校加入中华护士学会成为注册的会员学校（注册号 172）后，更是按照教育部和中华护士学会的相关规定设置教学大纲、课程、临床见习、生产实习和考试等教学环节。师资是由惠世医院的医师、护士、检验师和药师担任临床医学和基础医学课程的教师，公共课程聘请校外教会中学（泉州培元和培英中学及社会人士）的老师和政府的公务人员担任。学制为 3 年 3 个月，其中 3 个月为试读期，对学生的学业和品行进行考核，考核合格后方可正式入学。1938 年学校成立学生自治会。1950 年 1 月底，惠世护校学生掀起学潮，要求医院和学校废除原有的不合理的规章制度，3 个月的试读期被废除，改为 3 年学制。1951 年 6 月，按省卫生厅颁发的新课程标准，学制改为 2 年，新学制从 1951 年 9 月入学的新生开始执行，之前的学生仍按旧学制。惠世护士学校每年招生两次，分为春季班和秋季班，招生前在《泉州日报》等本地媒体发布招生通告，向社会招收初中及以上文化水平的学生，学历条件系公私立初中毕业生及同等学力的青年学生，男女生均可报考，按照相关规定，同等学力人员招收人数不得超过录取总数的 20%。考试分为笔试和面试，笔试科目有国文、数学、英文，如果获得初中毕业证书的考生可免除笔试。

（二）专业设置

惠世护士学校创办以来只设置普通护理科一个专业，1951 年秋泉州军管会卫生科要求学校增办助产科，首届招生 26 人，经费由卫生科负责，学校专职教职工相应增加，学校的名称也改为泉州惠世卫生技术学校。1952 年 12 月政府接办时全校有护理专业四个班 79 人，助产专业三个班 73 人，总共 152 人。从 1934 年 5 月学校创办到 1952 年 12 月学校被接办，19 年间惠世护校共进行了 27 次招生，从 1944 年开始进行春秋两次招生（其中 1947 年和 1948 年只招秋季班），共招收了 24 届 292 名学生，毕业 20 届 214 名学生（见表 2-1），为泉州地区培养了大量的优秀护理人才。毕业生有留院工作的，但多数到了省内大医院工作，甚至有不少学生毕业后再考取国内知名的医学院校攻读临床医学，学成后成为临床医生。1938 年惠世护士学校首届毕业生全部留院工作。此后，医院的护理人员全部由护士学校毕业生充任，而助产士则具有双重学历，她们的第一学历是普通护理学，毕业后由医院保送到助产学校再学习一年的助产专科。从 1881 年到 1946 年，护士长一职一直由英国长老会指派的英籍护士担任，1946 年开始聘任华人护士担任副护士长，第一位华人护士长是庄美英，此后黄灿华也受聘为副护士长。20 世纪 40 年代，医院开始设置护士部，护士的数量随着医院规模的扩大而增加，医护比为 1：2.5~3。1952 年人民政府接办惠世医院时，有护士 38 人，医生 13 人，床位 184 张。

表 2-1 惠世护士学校历届招生情况表

届别	年度	招生人数	届别	年度	招生人数	届别	年度	招生人数
第一	1934. 5—1937. 12	2	第八	1941. 9—1944. 12	14	第十六	1947. 9—1950. 7	13
	1934. 9—1937. 12	4	第九	1942. 9—1945. 12	17	第十七	1948. 3—1951. 1	7
第二	1935. 5—1938. 12	1	第十	1943. 9—1947. 1	11	第十八	1949. 3—1951. 7	16
	1936. 1—1939. 3	1		1944. 1—1947. 1	6	第十九	1949. 9—1952. 2	18
第三	1936. 9—1939. 12	9	第十一	1944. 9—1947. 12	16	第二十	1950. 9—1952. 7	21
第四	1937. 9—1940. 9	3	第十二	1945. 3—1948. 6	8	第二十一	1951. 3—1953. 2	13
第五	1938. 9—1941. 9	5	第十三	1945. 9—1949. 1	9	第二十二	1951. 9—1953. 7	14
第六	1939. 9—1942. 9	3	第十四	1946. 3—1949. 7	8	第二十三	1952. 2	21
第七	1940. 9—1944. 1	7	第十五	1946. 9—1950. 1	15	第二十四	1952. 10	30

（三）师资及课程

惠世护校的教师由惠世医院的医师、护士和医技人员担任基础及临床医学、护理课程的教学及见实习带教，聘任培元和培英中学（均为教会中学）教师及政府公务人员担任国文、心理学、音乐、化学、英语和体育等公共课程的教学。这些专任和兼任教师绝大多数毕业于国内外著名大学。1934—1937 年全校教师有 15 人，其中英籍教师有 3 人。1944 年上学期有师资 20 人，其中英籍医生 4 人、护士 1 人。1946 年第一学期的师资有 19 人，其中专任教师 14 人、兼任教师 5 人，师资结构中毕业于国外大专院校的有 5 人（有两人获得医学博士）、毕业于国内大专院校的有 7 人，开设国文、史地、公民、化学、英语、体育、解剖学、生理学、内科、精神科、外科、妇科、产科、儿科、五官科、护病学、伦理学、急救学、细菌学、药理学、饮食学 21 门课程。1946 年第二学期的师资有 20 人，师资结构中毕业于国外大专院校的有 6 人（有两人获得医学博士），其中专任教师 14 人、兼任教师 6 人。1951 学年第一学期惠世护校的师资人数达到 22 人，第二学期（1952 年）由于英籍医师（教师）回国，师资人数减少了 4 人。开设的课程有内科、外科、妇科、产科、儿科、五官科、政治、护病学、心理学、音乐、英语、急救学、细菌学、药理学、解剖学、公共卫生、化学、饮食学、国文，其中临床课程采用英语教学。1952 年 12 月人民政府接办时全校的教职员工共有 34 人。

八、人民政府接办

惠世高级护士职业学校接办工作的动议始于1951年，当时惠世医院和惠世护士学校向泉州市人民政府提出申请，市政府和晋江专区政府逐级向省卫生厅和省人民政府呈递接办申请，由于政策和时机未成熟，政府有关部门经过全盘考虑，决定批复暂缓接办。1952年5月21日，晋江专署发布命令开始接办包括泉州惠世卫生技术学校在内的6所外国教会津贴的学校；1952年9月20日，晋江专署成立接办工作组，由专署卫生科、文教科、公安处、地青委及泉州市卫生局组成，由卫生科负责；1952年9月21日，晋江专署接办工作组进驻惠世卫校开始接办工作，于同年12月28日完成接办工作，专署决定将惠世卫校与1951年创办的晋江医士学校合并，改名为晋江卫生学校，从此惠世卫生学校与惠世医院脱离了隶属关系。

附录1　惠世护士学校历任校长及教导主任

惠世护士学校从1934年5月创办到1952年12月人民政府接办的19年间共有6位校长或代校长，其中英籍校长2人、华人校长4人，教导主任共有6人(见表2-2)。

表2-2　惠世护士学校历任校长及教导主任

序号	校长	任职时间	教导主任	任职时间
1	贾丽德（S. D. Keningale）	1934. 5—1942. 6	杨碧筠	1934. 5—1938. 9
2	李乐云（代）	1938. 9—1942. 6	林宝羡	1938. 9—1940. 1
3	吴秀珍	1942. 6—1946. 8	梁景南	1940. 1—1941. 1
4	黄秀娲*	1946. 8—1952. 12	黄秀娲	1941. 2—1947. 8
5	黄灿华（代）	1947. 8—1950. 2	黄灿华	1947. 8—1949. 9

续表

序号	校长	任职时间	教导主任	任职时间
6	黄玉英（代）	1950. 2—1952. 12	黄玉英	1949. 9—1952. 12

*1947年8月惠世医院及惠世护士学校校董会委派黄秀婂到英美等国家进修学习，并考察护士教育，但直至1952年人民政府接办时仍未返校，董事会另委派代校长。

附录2 惠世名护

惠世护士学校是泉州地区第一家中等护理医学专科学校，从1934年的初创到1952年被人民政府接办的19年间为泉州地区培养了很多现代护理人才，在临床工作中不少护士成为知名的护理专家，为泉州地区乃至全省的护理工作做出较大的贡献，这些惠世名护有英籍，但更多的是本土。

1. 贾丽德（M. Clarks. S. R. N. S. C. M），毕业于英国护士助产专科学校，是英国籍中华护士学会注册护士，1934—1943年在惠世医院工作，任护士长；1934年5月创办惠世医院护士学校并任首任校长到1942年，是泉州现代护理教育的奠基人。

2. 耿伊介（SrahD. Kiningale，S. R，N），英国籍中华护士学会注册护士，1940—1949年任惠世医院护士长，任惠世护校教师。

3. 荔菲丽，英国籍中华护士学会注册护士，1946年来到惠世医院工作，任惠世护校教师，1949年7月任惠世医院副护士长。

4. 黄秀婂，1937年秋毕业于惠世护士学校（首届生），1938—1939年就读于莆田圣路加高级助产护士职业学校。1941年2月任惠世护校教导主任，1946年8月任惠世护校校长。

5. 黄灿华，1937年秋毕业于惠世护士学校（首届生），毕业后留院工作，1947年8月任惠世护校教导主任、代校长，1949年任惠世医院副护士长。

6. 黄玉英，毕业于莆田圣路加高级助产护士职业学校护士专业及华南女子大学文学院（文学士），1949年9月任惠世护校教导主任，1950年2月任惠世护校代校长，1952年12月任晋江医士学校教务主任。

7. 萧仁慈（原名萧秀英），1918年8月11日出生于惠安县梅峰铺萧厝村，1936年7月毕业于培英女中，1936年9月考入泉州惠世医院附设护士学校护士科，1939年12月毕业留在惠世医院工作。1941年1月，由惠世医院保送到莆田圣路加高级助产护士职业学校学习助产本科，同年12月毕业后受惠世医院派遣到其分院惠安仁世医院任妇产科医生兼护士长。1948年2月，萧仁慈与丈夫林俊德先后从惠世医院辞职，到石狮市区创办西医诊所（“俊德诊所”）。1952年联合其他诊所合并成石狮联合西医诊所，1956年11月合并组建成石狮联合医院（石狮市总医院前身），并在该院妇产科任医师直至退休。萧仁慈，一生从事产科工作，对新法接生的普及、高危妊娠、胎位异常的矫正颇有建树。萧仁慈医德高尚、生活俭朴、热心公益，百岁生日时及之后曾向石狮和漳浦县累计捐献人民币180万元，用于公益事业。

8. 丁清玉，毕业于国立中央产院、齐鲁大学护理科，任惠世医院护士长、惠世高级护士学校校董。

附录3 惠世护士学校教职员工芳名录

惠世护士学校的19年间，招生人数从六人到数十人，教师从十四人到数十人，学校从小到大，专业从单一到多样，在被接办时学校已成为省内外较大规模的中等卫生学校。请让我们记住这些早期创校及为学校的发展辛劳耕耘的创业者的芳名。

一、英籍教职员工

贾丽德 李乐云 罗励仁 兰大弼 丁乃明 荔菲丽 耿尹介 陈克敏
黎德渊 高仁爱

二、中国籍教职员工

吴秀珍 蔡序恩 杨碧筠 林宝羡 庄美英 许子杰 黄贞明 陈德星
王秀良 郑给拿 叶燕臣 吴瑞霞 翁长福 梁景南 刘挺英 黄秀姘
林俊德 林心汉 洪明哲 吕惠爱 李峥夏 林桂珠 郑国书 余福清
饶庆余 陈赞育 林 邃 许子逸 庄为玑 林公健 杨秋涛 黄灿华

陈月华 陈养正 黄柏华 林振华 吴国忠 顾毓珍 叶神蝦 陈兆榕
林应望 林应求 黄玉英 陈爱华 陈泽深 徐云儿 黄铭泽 黄静怡
许天真 蔡鸿恩 林丕钰 林安庭 孙仲基 陈容圃 黄永和 钟马太
蔡孝塔 吴炳燎 张鸿祺 张秋梅 詹碧允 黄淑惠 钟韶鸣 吴心契
杨紫宸 陈辉民 张玉书 陈启明 郑凤藻 顾英俊 苏坚如 王若萍

第二节　惠世文化的起源与发展

泉州医学高等专科学校从创办至今已走过了88年艰辛历程，从管办属性到级别可以分为三个时期：其一为惠世高级护士学校（简称惠世高级学校）时期，1934年5月至1952年12月，这一时期是私立教会学校性质；其二为晋江（泉州）医（护）校时期，从1952年12月到2004年5月，这一时期学校从私立转变为公办的地区级中等专科学校，经历了社会主义改造、建设及改革开放的时期；其三为泉州医学高等专科学校时期，从2004年5月至今，学校进入高速发展的快车道，实现了从中专到大专质的飞跃。

1934年惠世高级护校创办到1952年被人民政府接管，再到1986年学校更名为泉州卫校，经过18年升格为泉州医学高等专科学校，这所以培养护理人才为主的医学院校历经战火纷飞的战争年代、中华人民共和国成立后的社会主义建设时期以及改革开放的大潮，既有成长、发展和壮大，也有挫折和消隐。经过探寻挖掘和走访调研，我们发现惠世文脉在历史的烟云中历经碰撞融合、发展消隐与延续巩固，最终在守正创新中形成惠世文化精神谱系。

一、惠世医院时期：民主主义思想与早期红色基因的萌芽

惠世高级护校作为惠世医院的附属学校，二者从本质上来说是一体同源，因此，要想了解这个时期的学校文化，目光必须放在医院上。作为教会医院和教会学校，虽然必不可少地带有宗教色彩，但并非主流，经过数十年的发展，逐渐与中国传统文化相融合，甚至被同化。普世惠人、救死扶伤和传播医学是其创办的目的和初衷。

惠世医院在创院伊始，首任院长颜大辟就在院内开办了福建省内首家医师班和护士班，招收本土青年学生学习临床医学，培养正规的西医生和护理人员。

这些学生具有良好的国文知识和优良的品德，此后这种在医院内办班培养医护人才的教学模式持续了50多年。虽然英国的医生护士不可能向学生传播马克思列宁主义思想和共产主义知识，但在教学过程中不仅使学生获得了医学知识、医疗技术，而且也把西方的民主思想传播给了青年学子。因此，在此后泉州近现代史的历次重要活动中都有惠世学子的活动轨迹和身影。

清末民国时期，惠世医院的医生和学生是一个有知识有担当的群体，他们较早接受西方科学技术文明和民主思想，同时具有强烈的积极向上的爱国爱乡情怀。一方面，他们在学医和治病救人的过程中践行普惠世人的西医人文精神；另一方面，他们在爱国主义精神的鼓舞下投身于民族独立和人民解放的革命洪流中，积极参与辛亥革命等旧民主主义革命，也参加福建事变、抗日战争和解放战争等新民主主义革命以及抗美援朝等，在推翻封建统治和解救民族危难的时刻，用他们的知识、医术和热情为国家做出了很多贡献。

（一）参与辛亥革命泉州光复

1911年10月辛亥革命爆发，惠世医院和惠世医院永春分院医师班毕业的多个学子参加了同盟会泉州分会并担任重要的职务，其中首届毕业生黄中流是泉州同盟会的副会长、叶启元是军医股副股长、苏天赐任财务股股长、苏年福任财务股副股长、柳鸿鸣任军医股股长。此外，陈浴波、何大年、陈伯清、陈伯濂、柳忠烈、柳国烈等都是同盟会泉州分会的骨干分子，这些惠世学子为辛亥革命泉州光复做出了较大的贡献。孙中山曾授予黄中流匾额两方，并颁发二等勋章一枚。

（二）参与福建事变和抗战时期后方医院的战地救护

1933年11月，抗日反蒋的福建事变爆发，1933年12月—1934年1月，惠世医院派出两支救护队参加国民党飞机轰炸中山公园及福建事变战场的医疗救护。1937年7月7日，全面抗战爆发，8月中旬，惠世医院所有医师参加福建省抗敌后援会晋江分会战地救护队，奔赴日寇飞机轰炸现场实施救治，同时又有多名医生踊跃报名参军。1938年惠世医院和英国长老会在南安孔庙建立战时后方医院，医院派出许多医生和护士及在校护校生到战地医院对被日寇飞机炸伤的军民实施救护和医治。1938年7月3日，惠世医院年轻医生暨惠世护士学校教师萧崇洲在战时后方医院处理医务后为抢救溺水者而英勇献身。1938年惠世护校成立学生自治会，学生积极投身抗日宣传活动。1939年12月惠世医院医师郑约拿应征入伍参加军医到抗战前线，王秀良医师作为候补队员待命。

（三）投身抗日救亡和民族解放运动

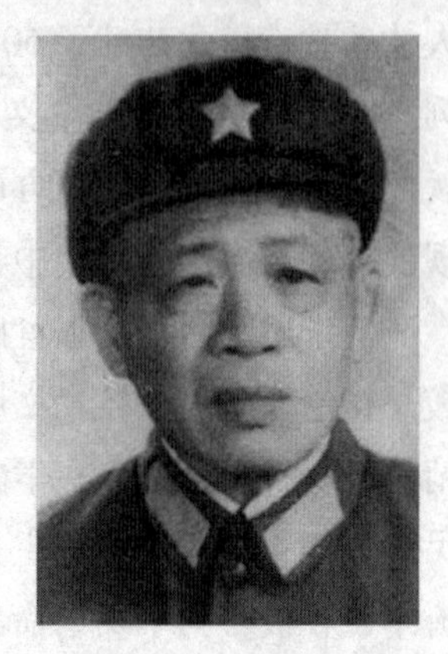

图 2-4 惠世护士学校校友徐杰三

1931 年，惠世医院永春分院职工徐杰三因积极参加“反帝大同盟”活动而受到国民党的迫害，被派到湖北汉口宽仁医院护士学校学习，毕业后于 1937 年 1 月到惠世医院从事护理工作，并在惠世护校担任教师，其间经常和院内的青年学生、医生交流革命思想。1938 年 11 月徐杰三参加新四军，1940 年加入中国共产党，历任新四军一师后方医院院长；解放战争时期，历任华中军区卫生部第一野战医院院长、华中军区卫生部第二后方医院院长、华东野战军卫生部第十二医院院长；1949 年 5 月，任华东海军（现东海舰队）卫生部首任部长，参加渡江战役。中华人民共和国成立后历任华东军区卫生部医疗处处长，华东军区总医院（后改为南京军区总医院，现为东部战区陆军总医院）院长，南京军事学院卫生处副处长、处长、院务部副部长等职。20 世纪 50 年代初，徐杰三赴越南参加援越抗法，因在军队的医疗卫生建设事业中屡建功勋，1955 年被授予大校军衔。

（四）参与泉州及永安等地的解放事业

惠世医院第二届董事会董事陈言廉，原为国民党 325 师副师长，1949 年 8 月中下旬，深明大义的陈言廉在中共闽浙赣游击队泉州团队的感召和帮助下率部起义，中央军委予以通电嘉奖，陈部接受人民解放军改编后率部为南安、永安等其他县市的解放做出贡献。

（五）抗美援朝，保家卫国

1951 年，还是私立性质的惠世医院隔离病院的助理护士陈真真，惠世护校第十八届毕业生朱水英、刘清霞，第十九届学生庄惠英、王淑珍、方明、杨琤曦，第二十届学生张美佳、施淑琴、庄锦明、颜敏共十一人参军入伍，这些护士和护校生本拟赴朝参加抗美援朝，后在解放军的革命大熔炉中从事医护工作，多数人光荣入党，建功立业。

1953 年 4 月，晋江专区第二医院张秋梅（惠世护校第九届毕业生）护士光荣加入中国人民志愿军国际医防服务队（第二十二队），于 6 月 23 日入朝参加战地医疗救护及防疫工作，1954 年 4 月在朝鲜战场荣获三等功。

（六）提高思想觉悟，反对学校不合理制度

1949 年 8 月 31 日泉州解放，全体师生怀着激动的心情积极参加庆祝中华人民共和国成立，教师参加晋江县教师联合会，学习政协共同纲领，拥护中国共产党的领导。学生参加县学生联合会和民主青年委员会，开展社会主义宣传活动。1950年1月25日，学生会发起反对医院和学校不合理的制度的活动，《泉州日报》进行了五次的连续报道，在社会各界引起强烈的反响和声援，中共晋江县委和泉州军管会高度重视，责成晋江县青年委员会、学联及惠世护校学生会成立了联合调查组，提出如废除学生必须参加晨会的宗教活动、三个月实习期及病房失物由学生赔偿等制度，要求允许学生参加社会上的政治活动，改变学生单纯作为医院廉价劳动力的做法，要求增设政治课、体育课，提供参加社会活动时间等十五条意见，呈请泉州军管会文教处。经过半个多月的调查、座谈和协调等，1950年2月14日，军管会文教处召集惠世护校师生进行座谈会，参加的有县各校学生代表、学联、青委、工委和女委及校方等120多人，副处长王仪廷主持会议并宣布学校已同意采纳学生提出的上述合理化建议，至此，惠世护校学生作为中华人民共和国的主人翁，第一次行使民主的权利来维护自身权益，与学校不合理的制度的斗争取得圆满胜利。

从中华人民共和国成立后到接办前，共有10位进步青年医生、护士和护校学生加入了中国新民主主义青年团，多人参加中国农工民主党，他们积极参加中华人民共和国建立初期的各项活动。

二、晋江医（卫）校时期：融入公立学校办学精神的惠世文化

（一）1952—1957：变动期

1953年8月，全国高校院系调整也波及了中等学校，晋江卫生学校的护理和助产专业并入莆田卫生学校，而该校的医士专业则并入晋江卫校，因此接办并改名不到一年的晋江卫校又改名为晋江医士学校。1953年8月，晋江专署划拨县后街马鞍山45亩土地给晋江医校建设新校区，于1956年建成并迁往新校区办学。在此期间，学校的办学方针随着国家政策不断地进行调整和变换。

1952年12月，根据政务院《关于处理接收美国津贴的文化教育救济机关及宗教团体的方针的决定》，晋江专员公署接管了私立惠世卫生技术学校，并与晋江医士学校合并，组建了晋江卫生学校。为了加强学校管理和教学工作，原晋江医士学校校长、地下党员刘景业任新组建的晋江卫校首任校长，原惠世卫校代校长黄玉瑛任教务主任。为了加强学校师资队伍的建设，1952年至1954年，省卫生厅先后从护士、助产士毕业生及医学院三年级学生中选拔部分优秀学生，

专门加以培养，结业后分配到晋江卫生学校担任教学工作。

1953 年后，正值全国各个部门全面向苏联学习的高潮时期，按照统一部署，学校贯彻苏联凯洛夫的教育学，在教学组织、教学内容、教学方法等方面系统地学习苏联的教学理论和经验。紧抓教学秩序，组织教材观摩，讲究课堂教学质量，并按照苏联西医士专业教学计划和教科书译本进行教学。抓好教学 5 个环节，对学生进行综合教育，把传授知识作为教育的基本目的和主要内容，重视课堂讲授，以教师为主导，实行分科教学，循序渐进，因材施教。加强医学基础、技能的教育，取得较好的教学质量。加强组织纪律教育，练好基本功，使学生在德、智、体方面得到全面发展。

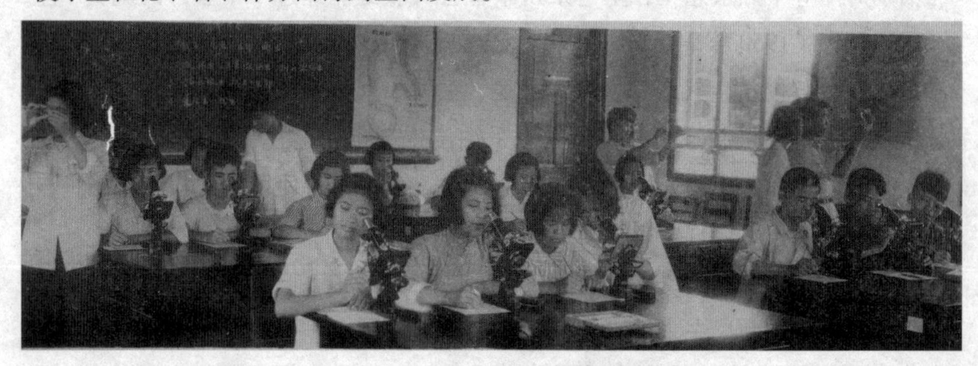

图 2-5　20 世纪 50 年代学生上实验课

1954 年至 1955 年，福建省省卫生厅有重点地对晋江等地中专卫校的状况进行调查研究，了解贯彻执行全面发展教育方针的实际情况，以及课堂教学、实验实习的质量等，针对调查中发现的问题及时提出整改措施。此项改革推动了教学工作的进行，教学质量得到了一定提高。

（二）1958—1968：*动荡期*

1958 年至 1968 年是学校动荡不安的时期。1958 年 10 月受“大跃进”激进思想的影响，晋江专署创办泉州大学，下设工学院、农学院、医学院和师范学院。医学院由晋江医士学校“戴帽”办学，设西医和中医两个专业；学生只有 1958 级（由 1958 年已按中专招收的医士班升级）和 1959 级（已列入当年全国高校招生计划）两届，1960 年开始纠偏，泉州大学医学院停止招生，医学院改称泉州医学专科学校；1963 年泉州大学撤销，医专班停办，学校改称晋江专区卫生学校；1964 年 7 月晋江卫校第一届护士班毕业。

1958—1960 年，随着社会主义革命和建设的深入发展，教学改革坚持德智体全面发展的办学方向，贯彻“教育必须为无产阶级政治服务，必须与生产劳动相结合”的教育方针，加强学校的政治思想教育，开展社会实践活动。学校组织修订教学计划，增加劳动教育的时间和内容，减少理论课的课堂教学。由于参加劳动和社会实践过多，教学质量一度有所下降。

1961 年国家提出了国民经济实行“调整、巩固、充实、提高”的八字方针，教学改革以调整为中心，按照《高教 60 条》《中教 50 条》，学校坚持以教学为主，认真贯彻 1963 年全国中等医学教育工作会议的精神，修订了一套比较切合实际的教学计划、教学大纲和管理制度，强调培养学生的智能，贯彻少而精的教学原则，加强基础知识、基本理论、基本技能的“三基”教学，改进实验课教学。

（三）1968—1982：停滞期

1968—1982 年是学校发展的停滞期。1966 年学校停止招生，1968 年学校全面停办，时间长达 6 年。1974 年 6 月学校复办，改名晋江地区卫生学校。1978 年全国高招扩招工作于 1979 年 5 月进行，晋江地区卫生学校“奉命戴帽”招收医学大专班，学制两年，毕业生发给大专学历。1982 年 9 月，学校又改名为晋江卫生学校。

1966 年学校停办，教职员工被下放劳动。上级通知校舍交由晋江专区军分区使用，办公橱桌由专区党校接收。显微镜、白大衣等物资被分发到农村基层卫生院。3 万余册封存图书，小部分被窃，大部分被白蚂蚁蛀蚀，损失估值 50 万元。1974 年学校复办后，由于学生文化程度不一，仪器设备、图书资料严重短缺，办学条件困难，教育质量受到很大影响。

纵观这三十多年的办学历史，学校紧跟社会主义新中国主流思想和时代脉络，遵循德智体全面发展的办学方向，学校的发展虽然遭受过一些挫折，但学校始终坚持党的正确教育方针，社会主义理想成为师生共同的追求，校园文化具有鲜明的时代特色，具有西方人文色彩的“惠世精神”已然融入全心全意为人民服务的中国特色社会主义思想和信念中。

三、卫校办学时期：惠世文化的延续和巩固

1986 年学校随晋江地区地改市而更名为泉州卫生学校，虽然仍是中等医科学校，但学校开始了多元化的发展历程；1987 年学校复办西医大专班；1988 年，福建医学院在泉州卫校设点招收医疗大专班，称为泉州医专班，每年招收

40—50 人，学制 3 年。在升格为医高专前，学校曾多次自己开办或与福建医学院及福建中医学院等高校合办医学及护理等专业的大专层次学历教育（俗称大专班）。

党的十一届三中全会后，学校迎来了蓬勃发展的春天。招生规模不断扩大，教学改革不断深入，学校基础设施不断完善，取得了一系列的办学成绩。1993 年学校被省政府批准为福建省首批省部级重点中专学校，2000 年被教育部批准为首批国家级重点中专。

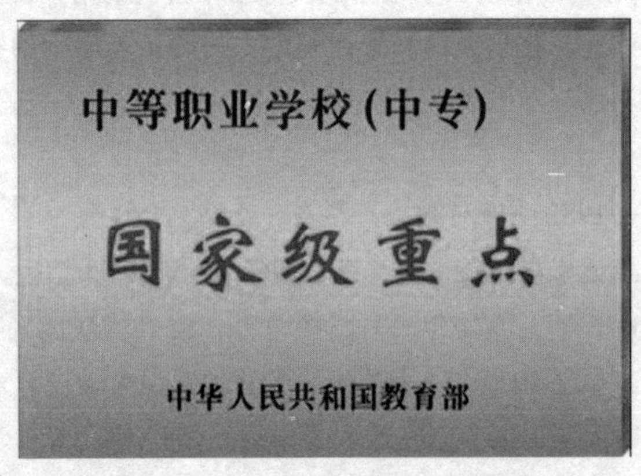

图 2-6 “国家级重点”中专荣誉牌匾

中专办学以来，学校秉承了医学教育历史和历史优良传统，牢记育人宗旨，加强党的建设，重视学生思政教育，重视学生全面发展，坚持两操一锻炼，第二课堂活动十分活跃，学生社会实践和志愿服务扎实开展，校园文化蓬勃向上，教师爱岗敬业，学生积极上进，形成了良好的校风、师风和学风。马鞍山上，八角池畔，几代创业者和求学者奋斗的足迹和青春的追求让艰苦创业、仁心利民的惠世精神得以巩固和延续。

学校人才培养立足基础，坚持服务民生，为省内外医疗卫生行业输送了一批批适应社会需求的医药卫生人才，涌现出一大批具有高尚职业道德情操和献身医学事业的医务工作者。毕业生遍布全省各级医疗卫生机构，有的已成为所在单位的医疗骨干、学术带头人和管理干部，为医疗卫生事业发展做出了巨大的贡献；更多的人则扎根基层，默默奉献，成为辛勤耕耘在医疗卫生行业的从事基层卫生工作的中坚力量。这一时期的毕业生中，在省、市卫生行政部门担任正、副职的有 14 人，曾经担任市级医院正、副院长，正、副书记的有 6 人，担任市级医院行政科室正、副职务的有 350 余人，在县级医院担任正、副职务的有9人，在乡镇卫生院担任正、副职务的有32人，获副高及以上职称者总计有250余人。

自惠世护校被人民政府接办后，经过多年的努力发展，终于在2004年5月，教育部批准泉州卫校升格为泉州医学高等专科学校，属于全日制公办医学普通高等学校，并迁往安吉路新校区，县后街校区于2011年与泉州实验小学原校区置换。由此，学校进入跨越式、蓬勃高速发展的时期，朝着升格为本科医学院校的方向努力奋进。

附录：致敬最可爱的人——惠世护士学校的荣光

一、抗美援朝——最美红色娘子军

70多年前，她们舍小家为国家，奔赴朝鲜战场保家卫国；70多年前，她们弃笔从戎，投身军营建设国防；70多年来，她们以实际行动彰显了自己的爱国热情和责任担当，为自己的人生谱写了华彩的乐章，诠释了谁是最可爱的人的真正含义，也为医院和学校的百年历史增添了辉煌的篇章。

2020年10月25日是中国人民志愿军高举抗美援朝、保家卫国的正义旗帜，入朝首战70周年的纪念日。志愿军入朝后，党和政府领导全国人民迅速开展了轰轰烈烈的抗美援朝运动。1950年12月1日，党中央号召广大青年踊跃参军，全国各地掀起参加志愿军的热潮，成千上万的优秀儿女斗志昂扬地奔赴朝鲜战场。1951年还未被政府接办的私立惠世医院有一名助理护士、惠世护士学校有12名学生响应政府号召，积极报名参军；1953年4月刚被政府接办不久的晋江专区第二医院又有一名护士参加志愿军医疗队，入朝进行战地救护。

（一）志愿军女军医护张秋梅

1. 解放初：激情燃烧的岁月

张秋梅护士是惠世护校第九届的学生，1945年12月毕业留在惠世医院工作，旋即被医院保送到福建省立助产护士学校助产特科学习一年，毕业后回院从事护理兼助产的临床工作，并任妇儿科护士长，同时在惠世护士学校任教，讲授护病学，1952年在人民政府接办惠世医院的过程中积极协助接办组清点资产，受到专署接办领导小组的表扬。

晋江专区第二医院特别
小儿科全体工作人员
欢送張秋梅護士赴朝
留影一九五三年四月二日

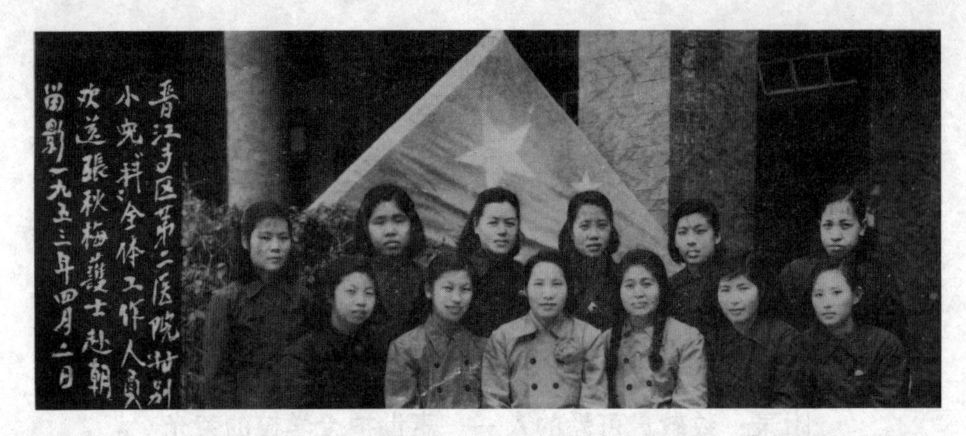

图 2-7 1953 年 4 月晋江专区二院特别儿科欢送张秋梅（前排左三）参加赴朝医疗队

1952 年 8 月，华东区卫生部应中国人民抗美援朝总会的要求，从华东各省市大医院组派两批医疗队参加抗美援朝，张秋梅积极响应政府“抗美援朝保家卫国”的号召，主动报名，应征入伍，参加志愿军医疗队，被编入国际医防服务队第二十二队，成为一名光荣的志愿军战士。1953 年 4 月 2 日医院为她举行了隆重的欢送仪式并进行合影留念。

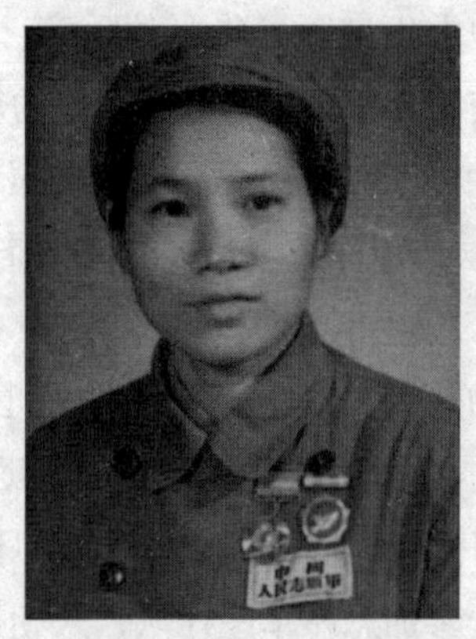

图 2-8 1953 年 12 月张秋梅着军装照片（佩戴抗美援朝纪念章）

在东北军区经过两个月的集训，张秋梅于 1953 年 6 月 23 日随医防队奔赴朝鲜，在中国人民志愿军后方勤务第二基地医院外科任护士长，当时部队的番号为 02035114，驻扎在朝鲜平安南道阳德郡。该医院是 1951 年 12 月由志愿军第 11、12、16、17、18、23、26、32 八所兵站医院合编组建的，是一所大型的后方医院，当时编制床位 3000 张，开放 5169 张。医院驻地是战略要冲，承接前后方，是军需物资和人员的集散地和中转站，常受到敌机的轰炸，危险随处可见。

张秋梅参加的国际医防服务队是由中国人民抗美援朝总会和中国红十字会联合组建的，第二十二队的主要任务是为停战前、停战后医院所接收的志愿军伤病员及被志愿军俘虏的联合国军伤病员实施医疗救治和进行防疫工作，有时也为朝鲜民众进行医疗服务。

除了在医院进行医疗救护，张秋梅也经常冒着敌人的炮火到前线运送伤员，在“一切为了伤病员”的号召下，除繁重常规的医疗治疗和护理外，她每天还要为伤病员进行包括洗澡、漱口、喂水、喂饭、烧火取暖、拆洗衣服、敷料和缝补鞋袜等一系列生活照顾。此外，她还是医院的兼职教师，在基地医院的护理培训班上为护士进行护理知识的授课和技术培训，为科室规范管理进行建章立制。由于工作积极出色，张秋梅在1954年4月荣立三等功。

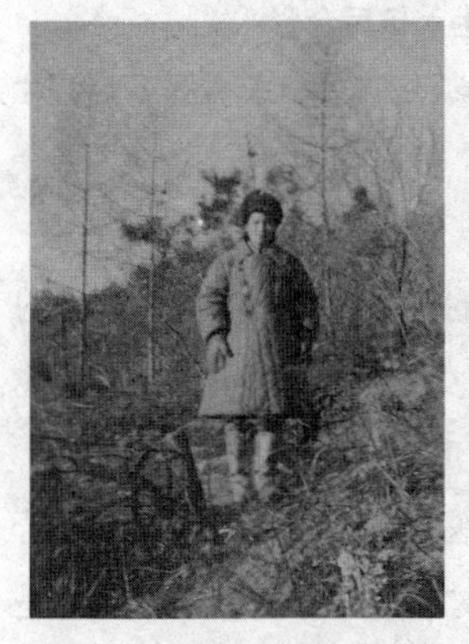

图 2-9 张秋梅在朝鲜战场上

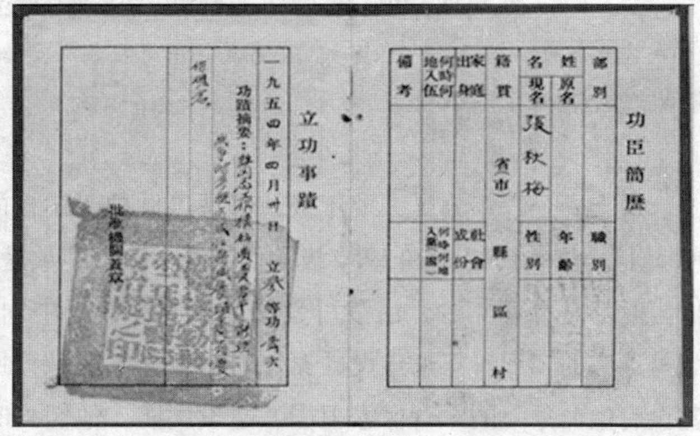

功臣簡歷

部別 | 姓名（原名、現名）張秋梅 | 籍貫 省（市） 縣 區 村 | 家庭出身 | 何時何地入伍 | 備考

職別 | 年齡 | 性別 | 社會成份 | 何時何地入黨（團）

立功事蹟

一九五四年四月廿日 立三等功壹次

功蹟摘要：

图 2-10 张秋梅的志愿军三等功证书

2. 一生默默无闻，甘于奉献

1954年8月，在进入朝鲜战场超期服务一年两个月后，国际医防服务队第二十二队圆满完成任务，张秋梅随医防队回国。按照晋江专署的要求，她仍回晋江专区第二院工作，任外科护士长。1955年，张秋梅为了照顾家庭调到晋江县医院工作，1958年被评为“福建省卫生先进工作者”。

1960年她随丈夫到福州工作，辗转多个单位，后又随丈夫到异地他乡的南靖县第一中学当校医，直至1983年去世。

（二）历史的巧遇：十一青年投笔从戎

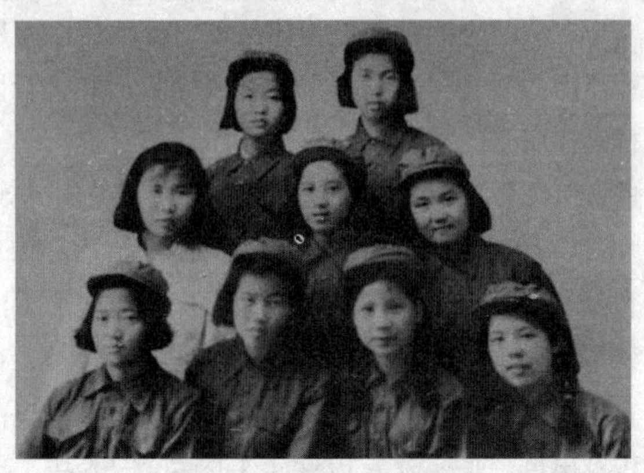

图 2-11　1951 年 7 月，惠世护士学校九位学生入伍后合影

（前排左起颜敏、杨铮曦、王淑珍、庄惠英，中排左起顾爱拾、庄锦明、张美佳，后排左起施淑琴、刘清霞）

这十一个青年分属三个年级，都是惠世护士学校的在校生，有即将毕业的应届生，也有 1949 级和 1950 级的低年级学生，多数是女生，只有一位男生，他们当时都是青春年少、活泼可爱的知识青年。新中国成立初，国家百废待兴，急需这样的知识青年来建设国家。他们舍弃了在城市医院工作，而选择去艰苦甚至有生命危险的军营保家卫国，建设国防。他们当时所在的医院和学校还是私立的，却具有如此高尚的情操，让人肃然起敬。

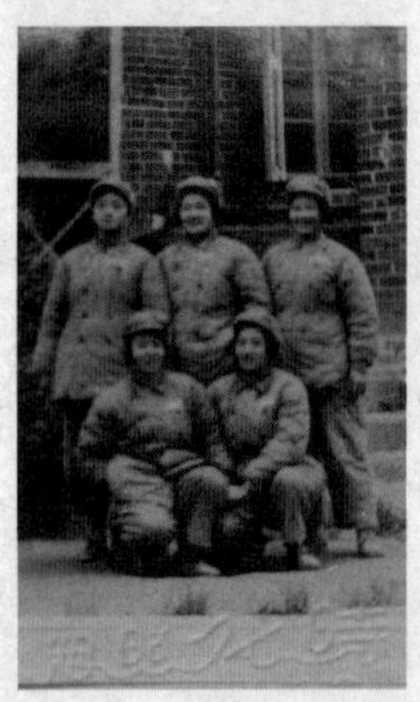

图 2-12　1953 年五位同学在南京合影

（前排右庄锦明、左施淑琴，后排左颜敏、中张美佳、右王淑珍）

这些学生是分两批入伍的，第一批入伍时间是 1951 年 1 月，分别是惠世护校 1949 级第十八届的朱水英，1949 级第十九届的方明；第二批入伍时间是 1951 年 7 月，分别是惠世护校 1949 级第十八届的刘清霞，1949 级第十九届的庄惠英、王淑珍、杨琤曦，1950 级第二十届的施淑琴、庄锦明、颜敏、张美佳和顾爱拾（后因故退出）。

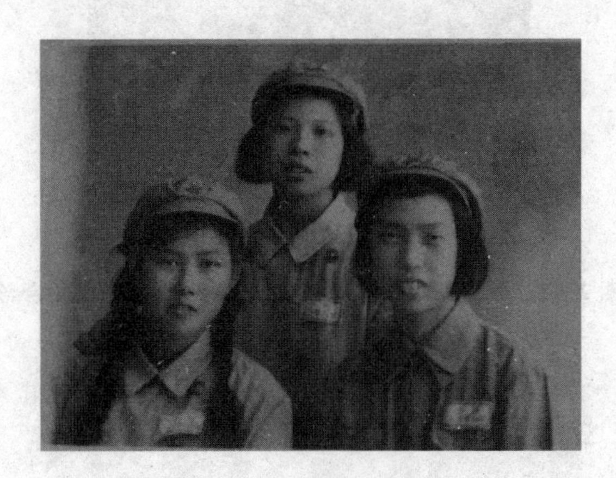

图 2-13　1953 年 9 月在福州军区直属医院合影

（后庄惠英、前右刘清霞、前左杨琤曦）

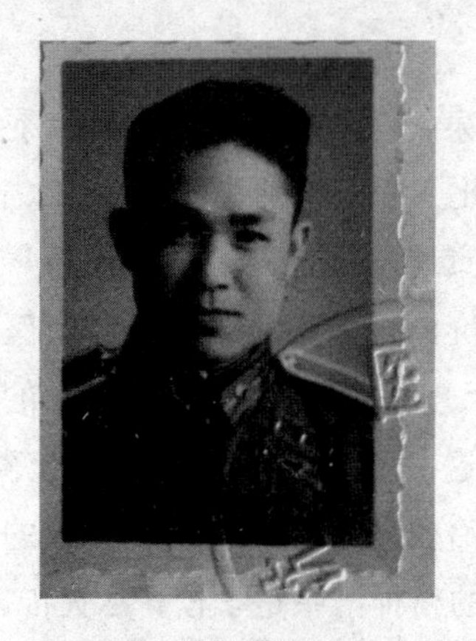

图 2-14　英俊潇洒的朱水英

他们参军时本拟改编为志愿军入朝服务，但集训后最终未能如愿。他们绝大多数终身都在部队医院从事医护工作，在人民军队的革命大熔炉里得到锻炼并建功立业，为国家的医疗卫生事业贡献力量。1955 年庄惠英被评为福州军区女英模，出席福建省劳模大会；1958 年庄惠英参加福州军区首届党代会，受到了韩先楚上将和刘培善中将的接见并合影。庄惠英参军后，在部队先后荣立二等功四次、三等功一次，被授予“医务工作模范”“技术能手”称号。

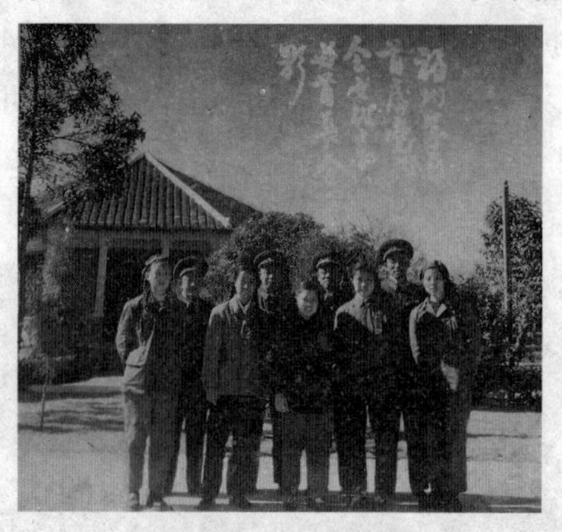

图 2-15　1958 年福州军区首届党代会女代表与首长合影

（后排右二为韩先楚上将、后排右一为刘培善中将、前排右一为庄惠英）

让我们记住这些最可爱的人的名字吧！

第三节　惠世文化谱系的形成

2004 年，学校升格为泉州医学高等专科学校，秉承“精诚惠世”的校训精神，坚持立德树人，以文化人，全校师生团结一致，奋勇拼搏，狠抓内涵建设，走出一条医学高职教育高质量发展之路。学校以百年文化积淀为背景，立足校本文化，以社会主义核心价值观为核心，不断吸收医学人文精神、优秀传统文化和新时代职业教育理论，努力探索四者共融互生的机制，在守正创新中惠世文化精神谱系得以形成。这一谱系主要由校训、校徽、校歌、办学理念组成，体现了学校的办学意向和治校理念，也反映了学校的精神底蕴和文化内涵。从一定意义上讲，一个学校的精神谱系是学校薪尽火传、生生不息的灵魂。

一、“精诚惠世”校训

“校训”一词是随着近代教育兴起而被中国学子从日本引入中国的[1]。《辞海》将“校训”定义为：“学校为训育上之便利，选若干德目制成匾额，悬之

① 周怀宗 . 校训的变迁［J］. 视野，2011（15）：18.

校中公见之地，是为校训，其目的在使个人随时注意而实践之。”① 纵观中外高等院校大都有自己独特的校训，医学院校也不例外，如首都医科大学的校训是“扶伤济世、敬德修业”，哈尔滨医科大学的校训是“木直中绳、博学载医”，中国医科大学的校训是“救死扶伤，实行革命的人道主义”。校训往往以简短明快的语言，表述一所大学的独立思想、传统精神和办学特色，赋予大学以生命、品格与范型，浓缩着大学历史和文化传统，是全体师生共同的价值理念和行为准则。

泉州医学高等专科学校的校训是“精诚惠世”。“精诚”出自唐代名医孙思邈所著的《千金方》第一卷的《大医精诚》篇，《大医精诚》篇系统阐述了孙思邈的医德思想。“精”指精湛的医术，“诚”指高尚的医德。孙思邈认为，一个优秀的医者应立下济世活人的志向，做到医术水平“精”，服务态度“诚”。唯有医德高尚、医术精湛者方能成为“大医”。“惠世”源自“惠世高级护士学校”之名，体现了学校的历史沿革。“惠世”指以仁心良德、智慧技艺利民惠世。

“精诚惠世”既蕴含了优秀的传统文化精神，又涵盖了当今对于医学人才培养的基本要求，体现出学校独具的“大医精诚、育才惠世”的办学特色，激励着全校师生医护员工立德树人，精益求精；既体现了学校高职医学教育人才培养的特点，又突出了科学精神与人文精神的有机统一；既体现了学校“立足行业、面向基层、服务海西、造福社会”的办学定位，又突出了学校“志诚业精、尚德崇医、技以载道、济世惠民”的办学理念。校训要求学生秉承“大医精诚”“惠世”之心，掌握精湛的医疗技术，涵养良好的医德，发扬全心全意为患者服务的精神。

在学校信息中心二楼大堂正中雕刻着“精诚惠世”四个鎏金大字，整体篇幅长4.88米，宽3米，是由当代著名书法家崔寒柏②题写，字随意往，自出机杼，挥洒大方，凝重高古，饱含庙堂气息。此外，“精诚惠世”四字在学校多处出现，以便于让师生可以随时随地看到，引导和激励全校师生为之努力学习、工作。

---

① 舒新城．辞海［M］．北京：中华书局，1999：1493.

② 崔寒柏，1963年1月出生于天津，现为中国书法家协会会员、美国兰亭笔会秘书长。1976年随王学仲先生学书，兼师龚望先生学隶书、徐暇龄先生学篆刻。工正、草、隶、篆书及篆刻。

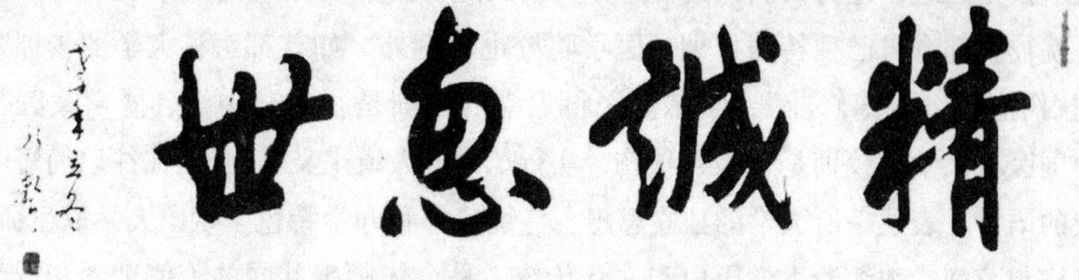

图 2-16 崔寒柏手书“精诚惠世”

二、“红十字里薪火相传”校徽

校徽，是一所学校蕴含文化深意的具象符号、形象标志，是学校的文化图腾。受中国传统文化“天圆地方”观念的影响，我国高校的校徽多呈圆形。各校校徽具象符号各有特色，有的将动物造型融入校徽，如浙江大学校徽印有“求是鹰”，南京大学校徽印有“金陵辟邪（貔貅）”；有的将人体造型融入校徽，如同济大学校徽印有“三人划桨”，意为同舟共济，北京大学校徽印有“一人背负二人”，意为重任在肩、三人成众，中国人民大学校徽印有“三人成列”，意为“人民”“人本”“人文”即“人民的大学”；有的以文字表现，如南开大学校徽印有篆书“南开”二字，华中师范大学校徽印有白色篆书“华大”二字；有的将代表性建筑物融入校徽，如湖南大学校徽印有“岳麓山下岳麓书院”，凸显教育传统深厚，云南大学校徽印有“云大会泽院”，含“会泽百家，至公天下”之意。

泉州医学高等专科学校自 2004 年由泉州卫校升格后，便有设计校徽的考虑，2006 年，在校内广泛征集意见和讨论的基础上，经过多次修改后正式启用。

校徽的整体设计为圆形，两个圆形组合既秉承中华传统文化对“圆满”的崇尚，也是团结协作、向心力、凝聚力的象征，又体现了泉州医学高等专科学校兼容并蓄、民主开放的治学精神。外圆上半部分为泉州医学高等专科学校全称，下半部分为英文名称“QUANZHOU MEDICAL COLLEGE”。

校徽内圆主体部分是一个红十字，红十字是全世界通行的象征“人道、博爱、奉献”的特殊标志，也象征着医学院校传承医学救死扶伤的精神；红十字里的 1934 标记着创校时间；红十字里的火焰既是教师如蜡烛般燃烧自己为学生指引、照亮人生道路，又是学生如一棵小苗正在茁壮成长。整个校徽图案运用红色的单色基调，并以具有泉州地域特色的刺桐花花色为基础色调，红色的基调是中国的传统色，极富视觉冲击力，充满青春和活力，寓意是希望青年学子和新兴的泉州医学高等专科学校朝气蓬勃、热烈奔放，不断创造新的辉煌。

在校徽的基础上，印刻泉州医学高等专科学校中英文全称，与校徽并列设计，形成学校校标。同时印刻泉州医学高等专科学校中英文全称，制作教职医护员工和学生佩戴的长方形证章，教职医护员工佩戴证章为红底白字，学生佩戴证章为白底红字。

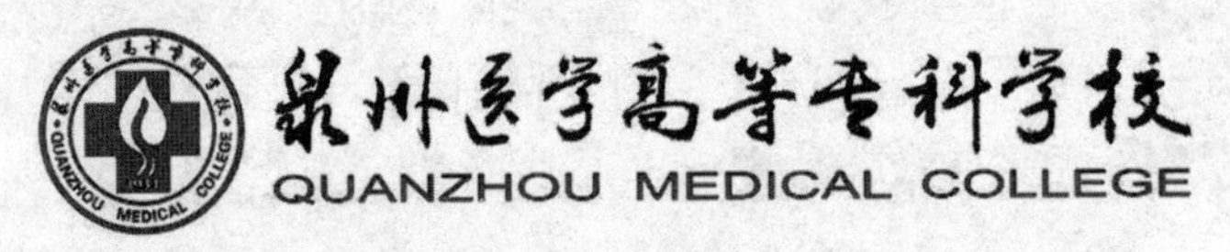

图 2-17 学校校徽及校标

三、校歌——《白衣战士之歌》

“文以载道，歌以咏志。”《现代汉语规范词典》对“校歌”的解释是：“学校制定的体现本校教育宗旨和精神风貌的歌曲①。《实用教育大辞典》认为，“校歌是由学校编写的体现自己学校风貌特点的歌曲”②。校歌作为一种承载着深厚校园文化底蕴的听觉识别符号，既能体现独特的地域风情和内涵，又能反映学校的办学特色与校园文化精神。校歌具有独特的精神力量和艺术魅力，凝聚着全体师生的共同心声，通过声音传唱、传情、达志，对于沟通师生的情感、激励学生成长成才、凝聚大学精神具有重要意义。

泉州医学高等专科学校校歌《白衣战士之歌》，创作于2006年，由时任泉州医学高等专科学校党委书记的张敬尊作词，由著名作曲家、泉州师院声乐高级讲师、特级教师庄碧林谱曲。文字清顺简洁，旋律典雅优美。歌词创作融入了学校的自然地理和人文环境，如泉州洛阳江、学校马鞍山、八角池畔（学校鲤城区县后街校区标志性建筑）等元素，体现了学校深厚的文化积淀和悠久的办学历史，“生命相托、健康所系、不老的誓言”蕴含了泉医专人的医学职业道德理想，“无悔选择、不懈追求、拼搏的精神”是泉医专人的学术人格，“立志奉献 为民安康”是泉医专人永恒的责任与使命，展现出了泉医专人开拓创新、积极进取、乐观向上的精神风貌，鼓舞广大师生勤奋学习、努力工作。

---

① 李行健．现代汉语规范词典［M］．北京：北京外语教学与研究出版社，2014：1148.

② 王焕勋．实用教育大辞典［M］．北京：北京师范大学出版社，1995：529.

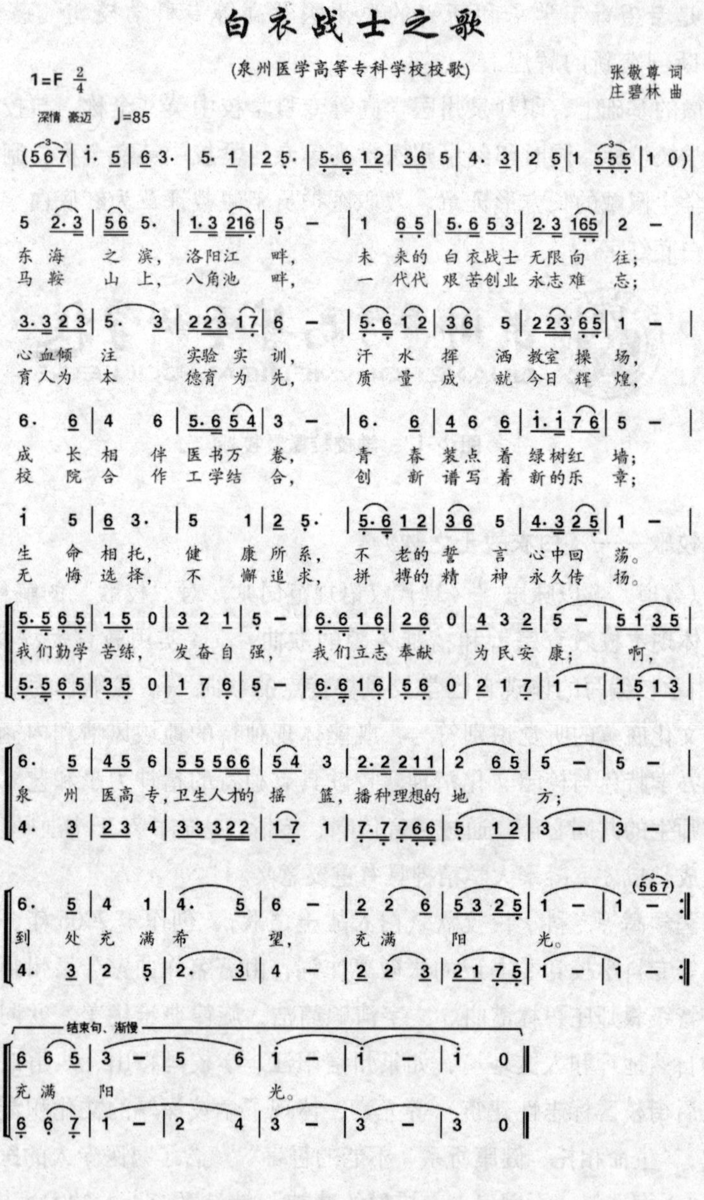

白衣战士之歌

(泉州医学高等专科学校校歌)

1=F 2/4　　张敬尊 词　庄碧林 曲

深情 豪迈 ♩=85

(567 | 1· 5 | 6 3· | 5· 1 | 2 5· | 5·6 12 | 36 5 | 4· 3 | 2 5 | 1 555 | 1 0) |

5 2·3 | 56 5· | 1·3 216 | 5 – | 1 65 | 5·6 53 | 2·3 165 | 2 – |
东海之滨，洛阳江畔，未来的白衣战士无限向往；
马鞍山上，八角池畔，一代代艰苦创业永志难忘；

3·3 23 | 5· 3 | 223 17 | 6 – | 5·6 12 | 36 5 | 223 65 | 1 – |
心血倾注实验实训，汗水挥洒教室操场，
育人为本德育为先，质量成就今日辉煌，

6· 6 | 4 6 | 5·6 54 | 3 – | 6· 6 | 46 6 | 1·1 76 | 5 – |
成长相伴医书万卷，青春装点着绿树红墙；
校院合作工学结合，创新谱写着新的乐章；

1 5 | 6 3· | 5 1 | 2 5· | 5·6 12 | 36 5 | 4·3 25 | 1 – |
生命相托，健康所系，不老的誓言心中回荡。
无悔选择，不懈追求，拼搏的精神永久传扬。

5·5 65 | 15 0 | 3 2 1 | 5 – | 6·6 16 | 26 0 | 4 3 2 | 5 – | 51 35 |
我们勤学苦练，发奋自强，我们立志奉献为民安康；啊，
5·5 65 | 35 0 | 1 7 6 | 5 – | 6·6 16 | 56 0 | 2 1 7 | 1 – | 15 13 |

6· 5 | 45 6 | 55 566 | 54 3 | 2·2 211 | 2 65 | 5 – | 5 – |
泉州医高专，卫生人才的摇篮，播种理想的地方；
4· 3 | 23 4 | 33 322 | 17 1 | 7·7 766 | 5 12 | 3 – | 3 – |

6· 5 | 4 1 | 4· 5 | 6 – | 2 2 6 | 53 25 | 1 – | 1 – (567) :||
到处充满希望，充满阳光。
4· 3 | 2 5 | 2· 3 | 4 – | 2 2 3 | 21 75 | 1 – | 1 – :||

结束句、渐慢

6 6 5 | 3 – | 5 6 | 1 – | 1 – | 1 0 ||
充满阳光。
6 6 7 | 1 – | 2 4 | 3 – | 3 – | 3 0 ||

图 2-18　白衣战士之歌

四、与时俱进的办学理念

办学理念是学校教育理念的体现，是引领学校发展的灵魂，是学校领导班子基于“办怎样的学校”和“如何办好学校”的思考，也是学校发展实践的表

达。受到历史和时代的宏观约束，也受到地域文化的深刻影响，办学理念随着社会环境和学校发展阶段的变化而不断更新，在学校不同的发展时期，引导学校朝着符合自身需求的方向发展。

在80余年的办学历程中，学校逐渐形成了“质量立校、人才强校、特色兴校、科研优校”的办学理念，引导和帮助学校完成了由中专升格高职高专建设的重要使命，为学校的发展和取得的成绩发挥了重要的历史作用。

2016年，站在医学教育改革发展的新时代前沿，面对国家健康战略布局对医学教育提出的新要求，面临泉州市区域医疗建设发展的新局面，学校紧紧抓住转型的关键时间节点，积极谋求突破发展。吕国荣校长先后组织三场办学理念专题讲座，激发学校上下对办学理念的反思，并在师生中发起“办学理念”大讨论。在结合集体智慧和国内教育专家的意见后，对办学理念进行综合融通，革故鼎新，提出“志诚业精、尚德崇医、技以载道、济世惠民”的十六字办学理念。

志诚业精：源自唐朝名医孙思邈所著的《大医精诚》。“诚”，即要求医者要有高尚的品德修养，以“见彼苦恼，若已有之”感同身受的心，策发“大慈恻隐之心”，进而发愿立誓“普救含灵之苦”，且不得“自逞俊快，邀射名誉”“恃己所长，经略财物”。“精”，即认为医道是“至精至微之事”，习医之人必须“博极医源，精勤不倦”。

“志诚业精”是学校内涵定位的精准表达，也是泉州医高专的传承与开拓。既是“精诚惠世”精神的传承，又是在新时代环境下对医学教育工作者和医学人才培养工作的基本要求。需以更为坚定的医学教育信念、高尚的品德、精湛的技术，托起济世惠民的追求和理想。

尚德崇医：指要崇尚医学的价值和文化，崇尚高尚的医德，从而承担救死扶伤的神圣职责。“尚德崇医”是中国特色教育价值有关“立德树人”在医学教育中的重要表达，是医学人才培养的基本要求。“尚德崇医”是医学专业的价值坚守，凸显出作为医学类院校人才培养、科研研究以及社会服务等方面的独特品格，对于彰显学校的专业性和特殊性有着重要的现实意义。

技以载道：源自清代魏源“技可进乎道，艺可通乎神”，以技入道，是一种敬业的精神态度和教育实践的理性表达，更是一个不断找寻和实现医学教育理想的过程。“技”不仅包括了医学技术，也包括了办学活动中的教学、科研、管理、服务等方面的方案和策略，是实现教育理想、培养医者的必然途径。“道”是学校发展的最高目的与价值指向，“技”则是实现这些最高目标的基本实现方式和载体。通过“技”来实现“济世惠民”“尚德崇医”的教育之“道”，是现代高等教育践行自身教育理念的重要手段，也是指导学校办学的重要宗旨。

济世惠民：源自《书·泰誓中》“惟天惠民，惟辟奉天”和儒家经典《论语·雍也》“博施于民，而能济众”。原指一心一意救助困难需要帮助的人。后用来代指悬壶济世、医术高明的医生或者心怀远志、大有所为的政治家。济世惠民是学校作为一所历史悠久的医学类院校的意义追求，也是学校履行社会服务责任的价值体现，通过培养和输出优秀的医护人才等途径，服务基层、服务地方、服务行业，为社会医疗健康事业的发展提供人才和智力支撑，这正是本校的济世惠民的具体实践体现。

“惠世”是学校历史传统的表达，承载着持续发展的文化基因。“济世惠民”连接了传统与现代，贯穿了传统医德与现代医疗的发展，不仅延续了学校漫长的发展历史，同时也在医学人才的培养标准上展望了未来，“济世惠民”表达了医者责无旁贷的社会责任以及对学生职业发展的深深期待。

“志诚业精、尚德崇医、技以载道、济世惠民”十六字办学理念是学校在新时代、新环境下根据新的任务、新的愿景、新的思路融合办学的历史传统和精神而提出的，承载着学校的历史发展，也寄托着对未来发展的愿景，小到医者的培养，大到医者的社会责任，用渐进的方式从多维度阐释学校作为医学院校的担当，体现了辩证统一的关系。

“志诚业精”体现办学心态与职业精神的统一。学校的发展需要思想统一、上下一心。“志诚业精”提炼自《大医精诚》中的名言，经过了长期办学实践的历练，是统一全校师生思想的精神标志，同时也是医者培养和成长的要求，既要医德高尚又要医术精湛。这不仅是对医学生的要求，也是对教师、管理者的要求，更是对毕业生的能力与品性的良好期待。

“尚德崇医”体现立德树人与医学特性的统一。立德树人是培养德智体美全面发展的人的第一要求，而医学人才培养也最重医德，因此“尚德”是两者的统一和融合。医学本身也具备独特性，崇尚医学，树立起医学的价值观和信念，更强化了其在“德”上的修养，实现了统一。

“技以载道”体现价值目标与实现手段的统一。道是办学价值的哲学表达，技是办学手段的形象描述，同时道和技又同属中国传统哲学的经典观念。因此，道是目标，是价值；技是载体，是手段，是依凭，两者实现了统一。

“济世惠民”体现办学价值和社会价值的统一。无论是作为医学类院校的价值追求，还是作为医学教育工作者的责任担当，都是通过医学人才培养和其他医护业务，服务基层、服务行业、服务社会、服务人民群众日益增长的医护健康需求，这是院校特性和职业特性的要求，也是新时代健康中国战略的要求。

泉州医学高等专科学校校训、校徽、校歌、办学理念蕴含着学校办学至今的文化内涵，为校园文化建设和师生思政教育提供着源源不断的文化滋养。

（黄　方　吕国荣　陈　琳）

附录　历任校领导一览表

Exhibitions of Quanzhou Medical College's History
泉州医学高等专科学校现任领导
泉州医学高等专科学校(泉州卫生学校)历任领导及职务一览表
上世纪30－40年代，学校建立初期的几任领导的情况，大多无法了解。我们只陈列了1949年以来，学校历任领导人的基本情况，他们的尽职和勤奋为学校发展赢得许多可贵的机会，我们将永远铭记。

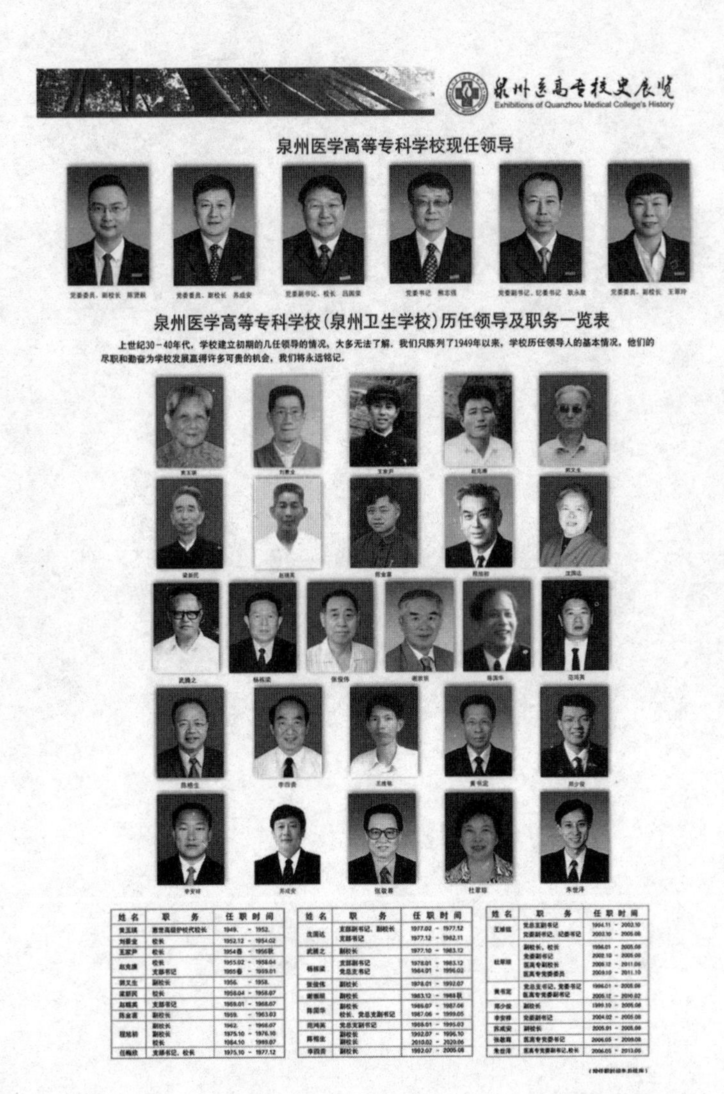

图 2-19　泉州医学高等专科学校（泉州卫生学院）历任领导及职务一览表

中编

守正创新　涵润“惠世”文脉

在近九十载的办学历程中，学校凝练并形成“精诚惠世”的校训，着力培养医德高尚、医术精湛的医学人才。学校于2011年启动医学生职业道德项目建设，并将该项目确定为福建省示范性高等职业院校学校特色项目，2012年学校将医学生职业道德建设列入国家示范性骨干高职院校建设的六项工程之一。在福建省示范性现代职业院校建设期间，学校在医学生职业道德的基础上，构建惠世医学人文培育体系探索与实践教学团队，深化医学人文内涵，创新人文教育模式，彰显医学人文特色，把人文素质教育融入医学生培养的全过程。

学校结合国际近十年来医学人文“整合”的实践经验，以百年文化积淀为背景，从社会主义核心价值观、医学人文、优秀传统文化和新时代职业教育理论传承与整合的角度出发，努力探索四者共融互生的机制，并形成“一核两聚三维四体系五工程”的惠世医学人文培育体系，即以“惠世文化”为核心，聚焦培育医学生医学人文核心价值观，聚力培养医学生可持续发展的职业素养，融社会主义核心价值观、职业道德、医学人文素养三位一体，形成目标、课程、平台、保障四大体系，落实制度驱动、行为养成、课程优化、专业渗透、环境涵化五项工程，致力培育德技并修的惠世医药卫生人才。

第三章

医德为先　精诚育人

职业道德，就是同人们的职业活动紧密联系的符合职业特点所要求的道德准则、道德情操与道德品质的总和。医学生职业道德教育，即按照社会主义职业道德要求，对医学生施行有目的、有组织、有计划的系统建设，培养高尚的道德品质，提高他们的职业道德素质。

作为医学院校，泉州医高专历来重视医学生职业道德的培育。自 2011 年始，围绕国家示范性骨干高职院校建设，学校将医学生职业道德列为六大建设项目之一，作为提升学校人才培养水平和校园特色文化，尤其是软实力建设的重要抓手，开展为期三年的实践与探索，取得了较为显著的育人成效。

第一节　从医德建设必要性和重要性谈起

一、21 世纪医学生职业道德教育的必要性

20 世纪 90 年代，是独具特色、极其复杂的年代。中国学术界及其相关领域把这段时期称为“社会转型期”，“转型”意味着改变，改变将不可避免地产生矛盾。因此，在这个时期，在社会的各个方面，阶层都存在着新与旧的矛盾，优与劣的交织，改革与守旧的相互制约，最后集中反映在物质文明与精神文明的失衡。在国内的各个领域，或强或弱地显示着这种失衡。

（一）医疗领域“物质文明”与“精神文明”失衡的原因分析

十一届三中全会在中国具有“里程碑”和“分水岭”的意义。以邓小平为核心的新一代领导人以宏大的气魄审时度势，向经历了十年“文革”、伤痕累累的中国人民宣告：“把全党的工作重点和全国人民的注意力转移到社会主义现代化建设上来”，要“解放思想，实事求是”。1992 年，中国共产党第十四次全国代表大会第一次明确提出了建立社会主义市场经济体制的目标模式，按照经济

规律办事，重视价值规律的作用。从此中国进入市场经济时代，经济建设走上正轨，综合国力不断加强，无论是城市还是农村，人民的生活水平都有不同程度的提高。经济的发展极大地推动了医疗水平的提高，国内医疗领域的医疗设备、医疗技术和基础建设取得了令人瞩目的成就。然而，与此相对应的却是医患关系的不容乐观与医德医风的与日俱下。

自改革开放以来，在医学教育领域，一方面是为满足社会医疗卫生事业发展的需要，承担教育功能的各类医学院校不断地培养出一批又一批掌握先进的医学知识和过硬的医学技能的人才，极大地促进了医疗事业的现代化，为广大人民的健康做出了重要贡献；另一方面，医学高职教育存在着明显职业化的倾向，单一的专业技术的培训，与学生职业道德、精神修养的培养方面存在着巨大的失衡。在许多医学高职院校，人文素质教育和医德教育几乎是空白，致使医疗技术人才缺乏应有的人文素养和医德修养。

在医德方面，医院里频频出现的“收红包”“收药品回扣”等现象，导致医患信任度急剧下降，人们通常用“医德沦丧”“黑心医生”等词语来形容某些不良医风和失德医护工作者。在思想道德领域，存在着激烈的争论，也产生了一些混乱和困惑。如何摆脱这种困惑是摆在整个医学界面前的问题。这些问题可以归结为以下几点：①既发展医学技术、提高医疗水平，又不至于陷入技术至上、金钱崇拜的漩涡；②医疗技术发展与人文关怀的同步性；③医德医风的建设和改善。

（二）当前医学生思想道德的缺失表现

按照以往说法，大学生是“生活在象牙塔里”的天之骄子，意指与社会现实相对隔离，而实际情况并非如此。由于大学生是一个年轻的群体，同时也是掌握着先进的科技、经济、文化知识的群体，他们很容易接受新事物，加之世界观、人生观和价值观还未定型，社会全面的开放和多元价值观的冲突，为他们提供了更多的接触社会的机会，同时也让他们更容易受到各种社会潮流与思想的影响。来自多方面的调查结果表明，医学生中存在着以下较为突出的问题：

1. 重技术技能的培训，轻职业素养的养育。近年来，由于经济形势和就业压力的引导，医学生意识到学好技能的重要性，却忽视了职业素养的养成，于是出现了医学生普遍忽视哲学、社会学、伦理学、心理学、文学、美学等社会人文类课程的学习和对人文精神的崇尚的情况。因此，当他们走上实际医疗工作岗位以后，不能正确地处理好医患关系，缺乏奉献医疗卫生事业的理想和从事医疗工作应有的热情，在医学科研活动中，也不能更好地贯彻和体现医学医疗“以人为本”的理念。

2. 功利主义流行，道德观念不牢。近年来的调查表明，在功利主义思想横行的社会潮流中，一些大学生在道义与功利之间表现出迷茫与困惑的精神状态，有的学生甚至毫不迟疑地选择重利轻义。在其价值观念中，还表现出浓重的个人主义色彩。例如，不少学生肯定“主观为自己，客观为他人”的言论，有的还主张“人不为己，天诛地灭”的极端自私自利的思想。人生价值目标的确立缺乏理想主义色彩，而只是从自我实际的角度考虑。2012 年学校对医学生的问卷调查结果表明，填报医学专业志愿是为解决就业和无可奈何者占 66. 95%，可见相当比例的医学生缺乏为人类健康事业奉献的志向和心理准备，价值取向功利化，从而造成医德观念淡漠，甚至还出现了在实习的医科大学生就已经收取红包和索要钱财的案例。

3. 政治观念模糊，理想信仰淡漠。政治对于一部分的大学生来说是一件“事不关己，高高挂起”的事情，还有一部分大学生对政治的认识带有片面性和功利色彩。有的学生认为，搞政治就是争权利；有的则将西方的民主与自由视为最终的、最崇高的政治目标。在这样的思想背景下，部分入党的学生动机不纯，具有浓厚的功利色彩。高职医学院校长期忽视人文课程的教育，学生对民族、历史、文化、文学缺乏一定的了解，对国家大事、民族利益的关注相对较少，于是崇高理想与信念的确立具有一定的难度。2012 年对部分高等医学院校千名医学生的问卷调查统计结果表明，在信仰方面，选择“共产主义”信仰的占 33. 096%，选择“宗教”信仰的占 11. 9%，选择“资本主义”信仰的占 6. 99%，选择“无信仰或不信仰”的占 45. 2%，其他的占 3. 0%。可见，如何有效地加强医学生社会主义理想信念教育是一个严峻的问题。

二、新形势下医学生职业道德建设的重要性

21 世纪初期，中国医疗卫生体制出现商业化、市场化的倾向，国务院发展研究中心对中国医疗卫生体制改革提出了新的医改框架，在重大转折的医疗形势下，加强医学生的职业道德建设显得尤为重要。作为医学高职院校，培养出来的学生不单技术上要求过硬，职业道德上更要过硬。2014 年，《国务院关于加快发展现代职业教育的决定》《现代职业教育体系建设规划（2014—2020 年）》的相继出台，更是把高职院校职业道德教育提上了日程。所以，医学生职业道德建设必须坚持从卫生行业特点和医学生特点出发，加强职业道德建设，特别

是对那些没有工作经历的学生来说更为重要，这将对他们一生的发展产生深远的影响。

（一）重温《希波克拉底誓言》，切身感受医生职业的崇高神圣。“凡授我艺者敬之如父母，作为终身同世伴侣，彼有急需我接济之。视彼儿女，犹我弟兄，如欲受业，当免费并无条件传授之。凡我所知无论口授书传俱传之吾子、吾师之子及发誓遵守此约之生徒，此外不传与他。”（《希波克拉底誓言：警诫人类的古希腊职业道德圣典》，以下简称《誓言》）传承了2000多年的希波克拉底誓言，已成为自古至今医生最神圣的道德准则和道德圣典，如今光芒依旧不减，对于每一个医务工作者有着巨大的影响力。几乎所有的医学生入学的第一课就要学希波克拉底誓言，而且要求正式宣誓。《誓言》要求尊师重传承；只求为患者谋利益，不害人；对待患者不分贵贱，一视同仁；尊重患者的隐私权，严格保守秘密。几千年来，希波克拉底誓言中的内涵一直是所有医务工作者和医学生的奋斗目标和行为准则。在当前形势下，结合《中共中央、国务院关于卫生改革与发展的决定》精神，在校医学生都应认真遵守《誓言》，全心全意为患者服务，树立良好的职业道德观念，培养救死扶伤的人道主义精神、强烈的职业责任感、崇高的敬业精神和无私的奉献精神。若违背《希波克拉底誓言》，就等同于背信弃义。生命所托，健康所系，医学生将来所从事的医务工作责任重于泰山，所以必须重视医学生职业道德的建设。

（二）重视职业道德建设，有利于降低医生职业的风险。众所周知，医生是一个与危险终生相伴的职业。不论是各种各样的不断涌现的传染性疫病，如天花、艾滋病、麻风病、SARS等，还是针刺感染、化学毒物伤害、放射性损伤等危险性因素，都曾对无数医生的生命造成威胁。因此，选择医生这个行业，也就必然意味着选择了与其相对应的责任和风险。作为培养医学生的高职院校不但要让学生具备扎实的专业知识和过硬的专业技能，更有责任通过职业道德建设让学生明白，只有具备良好的职业道德和敬业精神，在工作中严守职业操守和规章制度，才能降低和规避职业风险。同时，院校有责任让医学生明白并理解既然选择了医生职业，就意味着只有懂得医学事业前路艰辛，才有那些不畏艰险、前赴后继的攀登者；只有懂得生命的宝贵，对于生命无比热爱，才有了那些用生命去守护生命、用生命去换取生命的献身者。

（三）重视职业道德建设，有利于重建和谐医患关系。当前我国的医疗行业正面临着社会转型时期的严峻挑战，在医疗体制商业化、市场化倾向下，医患关系出现紧张趋势，人们对于充满人道主义精神的医生职业信心不足、信任下降。为维护医生职业的神圣和崇高，医学院校对医学生的职业道德建设刻不容缓。从目前正确处理医患矛盾的许多案例来看，均是以医生良好的职业道德为基础。可以说，良好的职业道德不是“锦上添花”，而是做好工作的基本前提。

此外，随着生活水平的不断提高，人们对医疗的需要已转向康复治疗、心理治疗、健康教育、老年性疾病和流行性疾病的预防及保健等更为广泛、更为社会性的医疗服务上，对医生的技术水平和服务水平有了更高的要求。医学高职院校培养的一部分医学生将充实进医院，从事一线基层技术、服务工作，另一部分医学生将成为社区、乡镇全科医学人才，但无论是医院里的医生、护士，还是社区、乡镇的全科医生，他们的职责就是给患者提供优质的服务。没有起码的职业道德，不为患者或居民提供良好的服务，就无法胜任医疗工作，医患矛盾也将不可避免。当今医学模式由“生物—医学”模式向“社会—心理—医学”模式转变，疾病的病因日益复杂，医生与患者只有互相尊重，互相配合，共同对抗疾病，才能维护健康。这就要求医学生在临床实践时，培养自己具有健全的人格和良好的职业道德修养。作为医学高职院校的教育者，我们要切实意识到加强对学生进行职业道德教育的必要性、重要性和迫切性，要认识到我们的主要职责，不但要重视对学生医学知识技能的教育，更要大力加强对医学生职业道德的培养，要在教育实践中积极思考和探索医学生职业道德建设的途径与方式。

第二节 职业道德相关概念与内涵

一、职业道德、医学道德、医学生职业道德

职业道德，就是同人们的职业活动紧密联系的符合职业特点所要求的道德准则、道德情操与道德品质的总和。职业道德是所有从业人员在职业活动中应该遵循的基本行为准则，涵盖了从业人员与服务对象、职业与职工、职业与职业之间的关系。随着现代社会分工的发展和专业化程度的增强，市场竞争日趋激烈，整个社会对从业人员职业观念、职业态度、职业技能、职业纪律和职业作风的要求越来越高。它是社会道德的重要组成部分，是社会道德在职业活动中的具体表现，是一种更为具体化、职业化、个性化的社会道德。

医学道德是职业道德的一种，可简称为医德，是在一般社会道德的基础上，根据医学专业的性质、任务及医疗岗位对人类健康所承担的社会义务和责任，对医疗工作者提出的医学职业标准和医疗行为规范；是医务人员用于指导自己言行，调整医患之间、医务人员与社会之间关系的准则；判断自己和他人在医疗护理、预防保健、医疗管理和医学科研等实践过程中行为是非、善恶、荣辱和褒贬的标准。医学道德是人们在长期的医疗卫生服务活动中产生、积累和发展起来的，具有很强的实践性。

医学生职业道德教育，就是按照社会主义职业道德要求，对医学生施行有目的、有组织、有计划的系统建设，培养高尚的道德品质，提高他们的职业道德素质。在新的形势下，加强医学生职业道德建设，全面提高医学生职业道德素质，是当前认真贯彻《中共中央、国务院关于进一步加强改进大学生思想政治教育的意见》的重要内容，也是纠正医疗行业不正之风教育的重要内容。

作为培养医学生的医学高职院校，培育出来的学生将主要从事医疗卫生工作，他们将是医疗界的生力军和主人公。虽然医学生还不是真正的医务工作者，但任何职业和技能教育不单单只是技能的训练，更重要的是职业情感和职业道德的养育，职业技能、职业情感、职业道德三者相生相伴、相辅相成。因此在医疗界的预备军思想中植入深厚的医学情感和树立崇高的职业道德十分必要。

教育者要认识到，毕竟高职学生还不是真正意义上的劳动者，无所谓职业道德，而反复提到的医学生职业道德建设实际上就是对将来从事医疗工作的学生提前进行职业道德的培养，因此，医学生职业道德与医学道德二者在内涵和规范上基本一致。

二、古今中外医德的经典论述

我国是一个历史悠久的文明古国，有着漫长的医疗活动，积累了丰富的医疗经验，而且还建立和发展了比较完整的医德规范。同时，国外医德的形成也有着非常悠久的历史和深厚的底蕴，它主要包括古希腊医学道德、古罗马医学道德、印度医学道德和阿拉伯医学道德，每一种医学道德都和各自所处的社会制度、宗教信仰、经济、文化等有着密切的关系。因此，倡导和重视医学道德有必要梳理和汲取中外医学道德文化的精髓。

（一）我国医学道德传统

1. 以仁爱之心和赤诚之情悬壶济世

我国医学把医术称为“仁术”，意思是“救人生命”“活人性命”的技术。因此，历代医家强调学医、业医者必须以救人疾苦为己任，必须有高尚的慈悲仁爱的精神。唐代名医孙思邈，终身践行仁爱救人的道德原则，再三拒绝功名利禄，一心钻研医术，精益求精，只求为民治病，被人们称为“孙真人”。宋代医生林逋说：“无恒德者不可作医，人命生死之系。”（《省心录·论医》）清代名医费伯雄曾指出：“欲救人学医则可，欲谋利而学医则不可。”

2. 不分贵贱贫富，一视同仁

我国古代医家主张对待患者犹如亲人，不分贵贱亲疏，一视同仁，尤其反对以谋取钱财为目的的医疗行为。救治患者是医者天职，不论老幼妍媸、高贵低贱，切不可区别对待。唐代孙思邈在《备急千金要方》中说：“凡大医治病，必当安神定志，无欲无求……凡有疾厄来求救者，不得问起贵贱贫富，长幼妍媸，远亲善友，华夷愚智，普通一等，皆如至亲之想。”明代名医潘文元医术高明，每日登门救治的患者很多，但他行医施药从不计较报酬，遇见生活贫苦的百姓就更加关怀，特殊照顾，甚至免费救治。他虽行医 30 多年，却一贫如洗。

3. 不追名逐利，不屈服权势

为医者，要淡泊名利，甘受清贫。东汉末年杰出的医家华佗，多次谢绝当权者命他做官的征召，长期在民间行医，深受百姓的尊敬和热爱。曹操头患风疾，疼痛难忍，听说他医术高明，召为侍医，后惨遭曹操杀害。我国古代有张仲景、孙思邈、皇甫谧、刘完素、朱丹溪、张从正、李时珍、傅青主等众多医家均不为名利，不畏权势，不贪图高官厚禄，不计较个人得失，一心治病救人，为后人景仰。

4. 严肃谨慎，一丝不苟，医风正派

我国古代医家历来都有着对患者认真负责的优良传统。医生为患者开方，事后发现有错或不妥时，“虽至深夜必使人扣病家门告之，或深自引咎，改易前方，不自估过也”（明清《医镜》）。我国医学有“用药如用刑”“用药如用兵”的说法，特别强调看病开药时须谨慎。

（二）国外医学道德传统

西方医学道德约在公元前 6 世纪至公元前 4 世纪形成，古希腊医学鼻祖希波克拉底既是西方医学的创始人，又是西方传统医德的奠基人。他的《希波克拉底全集》是西方医学的主要典籍，其中《希波克拉底誓言》是西方最早的医

德经典文献，《誓言》反映了奴隶社会医生之间、医生与患者之间、医生与社会之间的关系，给西方各国医生树立了楷模，并作为西方医德典范沿用了2000多年。《誓言》的精华在于把“为病家谋利益”作为医疗行为的最高标准，把恢复患者健康作为医者的最高职责，并在此基础上提出了一整套医德行为规范。这些医德思想直到今天仍具有重要的现实意义。古罗马名医盖伦继承了希波克拉底的体液学识，发展了机体的解剖机构和器官生理概念，创立了医学和生物学体系。古希腊医学和古罗马医学后来发展成为西方医学。

近代以来，在继承古代医德的治病救人、延长生命、减少痛苦等方面，一些西方先进国家由于经济发达、医学进步，医德观念也随之调整更新。如较为普遍的介入疗法，避免了患者开刀破腹的痛苦，提高了成活率，降低了患者的医疗费用，这是传统医德在医学新技术中的体现。传统医德只有适应了社会的需要和医学的发展，才能得到继承和延续，并作用于社会。

三、社会主义医学道德内涵与规范

（一）相关法律法规对社会主义医德的规定

1. 中华人民共和国于1988年12月15日颁布的《医务人员医德规范及实施办法》，内容如下：

（1）救死扶伤，实行社会主义的人道主义。时刻为病人着想，千方百计为病人解除病痛。

（2）尊重病人的人格和权利，对待病人，不分民族、性别、职业、地位、财产状况，都应一视同仁。

（3）文明礼貌服务。举止端庄，语言文明，态度和蔼，同情、关心和体贴病人。

（4）廉洁奉公。自觉遵纪守法，不以医谋私。

（5）为病人保守医密，实行保护性医疗，不泄露病人隐私与秘密。

（6）互学互尊，团结协作。正确处理同行同事间的关系。

（7）严谨求实，奋发进取，专研医术，精益求精。不断更新知识，提高技术水平。

2.《中华人民共和国执业医师法》相关内容摘录：

第一章　总则　第一条　为了加强医师队伍的建设，提高医师的职业道德和业务素质，保障医师的合法权益，保护人民健康，制定本法。

第一章　总则　第三条　医师应当具备良好的职业道德和医疗执业水平，发扬人道主义精神，履行防病治病、救死扶伤、保护人民健康的神圣职责，全社会应当尊重医师。医师依法履行职责，受法律保护。

第三章　执业规则　第二十二条　医师在执业活动中履行下列义务：

（1）遵守法律、法规，遵守技术操作规范；

（2）树立敬业精神，遵守职业道德，履行医师职责，尽职尽责为患者服务；

（3）关心、爱护、尊重患者，保护患者的隐私；

（4）努力钻研业务，更新知识，提高专业技术水平；

（5）宣传卫生保健知识，对患者进行健康教育。

3. 2001 年 9 月 20 日中共中央印发《公民道德建设实施纲要》，特别强调"要大力倡导以爱岗敬业、诚实守信、办事公道、服务群众、奉献社会为主要内容的职业道德"。这其中也包含了对医德规范的总体要求。

4. 2013 年 12 月 23 日，中央办公厅印发《关于培育和践行社会主义核心价值观的意见》，将 24 字核心价值观分成 3 个层面：富强、民主、文明、和谐是国家层面的价值目标；自由、平等、公正、法治是社会层面的价值取向；爱国、敬业、诚信、友善是公民个人层面的价值准则。公民个人层面的价值准则就包含了对医务人员职业道德的要求。

（二）社会主义医学道德规范

社会主义医学道德规范是医务人员在长期的医疗实践中形成的道德关系和道德行为的反映和概括，是在社会主义条件下医务人员应当遵循的行为准则，是保证人民享有平等权利、体现医务人员全心全意为人民服务的重要标志。

1. 救死扶伤，献身事业

现代医疗卫生事业是社会主义事业的重要组成部分，是社会主义精神文明的窗口，是崇高而受人尊敬的事业。医疗卫生工作的好坏，直接关系到人民群众的身体健康和生命安危。这就要求医务工作者对自己所从事的事业竭尽全力，树立正确的世界观、人生观、价值观和道德观；要以强烈的事业心、责任感，全心全意为人民身心健康服务；要把患者的利益、社会的利益放在第一位；时时处处关心人民的疾苦，把维护患者的生命、增进人类的健康当作每个医务人员的崇高职责。无论何时何地，当遇到处于病痛危难中的患者时，医务人员都应挺身而出，为挽救患者的生命，不怕辛苦，不怕风险，以毕生的信念与疾病做斗争，在救死扶伤的岗位上贡献出毕生的精力和智慧。

2. 尊重患者，一视同仁

“尊重患者，一视同仁”是尊重人权的重要表现，体现了医德的公平原则，是医学为人民健康服务的基本要求，它既是我国医德的优良传统，又是国外医德的共同准则。因此，不论患者年龄大小、地位高低、经济条件好坏、知识多少、容貌美丑、关系亲疏，不论是干部、知识分子，还是工人、农民，不论是城市人，还是农村人，医务人员都要尊重他们的人格和权利，以礼相待，公平对待。对于任何患者的正当愿望和合理要求都应予以尊重，在力所能及的范围内尽量予以满足。医务人员决不能以救世主的身份自居，以恩赐的态度来对待患者，或是对权贵者无原则地迁就，甚至恭维、讨好、献殷勤；对普通群众，则冷淡歧视、漠不关心。这些都是不符合社会主义医德要求的，必须加以纠正。

3. 文明礼貌，举止端庄

“文明礼貌，举止端庄”是医务人员心灵美的外在表现，这既是他尊，又是自尊，可以促进建立友好合作的医患关系。因此，医务人员应举止有度，仪表整洁，言谈文雅，态度和蔼，对待患者真诚同情、关心体贴，视患者如亲人，这样才能获得患者的信赖，调动患者的主观能动性，使之主动配合治疗，提高治疗效果。切不可轻浮藐视，言行不轨，冷若冰霜，无动于衷。

4. 谨言慎行，保守医密

语言是医患之间沟通交往的工具，是建立良好医患关系的重要内容。谨言，就是要求医务人员在与患者及其家属交流时，善于运用语言艺术。使用尊重患者人格的礼貌性用语，有利于建立良好的医患关系。运用安慰性语言，耐心解释患者及其家属提出的相关问题，了解患者心理，消除患者疑虑、焦急、烦躁等不良情绪，使之安心治疗。运用鼓励性语言，开导和鼓励患者树立战胜疾病的信心。运用科学性语言，准确扼要、通俗明了地向患者及家属耐心解释病情。提倡文雅、和气、善良、谦虚、优美、科学、保护的语言，反对粗暴、简单、生硬、讽刺、挖苦等伤害患者的语言。慎行，要求医务人员时刻想到患者的痛苦、安危和利益，在工作中要严肃认真，一丝不苟，谨慎周到，准确无误。坚决反对弄虚作假、粗枝大叶、敷衍塞责、马虎从事、不懂装懂的恶劣作风。

保守医密，即医务人员不泄露工作中可能造成不良后果的信息。无论是医疗人员、预防人员、科研人员，还是管理人员等，都有保守秘密的义务。

5. 钻研医术，精益求精

“刻苦钻研，精益求精”体现了医务人员的高度责任感和不断进取的精神，对于加速医学科学现代化和提高为人民服务的水平具有重要的意义。

医务人员要想很好地为患者服务，必须刻苦钻研业务，具备熟练、精湛的技术和精益求精的作风。高尚的品德和精湛的技术是一致的。医务人员如果没有高超的医疗技术，没有过硬的本领，就不能取得良好的疗效，也很难解除患者的痛苦。因此，在医学科学高速发展的今天，医务人员应在不断总结经验的基础上，不断更新知识，做到博学多闻，拓宽知识面，将新技术、新理论运用于医疗卫生实践中，更好地为患者服务。

6. 遵纪守法，廉洁行医

廉洁奉公是每个医务人员都应遵循的行为准则，特别是在社会主义市场经济条件下，医务人员更应该做到公正廉洁、不谋私利、遵纪守法，自觉抵制和纠正不正之风，不开人情方、假证明；对患者提出的不合理要求，要坚持原则，耐心说服。然而，在医疗实践中，个别医务人员利用国家赋予的医疗权利，利用患者及家属的求医心切而收受红包，在社会中造成了恶劣影响，甚至还暗示患者送礼，这败坏了医务人员的崇高形象，扭曲了医患关系。

第三节 医学生职业道德建设的内容与举措

一、构建医学生职业道德建设体系的指导思想

医学生职业道德包括对职业道德的认识、职业道德情感、职业道德意志、职业道德信念和职业道德行为习惯五方面的内容。这是一个循序渐进的过程，构建的方法是从提高医学生对职业道德的认识开始，进而陶冶其职业道德情操，锻炼其职业道德意志，形成职业道德信念，最终养成良好的职业道德行为和习惯。

（一）提高医学生职业道德

职业道德认知是对医德关系以及调节这些关系的原则、规范的认知、理解和接受。认识是行为的前提，提高医学生的职业道德认识水平是职业道德教育的必要环节。

（二）培养医学生职业道德情感

职业道德情感是对医疗卫生职业及患者所产生的爱恨、喜恶态度及其履行职业道德要求后的内心体验的自然流露。职业道德情感是产生行为的内在动力，

因此培养医学生的职业道德情感是职业道德教育的重要环节。

（三）锻炼医学生职业道德意志

职业道德意志是指在履行职业道德义务的过程中自觉克服困难和障碍的毅力。职业道德意志是行为的杠杆，因此锻炼医学生的职业道德意志是职业道德教育的关键环节。

（四）树立医学生职业道德信念

职业道德信念是根据职业道德认识、职业道德情感和职业道德意志而确立的对职业道德理想、目标坚定不移的信仰和追求。职业道德信念是推动医学生产生职业道德行为的动力，是由认识转化为行为的中介环节。因此，着力于医学生职业道德信念的树立是职业道德教育的中心环节。

（五）养成医学生良好的职业道德行为习惯

职业道德行为习惯是在职业道德认识、职业道德情感、职业道德意志和职业道德信念的支配下，形成的一种经常的、持续的、自然而然的行为活动习惯。职业道德行为习惯是职业道德教育的目的，也是展现一个医学生职业道德水平高低的标志。因此，医学生养成良好的职业道德行为习惯是职业道德教育的最终环节。

二、医学生职业道德建设模式

21世纪初期，我国医学生职业道德水平之所以难以适应社会和医疗行业的要求，究其原因是职业道德教育模式陈旧化，适应不了社会和行业。因此，科学构建职业道德教育模式，切实加强医学生职业道德教育，对于提高医学生整体职业道德素质、提高其就业竞争力、有效调节整个社会的职业能力以及促进社会关系的和谐具有十分重大的现实意义。在新的形势下，泉州医学高等专科学校加强医学生职业道德建设，认真贯彻《中共中央、国务院关于进一步加强改进大学生思想政治教育的意见》，构建了以时间和空间为二维坐标，点、线、面穿插结合的医学生职业道德建设模式立体结构。

医学生职业道德建设模式以贯穿于整个医学生培养的全过程为纵轴，以医学生社会实践、校园文化活动结合专业课、思想道德修养课课堂教学活动为横轴，以省内外医院、药企和校内的实习、实训基地为基点，以社会实践活动为主线，使医学生职业道德建设在点、线、面的结合上向立体的空间展开。

医学生职业道德建设分成三个阶段，第一阶段为“进口”，使得人人都讲医学生职业道德建设的重要性；第二阶段为“上墙”，使得医学生职业道德建设体系框架成为系统的制度；第三阶段为“入心”，使得医学生职业道德建设融入学生头脑里，铭刻在学生的心底，形成了医学生自觉自愿的行动，为培养“下得去、用得上、留得住、服务好”具有崇高职业道德的高等应用性技能型医药卫生人才打下坚实的基础。

三、医学生职业道德建设体系途径探索

为了提高学校医学生职业道德教育的针对性和有效性，需要不断完善和健全现有职业道德培养体系，拓展教育的新渠道和新载体。在研究比较国内外医学生职业道德培养途径上，博采众长，学校形成了以职业道德教育贯穿于专业教育全过程为特征，以职业道德教育与临床医疗实践相结合，以提高医学生自我道德教育能力为目的，适合职业特点的医学生职业道德培养途径。

（一）明确高职医学生职业道德教育的目标和价值体系

高职医学院校培养的毕业生主要面向基层，服务于社区和农村，他们不但要有一技之长，而且要具备一定的牺牲和奉献精神，需要深厚的职业情感和崇高的职业道德来作为他们职业生涯的精神支撑。因此，制订高职医学人才培养方案时，要重视医学生职业道德的培养，加大职业道德教育的比重，明确职业道德教育的内涵和目标。泉州作为东南沿海重镇，经济飞速发展，社会不断进步，但近年来医护人员却十分缺乏，这在一定程度上影响了人们的生活水平。泉州医高专立足于区域经济，服务民生，把医德的养成作为培养学生的一个重要目标，全方位、全过程地将医学生职业道德教育融于学生的培养，学生的培养质量得到明显提高，用人单位的满意率也不断提升。

（二）重视医学生职业道德教育在临床实践期间的应用

教学医院开设职业道德专题临床教育实习课程，将医学生的职业道德教育在临床实习期组织实施，部分教学活动在患者床边展开，与医学生一起参与教学讨论的相关人员有内科医生、心理医生、精神病科医生等，这种理论联系实际的床边教学法取得了较为理想的成绩，有益于学生的职业道德培养。

（三）开展医学生职业道德教育的社会实践活动

从根本上讲，职业道德教育是一种情感教育，也是体验式教育，单纯地说教不足以让职业道德铭刻于心、外化于行，因此，创造机会、增加平台让医学生广泛、深入地参与社会实践是开展医学生职业道德建设的一条重要的、行之

有效的途径。实践的目的在于提高医学生的职业道德素养，运用多种教育形式和手段，使医学生在社会实践的自觉参与中职业情感得到培养，敬业精神得到充实，职业道德境界得到升华。开展专项教育和专题讲座，在医学生进入临床实习阶段前集中对医学生进行医疗行业的服务宗旨、医务人员的职业道德和实习规则的教育。请医生劳模、科研带头人及医疗服务明星畅谈爱岗敬业，对帮助医学生树立正确的人生观和全心全意为患者服务的思想有着不可估量的作用。开展创建文明班级活动，通过此活动将医学生遵守职业道德的情况作为考核、奖惩的重要指标，从而促使医学生养成良好的职业习惯。通过开展各种竞赛活动，增强医学生的职业道德意识，如开展“讲奉献送温暖”等竞赛活动。通过下社区参加医疗志愿者活动和参与学校的科技文化艺术节比赛，营造良好的文化氛围，使职业道德在学生的热情参与中更加具体化。

四、医学生职业道德建设的主要内容

学校成立由教育卫生主管部门、学校、行业、企业、社会相关人员组成的医学生职业道德建设指导委员会，形成“政校行企社”五方人才共育、过程共管、成果共享、责任共担的医学生职业道德教育体系。通过组织保障、制度保障、资金保障、机制保障四位一体的配套保障机制建设，探索建立职业道德教育成效反馈检验机制、医学生职业道德考核标准、评价体系、相关制度和保障措施，使“政校行企社”五方联动的医学生职业道德教育体系建设更为完善，把医学生职业道德教育贯穿于人才培养全过程，为培养具有高尚医学职业道德、高素质技能型医药卫生人才打下坚实的基础。

（一）以校标、校训、校歌为引导，注重校园文化软环境的建设

校标、校训、校歌是一个学校具有象征性的精神标志，对学校师生具有不可替代的教育作用和精神指引作用。近年来，学校十分重视校园软环境建设，将八十年的历史积淀和文化底蕴融入灌注其中，精心设计校标、凝练校训、编制校歌，使之成为引导学校健康发展的风向标。校标试用于2006年，在校内广泛征集意见和讨论的基础上，几经修改，正式启用。校标广泛出现在学校的各种文化用品和重要场合，浓缩了学校的核心文化理念和精神内涵。“精诚惠世”的校训精神得到了全校师生的高度认同，它号召和激励全校师生医护员工立德树人，精益求精，既体现了学校医学高职教育人才培养的特点，又突出了科学精神与人文精神的有机统一。校歌《白衣战士之歌》反映了学校的历史和办学

定位，歌词适宜铭记和传唱，有利于鼓舞广大师生勤奋学习，努力工作，为打造“海西一流、国内知名”的高职医学院校而奋斗。

（二）构建医学生职业素养培育体系，加强课程建设

依据医学生成长成才的特点，突出医学职业特色，注重教学内容与职业道德教育的融合，加强思想政治理论课程、医学人文课程、专业课程、社团活动课程建设，推进医学生职业素质教育开展。加强对思政课程的教学改革，在思想政治理论课的教学中融入职业道德教育，加大实践课程的比重。聘请校外具有丰富的医学人文知识和临床实践与生产经验的医药卫生行业专家、教育专家以及校内人文教师共同参与、共同开发以“医学伦理学”为主干课程的医学生职业道德教育人文课程体系。密切理论与实践的关系，积极探索，将社团活动逐步课程化，增强社团活动的科学性和时效性。

（三）建设医学生实践教育基地，探索职业素养培育新途径

从根本上说，职业道德和职业素养是人们对职业的情感、认识和习惯，需要在其技能训练和实践中不断加以体验、觉悟和强化。因此，学校在不断推进和完善校企合作、工学结合的人才培养体系的基础上，积极与医院、药企建立合作关系，先后与福建省东南医药集团、中国人民解放军第 180 医院、晋江市医院等签订人才培养合作协议，从最初的教学、实训、见习到建立德育基地，全方位、深层次地与企业、医院开展合作。药学系学生在东南医药集团实训、见习、顶岗实习的过程中，体会“用心做药、造福社会”的企业价值理念，培养赤诚济世、仁爱救人、清廉正直、诚信奉献的药学道德。护理系学生通过在解放军第 180 医院临床见习、实习、基地学习，深刻感受并逐步树立军队医院“敢于吃苦，勇于担当，争做第一”的吃苦耐劳精神和爱拼敢赢精神。临床系学生在晋江市医院与医生、患者“亲密”接触，一方面感受到医疗工作的繁重与艰辛，另一方面感受到作为一名医务工作者的光荣与崇高。

（四）营造富有医学特色的校园文化氛围，构筑良好的育人环境

根据医疗卫生行业的特点，在校园文化建设中突出职业性，大力弘扬“精诚惠世”的校训精神，传唱校歌《白衣战士之歌》，在校园公共场所布置体现学校办学宗旨、办学理念、人才培养目标的白求恩雕塑、名医名家画像等文化作品。编制《精诚惠世》画册，通过建设校史陈列馆，宣传校友的成功、成才事迹，激励师生继承和弘扬学校优良传统。开展“医院文化论坛”“医德模范报告会”“惠世讲堂”“道德讲堂”活动，结合医学生入学宣誓、“5 · 12”国际护士

节为学生举行授帽仪式等活动，使校园文化活动内容不断丰富，增强学生的职业道德意识，激发学生强烈的职业责任感和荣誉感。建立素质教育资料库，倡导学生阅读优秀文学作品，观看优秀影视片，倾听名师讲座，积极促进医学职业素质的提高。

（五）开展校园科技文化活动，打造职业素养培育有效载体

学校不断强化校园科技文化活动在医学生职业素养培育当中的作用，以寓教于乐的方式探索职业素质培育的有效载体。2007—2014年，本着“搭建一个平台，提供一次机会，展示一技之长，提高多种能力，培育一代新人”的宗旨，以“抓学风、促校风、建示范、促和谐”“青春担当”“我的中国梦”等为主题，连续举办八届校园科技文化艺术节，结合医学教育的特点开展专业技能竞赛类、文化艺术类、体育类等形式多样的项目活动共计144场。其中，包括护理操作技能竞赛、口腔工艺技能操作比赛、心肺复苏技能操作比赛、检验技术操作比赛、“东南医药杯”市场营销大赛、护士礼仪竞赛、中草药标本展等活动。校园科技文化活动在形式上结合了大学生年龄特点和心理特点、医学生专业特点和职业特点，营造出富有职业特色、格调高雅的医学院校文化气息。广大学生积极参与此类“体验式”的职业竞赛，过程中学生自主认知、自己体验、自己践行，对职业素养的自觉养成具有显著的促进作用。

（六）以社会实践为依托，不断锤炼医学生职业素养

以社团为载体，通过社团活动、社区服务、“三下乡”社会实践活动，将专业知识与职业道德教育相融合，提升社团品位，突出学生社团在医学生职业道德教育、专业技能培养中的重要功能，使学生在接触社会、深入社会、了解社会和服务社会中唤起医学生对卫生事业强烈的社会责任感和使命感。

（七）重视心理健康，从“心”开始

培育医学生良好的职业道德素养要以关注健全人格和美丽心灵为起点。学校结合医学生职业道德教育的特点，根据医学生职业道德教育的规律与要求，拓展医学生心理健康教育中心的育人功能，构建专兼结合的心理健康教育师资队伍，打造突出医学特色的大学生心理健康教育课程，推进心理健康教育指导中心基础设施建设，从而培养医学生自信心、团队协作能力、心理应激能力、良好情绪情感，培养医学生健全人格和美丽心灵，加固医学生职业道德培育的根基。

（八）创新教育载体，医德教育“零距离”

为了适应信息时代大学生的心理特点和兴趣爱好，拉近道德教育与青年学

生的距离，学校建立了融思想性、教育性、趣味性于一体的医学生职业道德教育网站、思政专题网站、心理健康网站和文明学校网站，创建了“职业道德教育社区”“道德聊天室”等在线交流平台。职业道德教育网站，使教育者和受教育者“零距离”接触，使广大医学生主体自觉地提高职业道德修养。

第四节 医学生职业道德建设制度保障体系与成效

为了进一步确保医学生职业道德建设的顺利开展，以防职业道德建设流于形式、走过场和虎头蛇尾的现象出现，学校坚持以加强与改进大学生思想政治教育为抓手，努力拓宽德育渠道，加强制度建设和保障体系建设，把医学生思想政治教育与职业道德教育融入学生培养的全过程。

一、医学生职业道德建设制度体系

在医学生职业道德建设的过程中，通过建章立制，确保医学生职业道德建设的各个环节、各个部分、各个参与部门有章可循，保障医学生职业道德建设的顺利开展。

（一）委员会制度建设

学校成立泉州医学高等专科学校医学生职业道德建设指导委员会，委员会制定了《泉州医学高等专科学校医学生职业道德建设指导委员会章程》和《泉州医学高等专科学校医学生职业道德建设指导委员会会议制度》，构建了指导委员会管理体制及运行机制，每年召开 4 次工作研讨会，适时调整、优化医学生职业道德教育大纲与课程设置，将医学生职业道德培养和临床生产一线实践紧密衔接，与社会道德评价紧密衔接，发挥医药行业、企业和教育卫生主管部门的优势教育资源，形成“政校行企社”人才共育、过程共管、成果共享、责任共担的医学生职业教育体系。

（二）医学生职业道德课程制度建设

学校成立思政部，制定《思想政治理论课教师准入制度》（泉医教［2012］17 号）和《思政教师培养和管理制度》。注重思政教师业务水平的培养，要求每位思政教师都要参加省教育厅举办的岗前培训、课程培训以及其他的业务培训，要求每位思想政治理论课专任教师每年参加不少于 15 天的社会实践和学习考察活动，提高思政教师的理论水平和教学水平。重视思政课程教学教改，在大学生思想政治理论课的教学中融入职业道德教育的主要内容。成立学校大学生思想政治理论研究会，学校党委副书记任主任，党政工团负责人和基层党支部书记为成员，加强对思想理论课的教学管理。在学校大学生思想政治理论研究会的指导下，定期召开思政部教学研讨会，对思政课的学习内容、教学方式、考核形式不断做出调整和创新，对思政课的开设时间、课时数等均做出相应的规定。采用“外引内培”的方式，引进和培养专业带头人，培养骨干教师，培养青年教师，聘请思政教育专家和医院、药企道德标兵作为兼职教师，打造思想政治理论课教学科研梯队。依据医药卫生行业对医、护、药岗位人文素质的要求，以培养医学生人文素质、人文精神为主线，学校结合不同专业的特点开设不同医学生的人文课程，并将学生社团活动课程化。

（三）德育导师管理制度建设

为进一步加强和改进大学生思想政治教育工作，学校推行德育导师制，制定《泉州医学高等专科学校德育导师选聘管理办法》，聘请行业的职业道德标兵、医德模范和公安、检察等司法部门先进工作者、行风监督员等担任校外辅导员和兼职教师，以其感人事迹和高尚的人格魅力教育感染医学生，通过知识讲座、案例分析等形式，加强医学生的职业道德教育；联合教育卫生主管部门深入社区、工业聚集区等进行卫生检查和健康宣教。

（四）社团制度建设

为了在制度建设、资金投入等方面为社团活动课程的实施提供保障，确保社团活动课程的实施效果，委员会制定了《泉州医学高等专科学校社团活动课程管理办法》《泉州医学高等专科学校医学生社团活动课程认证指导手册》《泉州医学高等专科学校志愿服务与社会实践活动实施方案》，记录参加社会实践活动和社会公益活动的情况，对社团活动课程进行规范和引导；在资金投入方面，编制建设项目经费预算及分年度资金投入计划，以确保资金投入及时、足额到位。

（五）实践基地制度建设

学校以实践教育基地为依托，打造了医学生职业道德教育基地，根据社会、行业、企业岗位职业素质需求，对学生的实训活动、见习、实习、社会实践情况进行客观记录和评价，制定了《泉州医学高等专科学校医学生职业道德培养实施方案》。为加强教育基地运行管理，“政校行企社”联动，抓好实践环节管理，制定了《泉州医学高等专科学校学生职业道德教育基地管理办法》。医学生职业道德教育基地作为校外实习实训基地，为强化监管力度，为专业见习、实习与就业提供有力保障，基地制定了《泉州医学高等专科学校实习、实训管理规定》等医学生教育管理制度，加强了职业道德的教育和管理，保证实践基地道德建设的有效实施。

（六）心理健康教育制度建设

为了解医学生心理素质的一般特点，帮助学生认识自我、了解自我、增强心理健康教育工作的针对性，学校制定了《泉州医学高等专科学校医学生心理素质测评方案》，对新生的心理素质展开测评，结合医学生职业道德教育特点，通过各种方式和渠道，培养医学生的自信心、团队协作能力、心理应激能力和良好情绪情感，加强医学生职业道德心理教育，塑造医学生的健康心理。

二、医学生职业道德建设考评体系建设

《现代职业教育体系建设规划（2014—2020年）》中指出，高职院校要"健全职业教育质量评价制度。以学习者的职业道德、技术技能水平和就业质量为核心，建立职业教育质量评价体系。完善学校、行业、企业、研究机构和其他社会组织共同参与的职业教育质量评价机制"。很显然，职业道德教育效果的长期性、隐性和不可量化性等特点，给高职院校的职业道德教育造成了困扰。为提高医学生职业道德教育的效果，促进大学生德、智、体、美全面发展，学校制定了《泉州医学高等专科学校医学生职业道德考核标准与办法》，对学校全日制学生进行职业道德考核，切实加强职业道德建设的约束力和时效性。

（一）考核评价原则与内容

医学生职业道德考核评价坚持实事求是、民主公开的原则，以学生在校期间学习、实习、生活和社会活动中的职业道德实际表现为依据，实行量化考核，定性综合评定。建立用人单位、教学医院、药企、毕业生和社会各界对学生职业道德教育效果的反馈机制，采用访谈、问卷调查等形式收集学生职业道德表现反馈信息，通过对反馈信息的综合分析，及时修订教学大纲，提高职业道德教育的针对性和实效性。

建立医学生职业道德档案库。从新生入学开始，将每一位医学生在校期间以及在医院、企业见习、实习期间参加职业道德理论课程成绩，活动课程完成情况和效果，实习实践完成情况和效果，暑期社会实践活动和社会公益活动的

情况，以及在学校、企业、医院期间的奖惩情况一一记录在册，作为医学生职业道德评价的量化考核指标。

医学生职业道德考核评价主要包括思想方面、学习方面、生活方面、经济方面以及实习与就业五个方面，总分为100分。医学生职业道德考核评价标准及分值安排见表3-1：

表3-1　医学生职业道德考核评价标准及分值

项目	评定标准	分数
思想方面（满分20分）	热爱祖国，拥护党的领导，坚持四项基本原则，认真参加学校组织的各项政治活动，能够起表率作用。	5分
	能够自觉遵守国家、学校的各项法规和制度，无违纪行为，表现良好。	5分
	积极参加学校、班级组织的各项集体活动，在活动中团结同学，尊敬师长，服务他人。	5分
	能自觉遵守社会公德，公道正派，诚实守信，能够对不良现象进行批评。	5分
学习方面（满分30分）	遵守课堂纪律，不无故旷课、迟到、早退，不谎报请假事由，不抄袭他人作业。	15分
	遵守考场纪律，自觉抵制各种考场违纪行为。	15分
生活方面（满分35分）	不恶意损坏学校及社会公共设施；不恶意拖欠他人及公共财物。	10分
	不打架、赌博和参与其他违反校规校纪、损害学校名誉及秩序的行为。	10分
	遵守学校管理规章制度，不晚归、未归，不违章用电，不留宿社会人员、异性和进行其他干扰他人正常作息的行为。	10分
	不编造、传播攻击性信息、虚假信息、非法和淫秽色情信息；不在互联网上诋毁中伤他人、单位与政府；不盗用他人账号密码，不窃取和泄露他人隐私信息。	5分

续表

项目	评定标准	分数
经济方面（满分 15 分）	不恶意拖欠学杂费等费用（具备缴纳学杂费等费用的能力，在学校规定时间内无任何正当理由拒绝缴费）；不偷窃、诈骗他人财物；不私用他人遗失财物等。	
	不夸大或编造个人基本信息与家庭受灾情况来申请学校与政府的各类资助；对于贫困助学金和勤工俭学岗位补贴等资助金不进行不当消费。	
	不编造和利用虚假的证明材料申请助学贷款；毕业后积极履行贷款合同，按时归还贷款本息，不恶意拖欠国家助学贷款；维护个人及学校的信贷荣誉。	
实习与就业（满分 50 分）	实习期间严格遵守实习生管理规定，能够廉洁奉公，自觉遵纪守法，不以医谋私；尊重病人的人格与权力，对待病人，不分民族、性别、职业、地位、财产状况，都应一视同仁；为病人保守秘密，实行保护性医疗，不泄露病人隐私与秘密；文明礼貌服务，举止端庄，语言文明，态度和蔼，同情、关心和体贴病人；严谨求实，奋发进取，钻研医术，精益求精，不断更新知识，提高技术水平。	
	不向用人单位提供虚假成绩单、获取证明、学术成果证明和资格证书等，不编造虚假的班级、社团职务与社会实践经历；慎重签署劳动就业合同，不恶意违约，做诚实守信的毕业生。	

备注：学生在校学习期间，实习与就业项目不参与考核，满分 100 分，实习期间，总成绩 = 实习与就业项目 50 分+其余项目成绩×50% = 100 分

（二）考核评价要求与程序

医学生职业道德考核评价是医学生综合素质测评工作的重要组成部分，按学年进行。医学生职业道德考核评价的组织实施与学生综合素质测评相关要求一致，由班级综合测评考评组负责。各班级建立考核制度，班团干部明确职责，准确掌握第一手材料，实事求是地记录每个学生各方面的情况，为考核评价提供事实依据。每学年结束前各班级考评组根据班级相关记录材料对学生进行评议，如实填写《泉州医学高等专科学校医学生职业道德考核评价结果汇总表》

（简称“汇总表”）（见表 3-2）。

表 3-2 泉州医学高等专科学校医学生职业道德考核评价结果汇总表

系　　部：________________　班　级：________________

考核时间：________年________月________年________月

序号	姓名	考核项目					总分	学生签字
		思想方面（满分 20 分）	学习方面（满分 30 分）	生活方面（满分 35 分）	经济方面（满分 15 分）	实习与就业（满分 50 分）		

《汇总表》向学生公布，学生无异议后确认签字。学生对考核评价结果有异议，辅导员、班主任接受学生咨询并予以解释。咨询后仍有异议的，可向系部学生工作领导小组提出申诉，系部学生工作领导小组负责组织复核并予以答复。《汇总表》报学校医学生职业道德考核领导小组审定。

（三）考核评价的运用

医学生职业道德考核评价成绩以 20%进行折算，作为学生综合素质测评中思想道德素质评价的一项内容。每学年医学生职业道德考核评价成绩作为评定奖学金、三好学生、优秀共青团员、优秀学生干部、优秀团干部和优秀毕业生的基本条件；达到良好及以上者，方可参加奖学金的评定和三好学生、优秀共青团员、优秀学生干部、优秀团干部和优秀毕业生的评选。医学生职业道德考核成绩在 85 分及以上者为良好；60—85 分为合格；60 分以下为不合格。学校将学生的职业道德考核评价成绩记录在每位学生的职业道德档案中，职业道德档案将放入毕业生的档案中，成为用人单位优先录取毕业生的一个重要参考依据，对学生的职业道德培养具有一定的约束力和强制性。

三、医学生职业道德建设的影响与成效

以社会主义核心价值体系为引领，探索医学生职业道德的形成和发展规律，开拓医学生职业道德教育的新途径和新内容，不断地加以丰富和完善，把职业道德培养融入高等职业教育人才培养的全过程，发挥学校和教学医院的联合育人作用，培育了一批批医德高尚、医术精湛的优秀医学毕业生，在医疗卫生领域起到广泛的辐射和引领作用，使学校职业道德培养建设走在同类院校的前列。

（一）建校以来，培养了一大批扎根基层、默默奉献的医疗卫生行业的典型

学校秉承八十年的医学教育历史和优良传统，具有强烈的社会责任感，始终高度重视并积极开展医学生的职业道德教育，着力打造特色鲜明的医学生职业道德培养模式，努力拓宽德育渠道，把“教书育人、管理育人、服务育人”融入教学管理的全过程，营造健康向上的育人环境，培养造就了一批高素质、技能型医学人才，学校声誉不断提高，毕业生普遍受到用人单位的欢迎和肯定。

多年来，学校为省内外医疗卫生行业输送了一批批适应社会需求的高素质技能型医学人才，涌现出具有高尚职业道德情操和甘愿献身医学事业的优秀工作者，毕业生遍布全省各级医疗卫生机构，现已成为所在单位的医疗骨干、学术带头人和管理干部，为医疗卫生事业发展做出了贡献。如中医大专班毕业生苏小青，从基层做起，先后担任泉州市卫生局局长、市政协副主席；临床医学大专班毕业生骆沙鸣，长期在基层从医，曾任泉州市政协副主席；20 世纪 60 年代“社来社去医士班”毕业生吴牡丹、谢堆金、杜祖侯、邓盾金，始终扎根在基层医疗卫生单位，默默奉献，建功立业；20 世纪 90 年代西医士自考毕业生邱鹏程立志扎根农村，长期为农村居民服务，曾任泉州市洛江区马甲镇中心卫生院院长。这些长期扎根基层、默默奉献、辛勤耕耘的毕业生成为在读医学生的典范和榜样，激励着一批又一批的学生立志奉献、走向基层、服务民生，期望为更多的百姓带来健康和平安。

（二）医学生职业道德建设以来，涌现了一批先进个人和先进集体

自 2011 年学校启动医学生职业道德建设以来，医学生职业道德素养显著提高，也带动了学生技能水平的提高。医学生职业道德建设期间，学校共获全国职业院校技能大赛一等奖 3 项、二等奖 4 项、三等奖 9 项；获福建省职业院校技能大赛一等奖的有 10 项、二等奖 9 项；参加教指委、行业的其他全国性职业技

能比赛获一等奖3项、二等奖4项、三等奖9项。学生获国家奖学金的有10人，获国家励志奖学金的有465人，获省优秀学生干部的有3人，获优秀先进集体的有3个，获三好学生的有10人。学校毕业生刘锡杰，被评为全国职业道德十佳标兵；邱裕权同学于2013年青少年预防艾滋病爱心大使活动中被评为“第六批国家级青少年爱心大使”，成为福建省高职院校获此殊荣的第一人；2011级五年专药学班陈凌获得2013年福建省大中专学生志愿者暑期“三下乡”社会实践活动先进个人称号；2011级护理1班史思燕获得福建省优秀红十字青少年志愿者称号。学校预防艾滋病宣传队获得“第十一届福建青年五四奖章集体”“2013年福建省大中专学生志愿者暑期‘三下乡’社会实践活动优秀团队”的荣誉称号；青年志愿者协会组织开展的“甲型HIN1流感防控知识宣讲”获泉州市青年志愿者服务优秀项目；药学系“精诚”社会实践队被评为2013年福建省大中专学生志愿者暑期“三下乡”社会实践活动优秀团队。

（三）央视与省内外媒体高度关注，社会影响和认可度显著提高

建设期间，中央电视台、福建电视台、泉州电视台、《中国教育报》《福建日报》《泉州晚报》等多家媒体对我校的人才培养和医学生职业道德建设等方面做了70多篇次的专门报道，特别是中央电视台社会与法频道《热线12》栏目组就我校开展的暑期“三下乡”的防艾宣传社会实践活动进行座谈与采访，在社会上引起强烈的反响，赢得了学生、家长、社会的信任与好评，极大地提升了学校的影响力和美誉度。

项目从建设以来，省内外以及中国台湾地区陆续有几十家医学院校到学校参观，学习和交流医学生职业道德培养模式建设的经验和成果，国家示范性骨干高职院校建设对口支援的重庆医药高等专科学校专程来学校参观学习访问，重点了解医学生职业道德建设情况，切磋交流医学生职业道德培养模式建设的方式方法，起到了良好的示范作用。

（四）重视医德建设理论研究，科研成果丰硕

自项目建设以来，全校师生积极配合，深度参与，教师发表相关论文几十篇，在医学生职业道德建设方面完成了一系列教学、科研成果。相关调研课题泉州市大学生健康意识和行为的调查研究、高职护理新生心理健康水平及相关因素研究、泉州地区高职教师工作压力研究和高校新生入学适应不适的心理干预方法及效果研究等，为医学生职业道德建设的展开奠定了理论基础。由学校原社科公共部主任刘晓云同志等主持申报的“医学生职业道德培养模式建设”获得2014年福建省省级高等职业教育教学成果评比二等奖；由学校党委书记熊

志强同志主持申报的教学成果《构建高职医学生人文素养培育体系的探索与实践》获得2014年全国卫生职业教育教学成果特等奖；由我校退休教师阮传发编撰的作为提高医学生人文综合素养的专著《医用古汉语与诗词文选析》于2013年由中国文化出版社出版发行，该项目成果在泉州市马克思主义研究会及福建省高教研究会上交流研讨时，引起相关院校负责人的关注和热议。

（陈娇娥）

第四章

守正创新　人文为本

2017年《国务院办公厅关于深化医教协同进一步推进医学教育改革与发展的意见》提出“推动人文教育和专业教育有机结合”，医学人文精神已成为医学人才培养的重要内容，也是评价医学教育的重要尺度。泉州医高专自2011年开展医学生职业道德建设以来，在实践中不断拓展和提升医学生职业道德建设内涵和外延。至2017年，学校将职业道德建设提升为医学人文培育，立足校本文化，全力构建具有学校特色的惠世医学人文培育体系。

本章在探讨分析高校校园文化建设内涵和方向的基础上，汲取校本文化和中国学生发展核心素养的相关理念，回顾学校惠世医学人文培育体系的探索之路，从而对这一体系的实践和成效进行总结。

第一节　高校校园文化建设的内涵与方向

一所学校的特色和个性化首先体现在校园文化上，如何将文化的碎片上升为文化的整体并积淀成为文化底蕴，则是形成学校特色的关键。

从一般意义上说，构建校园文化对于学校建立共同愿景、信念和实现目标具有的意义已经被越来越多的学者认同。校园文化能够解释学校的组织经营状态，为学校成员描述学校的基本追求并成为学校可持续发展的奠基石；可以为学校发展增添后劲，及时发现学校存在的管理误区及错误的管理理念，帮助学校尽快转变思路，解决存在的问题，制定相应的措施，促进学校快速发展与壮大。实践证明，校园文化构建工作的开展，对提升教职员工的归属感，营造“学校是我家，家兴我才好”的学校文化氛围，把教师个人事业的成长与学校的成长从深层次上联系起来都有积极的意义。良好的校园文化对学生的发展有着潜在的规范作用和非强制性的导向作用，它能潜移默化地陶冶学生情操，塑造学生人格，整体提高学校的办学效益。因此，构建校园文化，是学校教育发展的必然要求。

就高职院校来说，作为地方性行业特色十分鲜明的众多高职院校，近年来在高等教育大众化的激烈竞争中，都在各自的建设和发展中取得了一定的成就，但在快速发展中仍然存在着一些矛盾和问题，如师资队伍、干部队伍建设还跟不上高职教育形势的发展，创新能力、管理水平与建设一流的或全国示范性现代化高职院校有着很大的差距。尤其是校园文化构建还缺乏整体规划，还没放到价值引导、观念整合、情感激励、规范调节等融合一体的这样一个软实力的高度来进行建设。为了走特色办学之路，全力打造学校的品牌形象，提升高职院校人才培养的核心竞争力，需要从学校的实际情况出发，在领导和专家的指导下抓好校园文化构建，把校园文化构建纳入学校发展规划，纳入大思政格局进行构建，明确构建目标，高度重视校训、院校精神的塑造，强化院校的品牌意识，形成特色的校园文化，培育软性竞争力。

一、校园文化的内涵、结构与特征

校园文化是学校的核心价值观，是维系和凝聚全校师生的价值认同，是一个学校的灵魂和最为宝贵的财富，是推动学校发展的精神支柱和惯性力量。校园文化构建是学校管理中最具向心力和凝聚力的部分，它直接影响着学校的发展方向和速度，对学校的可持续发展和品牌建设起着决定性的作用。先进的校园文化不仅能够为整个校园创造一个良好的对外形象和学习生活环境，而且能够形成一种氛围，成为校园共同体得以共同发展和共同进步的维系力。

校园文化是一个多层的球体结构，从球心到球表依次为内核、中层和表层。表层是能够直接观察和感受的部分。中层是较为内隐而又稳定的部分，也是文化中综合性较强的部分。内核，也称学校精神，是高校文化中最隐蔽、最稳定、概括水平最高的部分。

归纳之前相关学者和专家的研究，我们发现校园文化的特征主要有“三特征说”和“四特征说”。“三特征说”：1. 历史的传承性；2. 内在的本质性；3. 丰富的人文性。“四特征说”：1. 既有共性又有个性；2. 既有隐性又有显性；3. 既有感化又有强制性；4. 既有单项又有综合。

总之，只有全面理解校园文化的内涵与层次，正确把握它的体系及其教育特点，充分发挥校园文化各系统的教育功能，才能搞好校园文化构建。

二、校本文化

校本文化是指一个学校在长期的发展进程中沉淀酝酿形成的核心价值观，

是为了学校，基于学校，在学校中，其他学校无法同位复制或即使可以同位复制也很难轻易复制的文化。它生发于学校的办学初衷、形成于学校的发展历程、成熟于学校现有的办学成就，是一个学校的灵魂或精神内核，是团结和凝聚全校师生的价值认同，是推动学校发展的内在动力和精神支柱。从结构上来看，校本文化是一个多层的球体结构，从内到外包含四个层次，即精神文化、制度文化、行为文化和物质文化。精神文化是指全校师生认同并遵循的思想观念、育人目标、价值追求、道德信念、校史校情等，它往往外化为学校的校训、办学理念、校风、学风、教风等内容，是学校文化中最核心、最稳定、最隐蔽的部分。制度文化是指学校在日常教学管理和行政管理中逐步形成并完善的组织机构、机制体制和各项规章制度，对师生具有引导、规范和约束作用，是学校各项工作正常运行的重要保障。行为文化主要是指师生积极参与学校各种文化活动及日常生活行为、学习习惯等外在行为表现。物质文化是指一个学校用于教学科研、实验实训、管理服务、生活娱乐、校园环境等所有的物质条件，这是校本文化的最表层。

近二十年是我国高等职业教育发展的春天，国内很多高职院校搭乘着这趟快速发展的列车，实现了从规模扩张到内涵提升。如何提升内涵？我们认为，构建独具特色的高职文化，以文育人以文化人，这是高职院校深化内涵建设和提高人才培养质量的必然要求。校本文化因其本身具有育人和化人的功效，而且本校学生对于校本文化具有先天的亲切感和认同感，因而在校园文化中充分地吸收和融合校本文化资源是极其必要的，而校本文化作为一个学校的灵魂和精神内核，它应该成为高校文化建设和思政教育的底色或基础，这是高校建设更具特色、更富时效的文化和德育体系的关键所在。

三、中国学生发展核心素养

由北京师范大学联合100多所高校组成的核心素养课题组，历经三年研究，于2016年发布中国学生发展核心素养。它以培养“全面发展的人”为核心，分为文化基础、自主发展、社会参与3个方面，综合表现为人文底蕴、科学精神、学会学习、健康生活、责任担当、实践创新六大素养，具体细化为国家认同等18个基本要点。各素养之间相互联系、互相补充、相互促进，在不同情境中整体发挥作用。

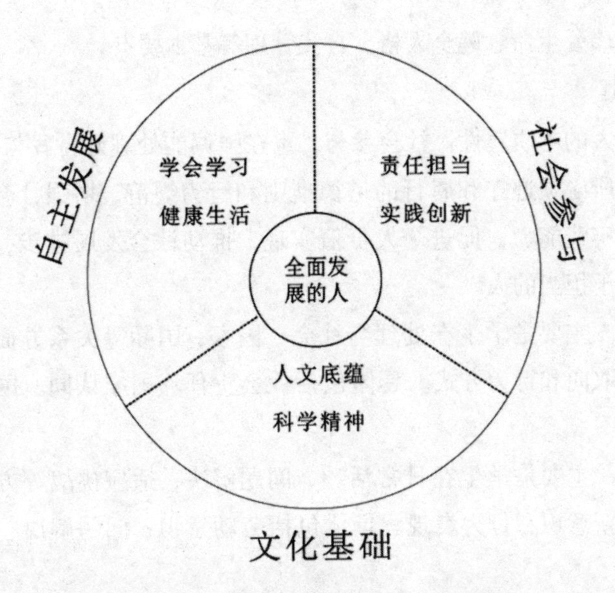

图 4-1　中国学生发展核心素养结构图

文化基础

文化是人存在的根和魂。文化基础，重在强调能习得人文、科学等各领域的知识和技能，掌握和运用人类优秀智慧成果，涵养内在精神，追求真善美的统一，发展成为有宽厚文化基础、有更高精神追求的人。

人文底蕴。主要是学生在学习、理解、运用人文领域知识和技能等方面所形成的基本能力、情感态度和价值取向。具体包括人文积淀、人文情怀和审美情趣等基本要点。

科学精神。主要是学生在学习、理解、运用科学知识和技能等方面所形成的价值标准、思维方式和行为表现。具体包括理性思维、批判质疑、勇于探究等基本要点。

自主发展

自主性是人作为主体的根本属性。自主发展，重在强调能有效管理自己的学习和生活，认识和发现自我价值，发掘自身潜力，有效应对复杂多变的环境，成就出彩人生，发展成为有明确人生方向、有生活品质的人。

学会学习。主要是学生在学习意识形成、学习方式方法选择、学习进程评估调控等方面的综合表现。具体包括乐学善学、勤于反思、信息意识等基本要点。

健康生活。主要是学生在认识自我、发展身心、规划人生等方面的综合表现。具体包括珍爱生命、健全人格、自我管理等基本要点。

社会参与

社会性是人的本质属性。社会参与，重在强调能处理好自我与社会的关系，养成现代公民所必须遵守和履行的道德准则和行为规范，增强社会责任感，提升创新精神和实践能力，促进个人价值实现，推动社会发展进步，发展成为有理想信念、敢于担当的人。

责任担当。主要是学生在处理与社会、国家、国际等关系方面所形成的情感态度、价值取向和行为方式。具体包括社会责任、国家认同、国际理解等基本要点。

实践创新。主要是学生在日常活动、问题解决、适应挑战等方面所形成的实践能力、创新意识和行为表现。具体包括劳动意识、问题解决、技术应用等基本要点。

核心素养是党的教育方针的具体化，是连接宏观教育理念、培养目标与具体教育教学实践的中间环节，是新时代高校建设校园文化的重要理念来源。党的教育方针通过核心素养这一桥梁，可以转化为教育教学实践可用的、教育工作者易于理解的具体要求，明确学生应具备的必备品格和关键能力，从中观层面深入回答“立什么德、树什么人”的根本问题，引领课程改革、育人模式和文化构建。

第二节　惠世医学人文培育体系建设背景与顶层设计

一、建设背景

泉州医学高等专科学校原为1934年5月以收治妇女儿童、穷苦人和传染病患为主的惠世医院创建的惠世高级护校。“普惠世人”的情怀凝练于原校名，80余年的漫长岁月，校名屡次更迭，但“精诚惠世”的校训及其精神，始终得以传承。以此精神为引领，学校确立了“志诚业精、尚德崇医、技以载道、济世惠民”的办学理念。2017年以来，学校立足医学人文精神，对标中国学生发展核心素养，经过深入调研和反复讨论，不断凝练并形成以校本文化为内核的惠世文化，其内涵由仁爱、服务、求精、求新四种精神组成，其实质就是“全心全意为人民健康服务”，这是学校办学的初心和宗旨在新时代的继承和发展。“仁爱”是医学的核心特质，是医务工作者从医的初心及立身之本，是对患者的恻隐之心，包含博爱、担当、责任、格局。只有胸怀怜爱之情，才能拥有良好的共情能力。“服务”是指学校立足泉州，面向福建，辐射全国，以服务县及以下医疗卫生行业、地方医药和健康相关产业为目标，为基层培养“下得去、用得上、服务好、留得住”的医疗卫生人才。“求精”是工匠精神的集中体现，工匠的精益求精、孜孜探索精神是当前最响亮的职业精神，医学是技艺与科学的交融，它要求医务工作者要具备严谨的专业精神和敬业的职业态度，具体来说就是扎实的专业素养和不断探索的科学态度。“求新”是指创新创业精神，是新时代下当代大学生重点培养的能力，整个社会都在呼唤创新意识和创业勇气，提倡“求新”，体现了高职院校顺应时代人才培养需求的特点。

二、顶层设计

《现代职业教育体系建设规划（2014—2020年）》明确规定，“加强职业院校德育工作。积极培育和践行社会主义核心价值观。弘扬民族优秀文化和现代工业文明，传承民族工艺文化中以德为先、追求技艺、重视传承的优良传统。推进产业文化进教育、企业文化进校园、职业文化进课堂，将生态环保、绿色节能、清洁生产、循环经济等理念融入教育过程，开展丰富多彩的校园文化活动，建设融合产业文化的校园文化。切实加强职业道德教育，注重用优秀毕业生先进事迹教育引导在校学生，培养具有现代职业理念和良好职业操守的高素质人才”。由此可见，职业院校的德育工作主要包括社会主义核心价值观教育、校园文化、职业道德教育三部分。作为一所医学院校，“精诚惠世”校训精神贯穿了学校的育人过程，无论是对学生技能的训练还是职业道德的植入，都体现了仁心仁术、救死扶伤的医学人道主义精神和情怀，这同时是泉州医高专思政工作和校园文化建设的引领和核心。我们认为要把文化育人工作与学校的发展定位、学科建设和学校特色结合起来，建立融社会主义核心价值观、职业教育、素质教育三位一体的文化育人体系；与学校的文化传统和人文精神结合起来，与地域特色文化和闽南精神结合起来，与学校人文环境和自然环境结合起来，逐步形成具有独特个性的物质文化层、行为文化层、专业文化层、制度文化层和精神文化层，打造良性循环、互动共生、富有医学特色的校园生态文化，使学校成为具有高尚思想道德精神、浓厚职业氛围、幽雅人文环境的高品位的高职医学院校。

高举习近平新时代中国特色社会主义思想伟大旗帜，全面贯彻党的教育方针，落实立德树人的根本任务，2017 年，学校正式启动集社会主义核心价值观、职业道德和人文素养三位一体的惠世医学人文培育体系的建设。该体系坚持以社会主义核心价值观为统领，以职业道德教育为重心，以实施科学文化素质教育为基础，以建设优良校风为核心，以培育德技双修的惠世医疗卫生人才为目标。

在探索中思考和调整，在实践中总结与凝练。作为一项系统工程，在学校党委的高度重视和正确领导下，惠世医学人文培育体系不断优化和完善，形成了“3654”的顶层结构和“1234”培养路径（见图 4-2），为培养德技双修的医疗卫生人才注入新的活力。在“3654”的顶层结构中，“3”即从认知层面、行为层面、价值层面培育医学生的医学人文等核心素养；“6”即惠世医学人文培育体系建设要与课堂教学相结合，与创新创业相结合，与社会实践和服务社会相结合，与教科研相结合，与企业（医院）、行业、社区、闽南文化和传统文化相结合，与网络、新媒体、自媒体建设相结合；“5”即从专业文化层、制度文化层、行为文化层、物态文化层、精神文化层五个层面融入惠世人文元素，展现惠世文化特色；“4”即把仁爱、服务、求精、求新四种精神植入学生意识和行为中。“1234”培养对接路径即围绕社会主义核心价值观这一核心，以培养医学生人文素养和医学生发展核心素养两种素养为目标，提高学生知识（认知）、技能（行为）、素养（价值取向）三种能力，通过教学课堂、网络课堂、校内实践、社会实践四类课堂完成系统培养。

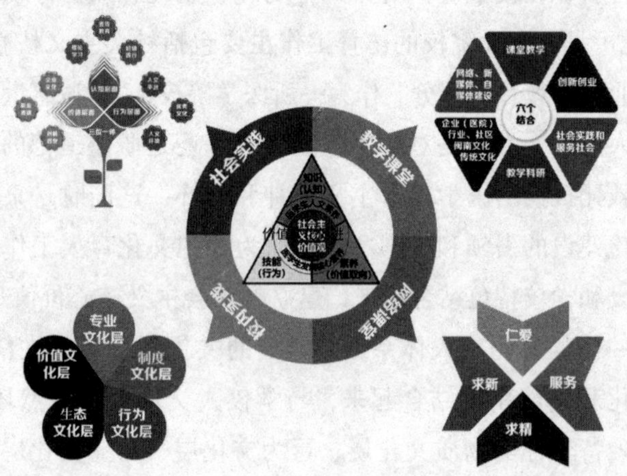

图 4-2 “3654”的顶层结构和“1234”培养路径

学校依托智慧校园平台建设，构建以时间和空间为二维坐标，以点、线、面相结合的惠世医学人文培育体系建设立体平台，实现惠世医学人文培育体系和测评体系的数字化和智能化。其纵向维度是指依据医学生学习和心理特点，按照年级将惠世医学人文培育体系建设分成三个阶段。第一“目的·认知”阶段：以课堂教学为主，以主题活动、社会实践为辅，通过传授知识，刚进校门的医学生初步明确学医的目的，端正学医的态度，树立敬畏生命、认真学习、回报社会的思想意识，面向对象为一年级学生；第二“活动·拓展”阶段：以参加主题活动和社会实践为主，在活动与实践中体验和培育社会主义核心价值观、职业道德和人文素养，进一步巩固和拓展济世惠人的职业信念，面向对象为二年级学生；第三“情怀·提升”阶段：通过实习等社会实践方式，使医学生在日常学习和工作中树立大爱情怀，巩固职业信念，磨炼技术技能，进一步涵养和提升平等仁爱、爱岗敬业、耐心细致等医学人文素养，面向对象为三年级学生。其横向维度是指按照个人成长特点，从知、行、意三个角度加强对医学生人生观、价值观、职业观的教育和引导。第一层面为认知层面，即通过课堂教学对医学生进行社会主义核心价值观、职业道德和人文素质的理论知识教育，为医学生培育良好医学人文素养打下坚实的理论和认知基础。第二层面为行为层面，即以主题班会、主题团课、主题活动、志愿服务、社团活动为形式，以基地、平台、艺术节、社团建设为载体，充分发挥学生的主观能动性，在各种活动与实践中，体验医学人文情感，达到知行合一的效果。第三层面为价值层面，即通过课堂教学、实习实训、各种主题活动、社会实践的教育和引导，医学生逐步树立坚定的职业信念、良好的职业道德、关爱生命和济世惠人的人文情怀，从而形成自我成长与发展的医学生核心竞争力。

第三节 惠世医学人文培育体系实施过程与建设成果

医学人文精神培育是一项系统性教育工程，需要通过整合培育主体、载体及内容以形成队伍合力、平台合力、价值合力，从而建构医学人文精神培育共同体，实现德业双修的人才培养目标。在具体建设过程中，学校遵循“3654”的顶层设计，对标“1234”的建设路径，从课堂教学、文化活动、人文环境、考核机制、育人主体五个方面实施惠世医学人文培育体系的构建。

一、实施过程

（一）以课堂教学为主阵地，推动课程思政与思政课程同向同行

一是在思政课程中进一步体现医学人文精神。重视和发挥思政课程在医学人文素质教育的重要作用，融汇时代要求及医学人文内容，从内容和形式两方面加大教改力度，提升思政课堂的时效性。不照搬政治概念，思政课程紧密结合医疗卫生服务的热点难点问题，如器官移植、安乐死、家庭病床、社区护理、康复护理等，站在马克思主义立场，运用马克思主义观点和方法，分析惠世人文精神的时代性和必要性，引导学生就惠世医学人文精神和实践问题开展多向交互、直接及时的交流对话和讨论，以问题链教学、案例研讨分析以及医学时政热点焦点辩论等互动教学方式，通过思想交锋、实例触动和事理辨析，真正让思政教育和惠世精神入脑入心。

二是不断完善校级惠世人文特色课程。校级特色人文课程主要包括“医学生成长导论”和“惠世文化”，这两门作为必修课每年面向全体新生授课，讲授医学史、学校历史、大医故事、惠世医学人文传统，让新生领悟其专业精神，充盈其人文情怀。各学院根据专业特色和文化各开设一门面向本学院的特色文化课程，让学生进一步了解本学院或本专业特有的惠世医学人文思想和素养要求。

三是积极推动“课程思政”融入惠世人文元素。组织各学院修订各专业人才培养方案32本，修订专业核心课程“课程思政”教学标准59份，将惠世精神作为硬指标纳入专业人才培养方案和各课程教学大纲中。举办“课程思政”大赛，探讨各专业课程思政的实现路径，促使专业课程教学不仅挖掘思政元素，还要结合专业谈惠世人文思想，育惠世人文素养，讲惠世人文故事；

四是接续优化惠世医学人文课程体系。打通医学与人文科学之间的壁垒，从整体上优化、完善以人文基础课程和道德、伦课、法律课程为主干的医学人文教育课程体系（见表4-1），进一步确立人文学科在医学教育课程体系中的基础地位。

表 4-1 泉州医高专惠世医学人文课程表

	人文基础课程模块	道德、伦理和法律课程模块
必修	应用文写作、医院情境英语、惠世文化、中医文化、中国传统文化等	医学伦理学、医学心理学、医患沟通学、卫生法学等
选修	医学史、医古文、闽南文化概要、医学生信息素养、中国古代文化常识等	法医人类学、检验医学法学、卫生法律法规、医学法学等
网络课程	走进《黄帝内经》、演讲与口才、有效沟通技巧等	宪法的魅力、死亡文化与生死教育等
相关要求	将文学、艺术、历史、社会等公共课程与医学相结合，陶冶学生性情，培养健康生活方式，健全人格，形成社会主义核心价值观	培养医学生对人文精神、人文素养、人文价值的认识，树立正确的医学从业观念，理解医学人文的内涵

（二）以校园文化活动为主渠道，构建理实一体行为体验模式

围绕校本文化的“惠世”精神，学校精心设计一年一度的校园科技文化艺术节，每年艺术节时间跨度长、活动形式多样、专业特色突出，主要分为三大类，即凸显专业文化的技能竞赛、结合重大节日开展爱国主义教育活动和展示学生才艺的文艺活动。鼓励学生利用医学技能开展志愿服务，将践行惠世精神与社会实践紧密结合，目前，学校有爱心义诊队、无偿献血协会、健康宣讲协会等 35 个社团，他们利用节假日广泛开展医院导医、机关义诊、社区福利院服务、社区宣教、防艾宣传、暑期社会实践活动等志愿服务。每个学院增加一个专业社团，如生命科学社、母婴健康保健协会、中药生活协会、颐灸推拿协会 4 个专业社团相继成立，这对学生践行惠世精神和培养人文情怀提供了更专业、更富针对性的机会。此外，学校整合现有资源，拓展和打造了校院二级惠世医学人文教育体验基地体系。依托校史馆和成果展厅开发校级人文教育体验基地，各学院依据学院文化和专业特色，开发学院人文教育体验基地。目前，已建立校史馆、生命科学馆等 7 个校级医学人文基地、6 个院部级医学人文基地，形成层级化基地体系。各基地将主题活动与日常活动相结合，开展丰富多彩的医学生人文体验活动，把基地建成医学生学习、锻炼、体验、服务、示范的重要平台。

（三）以人文环境营造为责任田，发挥环境润物无声的育人功能

为建设更具有校本文化特色的校园环境，泉州医高专邀请专家根据学校历史、校训精神、办学理念、专业特色等文化内涵，为学校量身设计了一套以学校标志、标准字体、标准色彩为核心展开的完整、系统的视觉传达体系，进而达到统一各类标志、全面塑造独特学校形象的目的。同时，统一设计和规范各类宣传载体的外观和宣传内容，极力突出学校的校标、校训等精神元素，营造整体、和谐又具有显著医学人文特色的文化氛围。学校面向师生全面开放校史陈列馆、文明校园建设展厅、医学文化走廊、本草馆和生命科学馆等，这对师生了解学校、认识医学、体验惠世精神起到了积极的引导和激励作用。

此外，学校还积极将企业文化融入校园和教学场所。各学院根据专业特色对所属教室、实验室、实训场所、教学楼进行设计和装饰，大力宣传实训场所生产、管理、经营、服务理念，从环境上营造出浓厚的专业、职业的文化氛围，让学生耳濡目染受到职业文化熏陶。

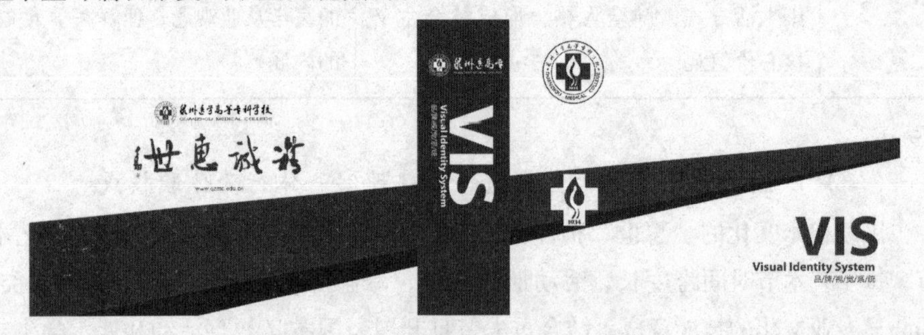

图 4-3 学校视觉传达体系（VIS）

（四）以考核机制为指挥棒，确保惠世文化成为学生思政教育的主导力量

为确保学生思政教育既具有社会主义教育的共性，又具有学校的特色，尤其要体现学校的文化精神等深层价值层面的元素，引导学生形成具有专业特色和持续发展的核心竞争力，学校从认知层面、行为层面、价值层面构建惠世医学人文培育量化测评体系，追踪覆盖全体学生在校学习的全过程，并依托智慧校园平台实现测评体系的效能化、科学化和数字化。该体系从惠世精神的核心价值、大爱情怀、工匠品格、善学创新四种内涵出发设置若干考核指标（见表 4-2），鼓励学生通过积极参与课堂教学、校内思政文化活动和校外社会实践获得相应的分值。每学年末，学院将每个学生的惠世人文素养分值进行汇总，将其成绩作为学生综合测评及各项评优评先的重要指标，从而引导学生积极践行惠世精神，使惠世精神真正内化于心、外化于行。

表 4-2　泉州医学高等专科学校惠世医学人文素养评价指标

Ⅰ级指标(分)	Ⅱ级指标	Ⅲ级指标	培养路径		
			第一课堂	第二课堂	第三课堂
核心价值	政治立场	政治立场坚定,拥护党的领导,拥护社会主义,具有一定的政治觉悟,不传谣,不信谣。	思想道德修养与法律基础、形势与政策、毛泽东思想与中国特色社会主义概论	各类政治宣讲和道德讲座;社会主义核心价值观主题班会、主题活动;思政社团活动;党日主题活动。	开展助老帮幼和文明劝导等志愿者实践活动。
	道德品质	爱岗敬业、诚实守信、遵守社会公德与网络文明,具有良好的思想品德及奉献精神,具备良好的公民素质。			
	文明礼仪	仪表整洁端庄,举止稳重大方,态度礼貌谦和,掌握一定的沟通文明用语。			
大爱情怀	生命意识	尊重生命、爱护生命、敬畏生命,对生命怀有恻隐之心,践行救死扶伤的人道主义精神。	医学伦理学、医学成长导论、卫生法学、法医人类学、检验医学法学	参观生命科学馆;参观校史馆;参观本草馆;生命关怀相关主题班会;人文社团活动。	开展防艾禁毒实践活动;开展健康宣教志愿服务。
	关爱患者	关心患者,富有同情心,对患者与家属态度和蔼、语气柔和、细心耐心。			
	公正廉明	对待患者一视同仁,尊重患者的人格和权利;廉洁奉公,合理分配卫生资源。			

续表

Ⅰ级指标(分)	Ⅱ级指标	Ⅲ级指标	培养路径		
			第一课堂	第二课堂	第三课堂
工匠品格	严谨细致	严谨求实,精益求精,积极向带教老师请教,提高知识与水平;严格遵守劳动纪律和操作规程,爱护劳动工具及仪器设备;言行谨慎,不冲动,不冒失。	医患沟通学、 医学心理学、 医学计算机	行家、劳模来校宣讲; 各种技能竞赛; 职业道德相关主题班会; 专业社团活动。	开展义诊保健和导医导诊实践活动。
	沟通协作	拥有团队合作意识,具备一定的人际交往与沟通协调能力,互学互尊,正确处理与带教老师的关系。			
善学创新	善学乐学	勤学好问,能掌握相关专业知识与技能,具有一定的人文知识储备;学习态度端正,热爱学习,具有一定的自学能力,养成良好的学习习惯。	大学生创新基础、 大学生创业基础、 职业生涯规划与就业指导	优秀毕业生来校经验交流; 创新创业相关主题班会; 创新创业基地日常活动。	开展各项创新创业项目; 参加校内外创新创业大赛。
	开拓创新	乐观向上,不怕困难,善于开拓思路,解决问题;积极参加校内外各种创新创业活动和竞赛,培养创新意识和创新能力。			

（五）以全员育人为助推器，确保思政人文教育的全方位全过程

推进全员育人工作是高校深入贯彻习近平在高校思想政治理论课教师座谈会和全国教育大会上发表的重要讲话的精神的重要举措。泉州医高专鼓励和引导全体教职员工参与育人工作，构建了包含价值引领队伍（思政教师）、成长陪同队伍（辅导员）、行为影响队伍（专业教师）、服务引导队伍（管理人员）等育人队伍体系，通过制订全员育人实施方案，从育人工作岗位及其分值，各支队伍育人工作量及其分值要求，育人工作分值的认定方式、制度配套、结果应用、组织机构与职责均做了相关规定与要求，有效保障和提高教职医护员工的育人意识、责任和水平，引导教师自觉成为学生成长的引路人和同行者。

二、建设成效

（一）学生人文素养和综合素质持续提升

2019 年，学校通过第三方开展了调查问卷，数据统计显示：69.24%的学生理解并认同学校精诚惠世的校训；76.96%的学生认为医德和医技同等重要；92.68%的学生喜欢参加我校组织的助老、助幼、助残、助孤、环保、导医、导诊、防艾禁毒等志愿服务活动；60.99%的学生认为惠世医学人文培养中的各项测评指标对提高自己的人文素养有帮助和促进作用。人文教育使学生对专业和学校产生了很高的认同感。

通过惠世医学人文素质的培育，近几年学生在国家级、省级职业院校技能竞赛、行业协会竞赛中屡获金银奖。学生培养质量高，近三届毕业生的就业率始终保持在98.00%以上，呈增长趋势；97.75%的用人单位对学校毕业生的工作表现感到很满意。

（二）医学人文精神教育结出累累硕果

通过惠世医学人文素质教育体系的建设，学校在精神文明建设方面取得了系列荣誉和成果（见表 4-3）。2019 年，学校微作品《路》入选全国高校全媒体优秀案例，获得福建省"五一"劳动奖，惠世医学人文培育体系被评为 2019 年福建省思政精品项目，我校学生凌晨勇救伤者受到各大媒体的广泛关注和报道。

表 4-3　惠世医学人文教育主要成果一览表

项目类型	项目类别	项目名称
荣誉	国家	青年志愿者活动先进单位
		全国青年运动志愿者组织工作先进集体
		微作品《路》入选全国高校全媒体优秀案例
	省级	福建省第一届、二届文明校园
		福建省爱心公益共建单位
		药学院 2014 级中药班林亚娟同学被评为全省“最美大学生”
		“追忆”天然药用植物功能型手工皂获省黄炎培职业教育奖创新创业大赛银奖
		福建省大中专学生志愿者暑期“三下乡”优秀团队
		福建省心理健康教育优秀机构
		福建省“五一”劳动奖
	市级	泉州市服务贡献十佳职业院校
		泉州市大学生暑期社会实践优秀团队
		《绿色》获得泉州市环境日微视频类一等奖
报道	国家	《中国青年报》报道我校医学生职业道德教育的经验与成效
		《中国教育报》报道“精诚惠世”的实践路径与现代示范
	省级	省文明网报道我校志愿服务系列活动情况
		福建省民政厅副厅长赵荣生一行莅临我校丰泽社区医学生职业道德教育基地调研老年健康远程照护运营情况
		《福建日报》：践行新理念　引领新发展
		《福建法制报》：一张“平安网”守护校内外 泉州医学高等专科学校创建“校园 110 联动”值班体系
		《福建卫生报》：泉州医高专护理学院　创新教育做基石 多平台建设为瓦砖　产教融合助力学生“破茧成蝶”
		泉州电视台报道我校志愿服务情况
		省文明网报道我校志愿服务系列活动情况
	市级	《泉州晚报》报道我校防艾知识宣传活动
		《泉州晚报》：打造“双创”平台 助力学生“破茧成蝶”
		闽南网，《泉州晚报》：凌晨路遇伤者，学子及时救治
		《海峡都市报》报道我校“医公益”实践

第四节 “三全育人”大思政格局

习近平总书记在全国高校思想政治工作会议上指出，要坚持把立德树人作为中心环节，把思想政治工作贯穿教育教学全过程，实现全程育人、全方位育人，努力开创我国高等教育事业发展新局面。“三全”育人是实现高校思政工作科学化的必要环节，是培养德智体美劳全面发展的社会主义建设者和接班人的必然要求。根据《高校思想政治工作质量提升工程实施纲要》精神，高校要充分发挥课程、科研、实践、文化、网络、心理、管理、服务、资助、组织等方面工作的育人功能，挖掘育人要素，完善育人机制，优化评价激励，强化实施保障，切实构建全方位、全过程、全员的“三全”育人大思政格局。可以说，高校大思政育人格局是把学校各个部门、各个教育环节、各种教育资源都纳入思想政治工作的范畴，多方协同，同向同行，形成强大的育人合力，提高育人的针对性和时效性。

在福建省高校“三全育人”综合改革试点建设期间，按照上级文件精神，结合学校实际情况，学校成立“三全育人”思想政治育人体系领导小组，由党委书记、校长担任组长，党委副书记担任常务副组长，统筹推动“三全育人”综合改革，先后制定并出台《泉州医学高等专科学校“10+3”思想政治育人工程实施方案（试行）》《泉州医学高等专科学校学生综合测评实施办法（修订）》《泉州医学高等专科学校全员育人工作管理办法（试行）》，一体化构建内容完善、标准健全、运行科学、保障有力、成效显著的“10+3”思政育人工程，形成十大工程全方位、“知行意”全过程、“四梯队”全员的“三全育人”格局，着力培养具有惠世精神、德技并修的高素质技术技能医药卫生人才，提高学校育人水平和成效。

一、主要举措

（一）培育十大工程，构建具有鲜明导向的全方位育人体系

按照《中共福建省委教育工委关于开展高校“三全育人”综合改革试点工作的通知》（闽委教思〔2019〕11号）要求，学校围绕立德树人的根本任务，以理想信念教育为核心，以社会主义核心价值观为引领，以全面提高人才培养

能力为关键，全面梳理教育管理各部门、各环节、各岗位的育人资源，确立十大思政育人工程。经过三年的建设，目前学校十大育人工程特色鲜明、育人成效显著。具体建设如下：

一是由教务处牵头建设“三融合”大思政课程工程，在专业课程、思政课程、通识课程中充分融合和体现思政教育、医学人文、学校文化等三方面的育人元素，以此来修订人才培养方案，同时开发5门校本思政特色教材，充分发挥第一课堂的育人作用。二是由科研信息中心牵头建设“三导向”科研育人质量提升工程，从政治导向、价值导向、学术导向上充分发挥科研育人功能，培育和形成师生至诚报国的理想追求、敢为人先的科学精神、开拓创新的进取意识和严谨求实的科研作风。三是由团委牵头建设“三协同”实践育人质量提升工程，实现学生实习见习、社会实践、创业实践三方面协同推进，让医学生在实践中提高医学技能、体验人文情感、培育职业道德。四是由党务工作部牵头建设“三位一体”文化育人质量提升工程，实现融社会主义核心价值观、职业道德教育、人文素质教育三位一体、德技并修的惠世医学人文培育体系，打造特色鲜明的校园文化品牌。五是由党务工作部牵头建设“三平台”网络育人质量提升工程，建成与拓展思政“大学习”、教育服务和网络文化建设与成果评价三大在线平台，营造安全校园和健康向上的网络文化环境。六是由学生工作处牵头建设“三培育”心理育人质量提升工程，深入构建具有医学人文特色的教育教学、实践活动、咨询服务、预防干预、平台保障“五位一体”的心理健康教育工作格局，实现育心、育德、育才三结合。七是由党政办公室牵头建设“三健全”管理育人质量提升工程，健全校规校纪、健全依法治校与管理育人制度体系、健全依法治校评价指标体系，全面提升现代大学治理水平，开创学校管理育人工作新格局。八是由人事处牵头建设“三强化”服务育人质量提升工程，强化育人要求、强化育人职能、强化监督考核，在每一个服务管理岗位上体现育人功能，让每一位管理者成为育人者。九是由学生工作处牵头建设“三扶持”资助育人质量提升工程，实现“扶贫”与“扶智”“扶志”相结合，构建资助育人长效机制。十是由党务工作部牵头建设“三节点”组织育人质量提升工程，发挥学校党委作为领导核心节点，基层党支部作为执行攻坚节点，工会、共青团、学生会、学生社团等组织作为联系服务节点的重要作用，以党建重点项目建设为抓手，实现党建对思政工作的引领作用。

十大工程由党务工作部统筹推进，各项目牵头部门制订项目建设三年方案，党务工作部定期对各项目进行督查，各牵头部门每年度进行一总结一汇报一调整。建设至今，十大工程取得良好的育人成效，其中惠世医学人文培育体系和“三度”惠世融媒体建设分别被评为2019年、2020年省高校思政工作精品项目。

（二）抓住三个阶段，实现“知行义”全过程育人

结合医学生的核心素养要求，围绕学校惠世医学人文培育体系目标，学校建立惠世医学人文培育考核综合评价体系，从理论认知层面、自主行为层面、核心价值层面对医学生综合素养进行引导和培育。理论认知阶段主要抓住新生入学对大学及专业缺乏认识但充满好奇和热情的心理特点，通过构建惠世医学人文课程体系，即通过课堂教学对医学生进行社会主义核心价值观、职业道德和人文素质理论知识进行教育，为医学生培育良好的医学人文素养打下坚实的理论和认知基础。该体系涵盖思政核心模块、职业道德模块、人文素养模块、创新创业模块共四大模块，打通了医学与人文科学之间的壁垒，从整体上优化、完善以人文基础课程和道德、伦理、法律课程为主干的医学人文教育课程体系，系统地为学生植入思想政治和医学人文素养基础知识。自主行为层面主要侧重从行为层面引导医学生在社团活动、校园文化、志愿者服务、创新创业服务、见习实习等方面践行和体验惠世精神和医学人文素养，让学生发挥专业优势，在各种具有医学专业特色的实践活动中磨炼医学技能、提升服务意识、培育奉献精神。核心价值层面主要从政治态度与立场、道德品德与修养、人文积淀与素养三方面对学生进行考核，围绕社会主义核心价值观引导学生热爱祖国、拥护党的领导、遵守社会公德和学校规章制度，积极培育学生的政治素养和公民道德。

以上三个层面的考核贯穿医学生三年学习生涯，按照医学生成长规律，在每个阶段考核的侧重点有所不同，大一侧重理论认知，大二侧重自主行为，大三侧重职业道德和社会公德。医学人文培育考核综合评价体系与信息技术相结合，根据学生表现实现动态更新，每学年对学生的思想素质和人文素养进行量化考核。

（三）打造四个梯队，构筑人人参与的全员育人结构

为推动全体教职医护员工成为育人主体，泉州医高专出台《全员育人指导办法》（以下简称《办法》）。《办法》坚持“以生为本”“面向学生”的原则，从教学、管理、服务等各个部门、各个环节、各个阶段，全面深入梳理归类育人工作的主要类型，并将归类后的育人工作做成菜单（见表4-4），便于教职员工选择适合自己的育人工作。在梳理完主要育人工作类型的基础上，《办法》根据不同工作的性质和强度对其进行量化，按照工作强度和岗位职责把教职员工

分成辅导员、专任教师、思政教师和行政管理人员四大类育人队伍，明确不同育人主体每学年必须完成的育人工作量。同时学校出台相关育人配套制度。如班主任作为育人工作的一个重要类型，学生工作处制定班主任选拔、任用、考评等制度，厘清班主任与辅导员职责，形成班主任与辅导员对学生既共同管理共同教育、又职责分明相互补充的育人模式。目前，学校专业教师主要担任班主任、社会实践指导教师和专业社团指导教师；思政教师主要担任思政宣讲教师、思政社团指导教师等；行政管理教师主要担任各类活动评委、文体社团指导教师以及学生综合导师。

表 4-4　泉州医高专育人形式一览表

序号	育人工作形式	工作内容	分值	责任部门	备注
1	兼任班主任	以专任教师（含实验员）为主兼任学校各班级班主任工作	100 分/学年	学工处统筹，各学院具体执行	专任教师（含实验员）
2	兼任基层党组织委员	党员教职医护员工经推选后兼任学校各基层党组织书记（副书记）、委员	100 分/学年	党务工作部统筹，各基层党组织具体执行	
3	兼任学生社团导师	教职医护员工利用专业或特长方面的优势，担任校级学生社团指导老师	100 分/学年	校团委统筹	
4	兼任基地管理员	承担人文基地的日常管理建设、维护运行等工作	100 分/学年	党务工作部统筹，基地所属部门具体执行	

续表

序号	育人工作形式	工作内容	分值	责任部门	备注
5	兼任基地讲解员	负责基地的介绍解说	10分/次	基地所属部门	
6	指导社会实践	教职医护员工应用专业技术，参加由校团委、二级学院部门组织的学生社会实践活动	由老师单独负责的计20分/次，活动由2个及以上老师共同负责的每人计10分/次	校团委统筹，各院部具体执行	此项每人每学年封顶60分
7	开展思政宣教活动	以学生党校党课、形势与政策讲座、惠世文化宣讲、主题团课、政治学习课等形式对学生进行思政教育	20分/次	宣讲活动举办部门	此项每人每学年封顶60分
8	担任学生活动评委	担任由学校、学院组织的校园文化艺术节活动项目的各类学生比赛竞赛和文、体、艺等活动的评委	10分/次	活动举办部门	此项每人每学年封顶50分

续表

序号	育人工作形式	工作内容	分值	责任部门	备注
9	兼任学生宿舍导师	深入宿舍，引导宿舍成员学业进步、身心健康成长，协助相关部门营造安全、文明的宿舍生活环境	25分/宿舍	学工处统筹，各学院具体执行	
10	兼任学生个人导师	与需要特别关注的学生确认辅导关系，从思想、情感、学习和生活等方面助力学生健康成长	15分/人	学工处统筹，各学院具体执行	
11	承担其他育人工作	直接面向学生，对学生的理想信念、思想道德、心理健康等发挥直接促进作用	视具体情况而定	育人工作归口部门	

学校充分运用全员育人的考核结果，每学年对每位教职员工的育人工作进行考核，考核结果作为师德考评的重要依据，同时与学校的绩效考评、职称评聘和各类评优评先相结合，将育人成果或师德考评结果作为评优评先的重要参考，让教职员工树立育人是天职的使命感和责任心。

二、突破的重点与难点

1. 构建“三全育人”大思政“一盘棋”格局：一是通过实施学校十大工

程，充分实现课程、科研、实践、文化、网络、心理、管理、服务、资助、组织十大方面及每方面三大重点任务的紧密联系、协同配合，实现全方位育人"一盘棋"；二是建立惠世医学人文培育综合评价体系，以学生为对象，从认知层面、行为层面、价值层面构建惠世医学人文培育量化测评体系，依托智慧校园平台，实现测评体系的效能化、科学化和数字化，体现惠世医学人文培育成效，实现全过程育人"一盘棋"；三是组建由全校教职医护员工参与的惠世医学全员育人工作队伍，构建价值引领队伍（思政教师）、成长陪同队伍（辅导员）、行为影响队伍（专业教师）、服务引导队伍（管理人员）等育人队伍体系，打破过去仅有辅导员承担育人工作的状况，实现全员育人"一盘棋"。

2. 实现从"思政课程"到"课程思政"的转变：通过构建"三融合"大思政课程体系，大力推动以"课程思政"为目标的课堂教学改革，在专业课程、思政课程、通识课程中充分融合和体现思政教育元素，打破专业课程中思政教育元素缺位的旧态，将思政元素体现在学校各类课程的教学计划、教学标准、课程设计、课堂讲授、课后实践，打造全流程、全领域、全覆盖的惠世医学人文"课程思政"体系。

三、可供借鉴与复制的经验和做法

1. 科学谋划顶层设计，打造协同联动的大思政育人格局

"大思政"育人格局作为一项系统工程，需要从全局的角度谋划和构建顶层结构，只有坚持以人为本和立德树人，遵循育人规律，优化教育资源，强化协同联动，才能真正构建"三全育人"的大思政格局，提高育人实效。学校党委高度重视"三全育人"大思政教育，在教学管理中加强党对学校思想政治工作的领导，通过反复调研和讨论，科学谋划顶层设计，落实主体责任，逐步建立健全党委统一领导、部门分工负责、全员协同参与的机制体制，同时加强督导考核，将育人工作纳入绩效考核和干部考核，并严肃追责问责。

2. 发挥优势彰显特色，推进惠世文化品牌建设

在构建"三全育人"大思政格局的过程中，学校充分结合学校文化和专业特色，并将其转化为学校思想政治教育资源，转化为惠世医学人文培育体系内涵，即以"惠世"精神为核心，从专业文化层、制度文化层、行为文化层、物态文化层、精神文化层五个层面，构建教师综合（业务+育人）评价体系和学生医学人文培育综合评价体系，将社会主义核心价值观、职业道德和人文素质三

个维度融为一体打造惠世医学人文特色品牌。

3. 加强组织和制度保障，切实推动“三全育人”落地落实

成立“10+3”思想政治育人工程领导小组和办公室，统筹推动“三全育人”综合改革，推动全体教职员工把工作的重心和目标落在育人成效上，切实打通“三全育人”的最后一公里，形成可转化、可推广的一体化育人制度和模式；加强医学人文研究中心和各学院医学人文体验基地建设，开展党的建设、思想政治教育、意识形态工作、维护安全稳定等方面的理论创新和实践探索；健全学校思想政治工作质量评价机制，制定《泉州医学高等专科学校思想政治工作建设标准（试行）》和《泉州医学高等专科学校院（部）思想政治工作建设标准（试行）》，分解任务，落实责任，强化学校思想政治工作督导考核，把各部门加强和改进学校思想政治工作纳入人才培养质量评价、绩效考核的指标体系，并将其作为各级党组织和党员干部工作考核的重要内容。

（陈娇娥　吕国荣）

第五章

深耕细作　一院一品

2016 年至 2022 年是学校惠世医学人文培育体系的探索期和建设期。学校制定《泉州医学高等专科学校惠世医学人文培育体系（2018—2020）建设方案》，对接“3654”顶层设计和“1234”建设路径，实施了“135”文化育人工程。

2020 年，为进一步深化惠世医学人文培育体系的建设，凝练学校党建思想文化工作的亮点和特色，提升校园文化工作的影响力、引导力和覆盖面，学校正式启动党建思想文化工作“一院一品”创建活动，学工处、团委和六大院部围绕各自工作重心设计方案，凝练特色，创新方式，打造思政文化，建设特色品牌。

第一节　“135”惠世育人工程

为进一步落实《泉州医学高等专科学校惠世医学人文培育体系（2018—2020）建设方案》要求，切实推动“3654”顶层设计的落地，学校实施“135”文化育人工程，即围绕一个核心（惠世精神）、确定三大任务、实施五大重点项目，明确牵头部门和建设方向，对每个重点项目制订工作方案和年度计划，遵循一切从实际出发的原则，采用边建设边总结、边督查、边调整的策略，有序推进五大项目建设的开展。

一、确立三大建设任务

加强社会主义核心价值观教育，始终坚持“德育为先，育人为本”的高等教育办学理念，坚持用社会主义核心价值观统领育人工程，进一步加强思想政治教育，通过党的建设、思政教学、主题活动、社会实践和氛围宣传等形式把社会主义核心价值观融入育人全过程，使社会主义核心价值观成为医学生的基本遵循，并在此基础上形成优良的校风、教风和学风。

加强职业道德教育，高度重视医学生的职业道德、法制伦理和心理健康教育，将职业道德、企业文化和行业精神融入对学生的教学、实训、实习中，重视培养医学生良好的心理素质、生命意识、诚信品质、工匠精神、创新创业意识、遵纪守法意识，培养出一批高素质的职业技能人才。

加强人文素质教育，不断整合教育资源，通过平台创新、课程创新、基地创新、活动创新、环境创新等方式，加强校史文化、医药文化、行业文化、闽南文化、传统文化教育教学，把对文化素质和科学精神的教育融入人才培养的全过程，落实到教育教学的各个环节，从而不断提升师生的人格、气质、修养等内在品质。

二、实施五大重点项目

（一）构建惠世医学人文课程体系

该体系涵盖思政核心模块、人文基础课程模块、创新创业模块、实践教学模块共四大模块。在优化原有医学人文课程的基础上，增加五门医学人文特色课程，开发五门特色课程校本教材，不断完善惠世医学人文课程体系。该项目由教务处牵头统筹，由社科公共部、各学院负责具体完成。

（二）构建思政核心课程模块体系

加大力度推动思政核心课程模块的教学教改，探讨和拓展社会主义核心价值观融入思想政治理论的教学路径，实现社会主义核心价值观融入学校思政课教学全过程的生活化，创新思政课堂教学模式和实践教学形式，提高思政课堂教学质量和实践教学成效。该项目由马克思主义学院负责完成。

（三）构建惠世医学人文社会实践体系

该体系涵盖忠于职守、成长责任、友善奉献、青春担当四大社会实践模块，要创新活动手段和方式，充分发挥医学生参与社会实践的主动性和积极性，实现社会实践工作的常态化、机制化。该项目由校团委牵头统筹，由各学院负责具体完成。

（四）构建惠世医学人文社团活动体系

该体系涵盖医学类、公益类、文艺体育类、思想文化类四大社团模块，要完善社团管理制度，配备社团指导教师，加强社团活动指导，提高社团活动质量和效果。还要成立五个专业社团，进一步体验和弘扬医学人文知识和情感。该项目由校团委牵头统筹，由各学院负责具体完成。

（五）构建惠世医学人文教育体验基地品牌体系

整合现有资源，树立品牌意识，拓展和打造校院二级惠世医学人文教育体验基地体系。依托校史馆、生命科学馆、本草馆等开发校级人文教育体验基地，各学院依据学院文化和专业特色，开发学院人文教育体验基地。各基地制订三年建设方案和年度工作计划，凝练特色，创新形式，打造品牌。该项目由党工部牵头统筹，由学生工作处、各学院负责具体完成。

建设以来，五个重点项目围绕惠世医学人文培育体系的核心思想，结合部门工作实际和岗位职责，开拓创新，优化调整，深耕细作。经过三年建设，各项目结构合理、体系完备、特色鲜明、成效显著。

附录 五大重点项目三年（2018—2020）建设总结

重点项目一：惠世医学人文课程体系建设

为贯彻落实《福建省高校思想政治工作质量提升工程实施方案》和《泉州医学高等专科学校惠世医学人文培育体系建设方案》的文件精神，进一步提高学校医学生的人文素养，推进学校惠世医学人文课程体系的建设，结合实际，制定了《泉州医学高等专科学校惠世医学人文课程体系三年建设方案（2018—2020）》。经过三年建设，惠世医学人文课程体系不断优化完善，充分发挥了第一课堂的育人作用，有力促进了医学生惠世人文素养的形成。

一、建设情况

（一）完善惠世医学人文课程体系

打通医学与人文科学之间的壁垒，从整体上优化、完善以人文基础课程和道德、伦理、法律课程为主干的医学人文教育课程体系，形成思政核心模块，人文基础课程模块，道德、伦理和法律课程模块，创新创业模块，实践教学模块共五大模块，进一步确立人文学科在医学教育课程体系中的基础地位，突出医学与人文交叉课程在显性课程中的重要地位以及医学伦理学、医学心理学、卫生法学、医患沟通学四门核心课程的重要作用（具体构成见表 5-1）。

表 5-1 泉州医学高等专科学校惠世医学人文课程汇总表

第一课堂					第二课堂	
	思政核心模块	人文基础课程模块	道德、伦理和法律课程模块	创新创业模块	实践教学模块	
必修	思想道德修养与法律基础、形势与政策、毛泽东思想与中国特色社会主义概论	应用文写作、医院情境英语、惠世文化、中医文化、中国传统文化	医学伦理学、医学心理学、医患沟通学、卫生法学等	大学生创新基础、大学生创业基础、职业生涯规划与就业指导	社区见习、社会实践、临床见习、毕业实习	社团活动、各级各类讲座、大学生校外实践基地各项活动、义诊活动、志愿者服务活动等
选修	马克思主义哲学、泉医思讲家、中国传统哲学、中国哲学	医学史、医古文、闽南文化概要、医学生信息素养、中国古代文化常识等	法医人类学、检验医学法学、卫生法律法规、医学法学等	电子商务、网店运营实训、口腔诊所开设与经营	医学伦理研究协会、青马班、闽南音乐交流协会、爱心义诊队等社团课程化活动	
网络课程	思想道德修养与法律基础辅修课程、形势与政策时事	走进《黄帝内经》、演讲与口才、有效沟通技巧	宪法的魅力、死亡文化与生死教育	创新思维训练、创新中国、创新创业执行力、创业法学		

续表

第一课堂					第二课堂	
相关要求	加强社会主义核心价值观教育，积极探索课堂思政改革。	将文学、艺术、历史、社会等公共类课程与医学相结合，陶冶学生性情，培养健康生活方式，健全人格，形成社会主义核心价值观。	培养医学生对人文精神、人文素养、人文价值的认识，树立正确的医学从业观念，理解医学人文的内涵。	将创新创业教育贯穿人才培养全过程，培养学生社会责任感、创新意识和创业能力，以提升学生的综合素质和能力。	践行人文关怀精神并融入医学生见习、实习等实践教学。	

各教学单位加强人文素质教育顶层设计，完善医学生人文教育方案，积极将人文素质教育融入各专业人才培养方案，贯穿于整个医学生培养的全过程；依托医学人文平台，开发融校史文化、医药文化、地域文化、传统文化、创新创业文化于一体的惠世医学人文课程体系，在优化原有医学人文课程的基础上，全校增加五门医学人文特色课程，开发五门特色课程校本教材，不断完善惠世医学人文课程体系。

2018—2019 学年：完成了人才培养方案的改革，即在 2018—2019 学年第一学期各学院制订 2019 级各专业人才培养方案中，构建了含思政核心模块，人文基础课程模块，道德、伦理和法律课程模块，创新创业模块，实践教学模块共五大模块的医学生人文素质教育课程体系，教学计划表中增设了医学人文素质模块，对修读学时、学分、合格要求等做出明确规定。其中，除思政核心模块中的必修课外，其他四个模块至少设置一门课程。

2019—2020 学年：完成了惠世医学人文课程体系中特色课程的建设，即在 2019—2020 学年，各专业均开设一门道德、伦理和法律课程模块的课程，并实施教学。同期，社科公共部开设五门人文基础课程和一门创新创业课程，并完成一轮正常教学。

2020—2021学年：进一步完善惠世医学人文课程体系建设，优化相关课程的授课内容、方式。同时各专业结合各自特点，开发一门创新创业模块课程，并实施教学。

（二）推进思政理论课教学改革

按照教育部规定的课程方案开设课程，同时整合资源拓展思路，合理构建惠世医学人文思政核心课程体系。积极推进课堂思政的实施，将思政教育融入各专业课堂教学中。马克思主义学院定期召开思政教学研讨会，就课程建设、课程标准、授课计划、集体备课、教师实践等方面进行研讨，不断完善集体备课、定期研讨、听课带教制度，增加党的十九大精神以及习近平新时代治国理政新理念、新思想、新战略的教学内容的比重。同时注重教改，拓展实践教学途径和载体，积极将社会主义核心价值观融入思政课实践教学，不断探索学生喜闻乐见的思政教学模式。

（三）丰富惠世医学人文课程的课程及内容

整合教育资源，增设闽南文化、传统文化、创新创业的教育教学课程，通过智慧校园网络教学平台创新、课程内容创新、实践活动创新等方式丰富医学人文教育课程，进一步规范社团活动课程化，把人文素质和科学精神教育融入人才培养的全过程，落实到教育教学的各环节。

（四）改革课堂教学考核评价方法和教学质量管理

结合学校惠世医学人文评价体系，采用多元评价方式，侧重考核医学生的认知、分析、思考、综述及处理问题的能力，注重对学生的发展性评价。

结合智慧校园云课堂建设任务，将惠世医学人文课程体系纳入课程全监控流程，打造培养目标可量化、培养过程可追溯、培养结果可查阅、培养成效可对比的全流程公开平台。对课程的课堂教学情况、教学效果进行课前、课中、课后的多方面教学评价，对课堂教学不理想、教学内容非必要的课程坚决予以暂停或取消，力保惠世医学人文课程的质量。

二、成效与经验

（一）厚植人文底蕴，第一课堂主渠道作用得以充分发挥

一是积极推动“课程思政”融入惠世人文内容。组织各学院修订各专业人才培养方案32本，修订专业核心课程“课程思政”教学标准59份，将惠世精神作为硬指标纳入专业人才培养方案和各课程教学大纲中。举办“课程思政”

大赛，促使专业课程教学挖掘思政元素，结合专业谈惠世人文思想，讲惠世人文故事，练惠世人文素养。

二是在思政课程中进一步体现医学人文精神。融汇时代要求及医学人文内容，不照搬政治概念，思政课程紧密结合医疗卫生服务的热点难点问题，运用马克思主义立场、观点和方法，分析惠世人文精神的时代性和必要性，引导学生就惠世医学人文精神和实践问题开展多向交互、直接及时的交流对话和讨论，以问题链教学、案例研讨分析以及医学时政热点焦点辩论等互动教学方式，通过思想交锋、实例触动和事理辨析，真正让思政教育和惠世精神入脑入心。

三是不断创新特色课程。聘请医院医师、药企行家、教育专家、道德标兵与校内人文教师组建教学团队，构建以思政课程、公共基础课程、惠世特色课程和网络人文课程为主干课程的惠世医学人文教育课程体系。医学生成长导论和惠世文化作为必修课每年面向临床医学、护理专业新生进行授课，主要通过讲授学校历史、大医故事、惠世精神以及医学人文素养，让新生树立牢固的专业精神和丰富的人文情怀。各学院根据专业特色和文化各开设一门面向本学院的特色文化课程，让学生进一步了解本学院或本专业特有的惠世医学人文思想和素养要求。

（二）明确目标体系，形成可供借鉴和推广的典型经验

1. 医学人文教育目标得以明确

医学生的培养目标符合高等教育培养目标的一般要求，在遵循医学发展规律的基础上，符合社会对医学的期待——抚慰病人身体上和心灵上的伤痛。医学人文教育在高等医学教育中是不可或缺的部分，强化医学教育的人文精神是教育改革的当务之急。通过惠世医学人文课程体系建设，学校优化专业人才培养方案，在该培养目标的指导下，医学生总体培养目标定位为培养医学人文精神和医学科学精神兼备的、具有一定临床实践能力的医学人才，医学人文教育目标得以明确。

2. 医学人文课程体系得以优化

对医学人文教育而言，课程是实现教育培养目标的主要形式和途径，通过课程优化，能更好地塑造医学生的人文情怀。目前医学院校开设人文课程尚无统一的标准，开课情况参差不齐，再加上专业课程普遍较为繁重，医学生的学业压力较大，不对课程群进行优化和整合，有些学校甚至认为开展医学人文教育会增加学生的负担。针对这些问题，学校根据医学教育规律，从人文社科基础、医学人文综合和医学人文应用三个层面构建课程体系，打造核心课程，如

医学史、医学伦理学、医学心理学、医学美学、医学法学、医患沟通技巧等；根据不同年级的学生，安排有针对性的选修课，将医学人文教育渗透到医学生学习的全过程，有利于实现学科的整体布局，减少资源浪费，加深学生对医学本质和价值的认识，进而增强学生的使命感和责任感；逐步深化学校课程思政教学改革，加大课程思政建设力度，在专业核心课程“课程思政”教学设计编写完成的基础上，开展公共课课程“课程思政”教学设计编写工作，推进全员全过程全方位育人，实现课程思政“全覆盖”。

3. 医学人文教学方法不断创新

当前，医学人文的教育教学没有与时俱进，教学手段和教学方法跟不上时代发展的需要，没有应用病案分析、讨论交流、模拟接诊室等形式的教学方法。在“新医科”的背景下，学校积极探索网络化多媒体教学，利用“互联网+”的优势，邀请抗疫英雄进校园开展人文讲座，实现课堂内外联合教学。此外，教师在授课时，结合时事热点，鼓励学生主动去发现问题，共同探讨解决问题，使学生在分析讨论中充分发挥主观能动性，不仅可以培养学生的批判思维能力，还能在交流研讨过程中树立正确的职业态度。学生作为课堂的主角，教师根据学生的问题进行答疑和指导，利用网络平台发布思考练习题，帮助学生巩固知识。

重点项目二：惠世医学人文思政核心课程体系建设

马克思主义学院按照《泉州医学高等专科学校惠世医学人文思政核心课程体系三年建设方案（2018—2020）（试行）》文件精神，加强思想政治理论课建设，积极培育和践行社会主义核心价值观，弘扬实现中华民族伟大复兴中国梦的强大正能量，加大对思政课堂教学改革，注重信息化教学手段的应用，提高思政课堂育人成效。

一、按照新时代高校思政课教学工作基本要求，严格落实思想政治理论课各门课程学分，构建以习近平新时代中国特色社会主义思想为核心内容的思政课程群，开设思想道德与法治、形势与政策、毛泽东思想和中国特色社会主义理论体系概论等思政必修课，同时，依据学校特色，开设习近平新时代中国特色社会主义思想、《共产党宣言》导读、形势与政策、宪法的魅力、医学伦理学、医学法学等思政类线上线下选修课程。结合学校实际开发校本教材，组织编写《思想道德修养与法律基础教学案例解析》《毛泽东思想和中国特色社会主义理论体系概论教学案例解析》《医学伦理学实践教程》和《护理伦理学实践教程》等教辅读物。

二、落实思政课建设的主体责任。制定《泉州医学高等专科学校新时代思想政治理论课改革创新行动方案》《泉州医学高等专科学校党政管理干部听课、讲课制度（修订）》，建立思想政治理论课建设领导小组，为思想政治理论课程建设提供良好的运行机制，保障思想政治理论课教育教学、人才培养、科研立项、社会实践、学科建设等各方面政策和措施的贯彻与落实。每学期初制订校党委书记、校长、分管领导及其他班子成员授课、听课计划。同时校党委书记、校长和分管领导对思政必修课实行听课全覆盖，马克思主义学院班子成员对所有授课教师实行听课全覆盖。

三、重视思政课教师队伍建设，按照师生比不低于1∶350的比例设置专职思政课教师岗位。2020年制定了《泉州医学高等专科学校关于贯彻落实〈新时代高等学校思想政治理论课教师队伍建设规定〉的实施方案》《泉州医学高等专科学校新时代思想政治理论课改革创新行动方案》《泉州医学高等专科学校新时代思想政治理论课改革创新实施细则》等文件，成为思政教师队伍管理服务、建设发展的总体方案，并严格贯彻落实。2020年通过招聘和转岗，加强选配思政课专职教师，现有思政课教师27名，师生比1∶342。新入职或转岗担任思政课专职教师的人员须为中共党员，且具有马克思主义理论相关学科专业背景。

四、组织思想政治理论课教师开展集体备课、新教师试讲、专题研讨、教师培养培训等活动，提升思政教师理论水平和教学水平。实施新教师培养导师制，组织新老教师“教学结对指导活动”。鼓励教师参加信息化教学比赛，以赛促教，培养中青年教学骨干。2021年选派彭勇军、陈威老师参加在泉州华侨大厦举办的泉州市大、中、小学思政课一体化建设研训活动；选派陈宇、林婷婷老师分别赴延安大学和湘潭大学参加高校思想政治理论课教师实践研修；选派孙吉杰老师参加在成都举办的高职高专骨干教师培训；选派彭勇军、刘延周、张晓洁、陈彦君、林婷婷老师参加由福建省教育工委举办的思政课骨干教师培训；选派卢巧妹、陈华老师参加由福建省委党校（行政学院）举办的哲学社会科学骨干研修班培训。利用全国高校思政课教师网络集体备课平台，每周五组织思政课教师收看教育部“周末理论大讲堂”直播，所有思政教师参加《思想道德与法治》（2021年版）、《毛泽东思想和中国特色社会主义理论体系概论》（2021年版）新教材网络培训。依托学校教师发展中心，组织新入职和新转岗的思政课教师参加由省教育厅组织的教师岗前培训和学校组织的新教师培训，鼓励支持思政课教师在职攻读马克思主义理论学科相关的硕士、博士学位。鼓励教师积极申报省中青年思政课教师择优资助等项目，培养一批教学骨干、教学能手。

五、积极推进大、中、小学思政课一体化建设。2020 年 10 月 27 日，参加泉州市大、中、小学思政课一体化建设研讨活动，与泉州纺织服装职业学院、泉州第十一中学、泉州外国语中学、石狮市教师进修学校附属小学组建大、中、小学思政课建设联盟，开展“手拉手”建设思政课，围绕大、中、小学思政课一体化建设开展课题研究、讲座交流、听课备课等活动，共同提高思政课建设水平。

六、加强高校思政课教学协作。积极参加泉州市高校马克思主义理论教学研究会 2020 年年会暨学术研讨会，参加在泉州师范学院召开的“1+N”共建马克思主义学院引航计划结对共建组团座谈会，启动组团共建活动，与泉州纺织服装职业学院讨论结对共建有关事宜。参加市高校思想政治理论课教学观摩研讨活动，开展校际教学研讨。通过多次开展校际活动，加强了各高校马克思主义学院之间的沟通联系，促进了同行之间的学术交流，增进了思政教育者的使命感和担当感。

七、发挥“名师”“优课”示范引领作用。根据《泉州医学高等专科学校惠世医学人文思政核心课程体系三年建设方案》（泉医专〔2019〕232 号）文件精神，建立集体研讨备课制，遴选 6 名具有较高水平的思政课教师和骨干教师，担任各门课集体备课的牵头人，运用新媒体新技术开展集体备课，2020 年上半年组织思政课示范教学评比活动，推荐 1 个思政信息化教学设计团队参加省赛，打造 2 堂思政示范课，充分发挥示范教学的引领作用。

八、深化思政课教学改革。改变传统教学中教师“满堂灌”“一言堂”“唱独角戏”等现象，采用“学生上讲台”、分组讨论、演讲辩论等互动模式组织教学。另外，要结合现实情况，变单一课堂教学为课堂上下有机结合，充分运用线上线下、网上平台体验、指导课外阅读等教学手段，全方位调动学生学习积极性。在实践教学方面，设计“课堂小实践”和“社会大实践”相结合的实践方案，采用动态、开放、持续性的形成性评价考核方式，采取情景剧表演、成果展示汇报等形式开展课内实践教学，同时，利用各级团学组织和学生社团，开展青马班、读书社研读活动、假期社会调研和志愿服务活动等形式多样的校园文化活动和社会实践教学。

马克思主义学院全体思政课教师积极投入思政课教学、科研中，深入研究坚持和发展中国特色社会主义的重大理论和实践问题，积极申报省委宣传部、省教育厅、省社科联、市社科联、学校等各级关于中国特色社会主义理论体系研究课题，在推进习近平新时代中国特色社会主义思想进教材、进课堂、进学生头脑上积极发力，用专业所长推动党的最新理论成果宣传、阐释和普及，推动社会主义核心价值观落地生根。

重点项目三：惠世医学人文社团活动体系建设

学校惠世医学人文社团活动体系以习近平新时代中国特色社会主义思想为指导，深入贯彻党的十九大和十九届四中、五中、六中全会精神，秉承医学教育优良传统和“精诚惠世”校训精神，在社团建设中充分融入惠世医学人文精神，加强对医学生人文素质的教育。学校印发《泉州医学高等专科学校惠世医学人文社团活动体系三年建设方案（2018—2020）》，积极培育和践行社会主义核心价值观，提高学校社团建设质量，发挥社团活动在人文教育中的积极作用，切实引导学校医学生在社团活动中发挥潜能、培养能力、提高素质。

一、社团规范化

校团委根据团中央改革要求，从高校学生社团组织的功能定位和学校惠世医学人文特色发展的角度出发，对《泉州医学高等专科学校学生社团管理办法》进行重新修订。规范学生社团活动管理，建立社团信息台账，做好社团、社团负责人及指导老师基本信息登记工作，对社团的运行和活动的开展实现了统筹监管。建立完善的学生社团考评和奖惩制度，评选优秀社团和社团积极分子。探索社团干部管理体制，各社团强化内部管理，明确职能权责，提升学生社团自我管理水平。

校团委根据全员育人的工作要求，制定并出台《泉州医学高等专科学校学生社团指导教师管理办法》（泉医专〔2020〕138 号），规范对社团指导老师的管理制度，明确社团指导老师的工作任务及考核标准，将社团指导工作量纳入全员育人工作量中，与绩效、考评挂钩。管理办法出台后，经过报名、遴选，学校 35 个学生社团全部配齐社团指导教师，其中思想政治类、公益服务类的社团指导老师均为中共党员。在指导老师的指导下，各学生社团制订活动计划，有序开展各类社团活动。

二、活动专业化

学校以侧重专业性、兼顾活动性为抓手，遵循社团建设符合教育规律、学生成长规律、德育要求的原则，对社团进行分类指导，将社团分为医学专业类、思想政治类、公益服务类、文化知识类、艺术体育类五大类。对医学专业类、思想政治类、公益服务类社团进行重点支持，对知识文化类、文艺体育类社团按发展情况和项目评估给予分项目支持。

表 5-2 泉州医学高等专科学校社团一览表

社团类型	社团名称
医学专业类	爱牙协会
	本草社
	药膳协会
	母婴健康保健协会
	颐灸推拿协会
	生命科学社
	基础医学部创新研究社
思想政治类	习近平新时代中国特色社会主义思想读书社
	青马班
公益服务类	健康协会
	励志青春协会
	创业就业协会
文化知识类	汉服协会
	英语协会
	军魂协会
	惠世书社
	集邮协会
	杏林文学社
	网络文化协会

续表

社团类型	社团名称
艺术体育类	健美操协会
	轮滑与滑板协会
	Ant 蚂蚁动漫协会
	瑜伽协会
	交谊舞协会
	弈林棋牌协会
	手工协会
	繁星表演社
	球协
	演讲协会
	书画协会
	古筝协会
	DS 街舞协会
	风清扬协会
	搏击协会
	音乐协会

2021 年团委对原有社团进行重新注册与梳理，并与指导教师逐一对接，对社团负责人的政治立场、学习成绩、组织能力予以充分考察，确保社团成立基本条件成熟可靠。9 月与申报注册社团的负责人逐个约谈后，通过更名、组合、整改等方式，将原先 57 个学生社团精简至 35 个，优化了资源配置。

三、活动模块化

以“惠世”精神为核心，利用重大节日、纪念日，开展“庆祖国华诞，迎盛世中华”线上朗诵比赛、“粽香沁人心，浓浓端午情”手工制作活动、“回眸历史，纪念一二·九”演讲比赛等社团活动，培养医学生爱国诚信的核心价值观。

每学年依托中国医师节、世界防治结核病日、世界红十字日、国际护士节等医学节日开展“点滴凝聚，生生不息”无偿献血活动、“9·20全国爱牙日”口腔健康宣教活动周、大学生预防艾滋病知识竞赛等社团活动，弘扬救死扶伤的人道主义精神，培养学生敬佑生命的大爱情怀。

组织社团开展以“工匠精神”为主题的“行核心价值观，做匠心筑梦人”微电影比赛、《大国工匠》观影、“大手牵小手，时珍精神记心中”讲解等活动，让学生深入了解工匠精神的内涵，在潜移默化中接受工匠精神的熏陶，培养医学生精益求精的工匠品格。

通过组织学生参加“创业改变命运，行动成就梦想”创业计划书竞赛、“一站到底”创业知识竞赛、创新创业大赛等活动，带动更多学生参与到创新创业社团活动中，提高医学生的创新创业能力，培养医学生具有创新创业的开拓意识。

四、活动品牌化

创建品牌活动集群，校团委创新学生社团活动形式和内涵，结合不同社团的定位与发展实际，通过持续开展品牌活动，广泛宣传，提升社团的影响力、吸引力与可持续发展能力，着力打造特色鲜明、品牌突出的精品社团作为培育样本。

连续两年举办社团嘉年华活动，引领社团活动精品化建设，社团活动年均受众学生超过5万人次。三年来各社团百花齐放，开展了近400场的线上线下活动，涵盖了演讲比赛、音乐演唱、书画摄影、手工创作、影视欣赏等各类活动。如音乐协会开展“青春留声，弘扬正气，唱响校园”校园音乐活动；繁星表演社举办“行核心价值观，做匠心筑梦人”微电影比赛；汉服协会举办“春”古风书签比赛；军魂协会开展“我的强军梦”绘画比赛；古筝协会开展“国之庆典，礼乐交融”古筝知识竞赛；习近平新时代中国特色社会主义思想读书社开展党史学习教育专题讲座。

五、社团优质化

开展优秀社团、社团积极分子评选工作。每年度11—12月开展“十佳文明社团”“社团积极分子”评选活动，塑造一批优秀社团骨干，发挥榜样的示范带动效应。完善社团骨干校内外交流机制。在校内定期开展社团负责人大会、社团分类会议等，促进社团间的沟通交流。组织社团部成员、协会代表赴兄弟院校开展交流活动。

加大社团建设经费投入，确保活动质量。在每年的部门预算中，学校团委设立学生社团工作专项经费，建立“品牌活动重点扶持、传统活动引导创新、小型活动基金补助”的支撑体系，平均每年支持社团活动800余场。

为进一步推动社团活动“五化”，今后校团委将从三个方面加强管理。一是细化对学生社团和社团成员的管理，对两个月未开展任何具有本社团特色活动的社团给予通报批评，若通报批评后一个月内仍未开展活动，对该社团给予撤销处理；对连续三次不参与社团活动的社团成员给予警告，若警告后持续不参加的，社团部给予劝退处理。二是校团委统筹安排各社团每学期活动计划，保证每个社团每个月都举办一项活动，提升社团的积极性，并于每年11—12月开展社团嘉年华成果展，总结一年来社团工作和活动的成效。同时将社团活动的开展情况纳入考核指导老师的重要指标，将社团成员活动参与度、活动开展数量和质量纳入评选优秀社团和社团积极分子的重要指标。三是创新社团活动形式，丰富活动内涵，提高活动质量，结合协会特色与青年学生特点，开展大学生喜闻乐见的社团活动，增加活动的吸引力，将社团建设充分融入第二课堂建设，充分发挥学生社团在校园文化建设、学生素质教育以及思想政治引领工作中的作用。

重点项目四：惠世医学人文社会实践体系建设

泉州医学高等专科学校惠世医学人文社会实践体系坚持以人才培养为根本任务，以“价值塑造”为核心，以文化活动、志愿服务、社会实践等为载体，坚持社会实践“全年不断线”，实施“贴合社会需求，突出专业特点，适应个性发展”的三位一体的实践育人模式，以达到立德树人的工作目标。

一、资源聚合，协同创新，丰富社会实践活动的内涵与形式

学校紧紧围绕立德树人的根本任务，强化组织领导，以创新实践育人平台为基础，以加强实践育人基地建设为依托，积极调动整合校园、社会的各方面资源，形成实践育人合力，着力构建长效机制。

（一）社团为先　搭建校内实践平台

学校坚持以服务青年、引领青年成长成才为宗旨，积极引导青年以社团为载体开展校园文化活动，切实提升了青年综合素质，促进了学生成长成才。一系列社团活动开展得有声有色，为培养学校人才探索出了实践育人的新途径。支持学生社团的特色化发展，将爱国主义教育融入社团建设，成立军魂协会、

习近平新时代中国特色社会主义思想读书社、励志青春协会等，让学生在活动中培植爱国主义情怀；将传统文化融入社团建设，成立汉服协会、惠世书社、古筝协会等，让学生在活动中感受中华传统文化的魅力，提高自身素养；将医学生职业道德融入社团建设，成立生命科学社、药膳协会、母婴健康保健协会、颐灸推拿协会等，让学生在活动中锤炼医学生职业道德素养，提升医学生社会服务意识与能力。现有医学专业类、思想政治类、公益服务类、文化知识类、艺术体育类社团共计35个。通过开展“中国梦，铸军魂”征文大赛和“暖心关爱母婴健康”“九九重阳节，浓浓敬老情”“旧物利用，变废为宝”等社团活动，以及举办社团嘉年华等展示交流活动，提升了广大青年学生的实践能力，展示出青年学生的良好风貌和才华，进一步落实了人才培养方案要求，培育医学生“精诚惠世技以载道”的精神。

依托社团，连续16年举办校园科技文化艺术节，持续推进传统文化、高雅艺术进校园，并展体现医学教育特点的专业技能竞赛类项目。开展“一马当先”党史知识竞赛、就业创业大赛，提升广大学子思想意识和思想觉悟；举办中草药标本制作大赛、医学科普大赛、康复技能大赛、医学影像阅片技能大赛、心肺复苏技能操作大赛等，让学生自主认知、自主体验、自主践行，从而对职业道德素养的养成形成显著的促进作用；引入传统文化表演和传统体育项目，提线木偶、妆糕人、八极拳深受广大学子欢迎，逐步构建起以提高学生学术水平、科学精神、人文素养为目标的惠世文化育人平台。微视频《国所需 我必在》获第五届福建省校园微拍大赛银奖，《志愿之魂 代代相传》获第十一届福建省高校艺术设计奖数字动画类银奖。

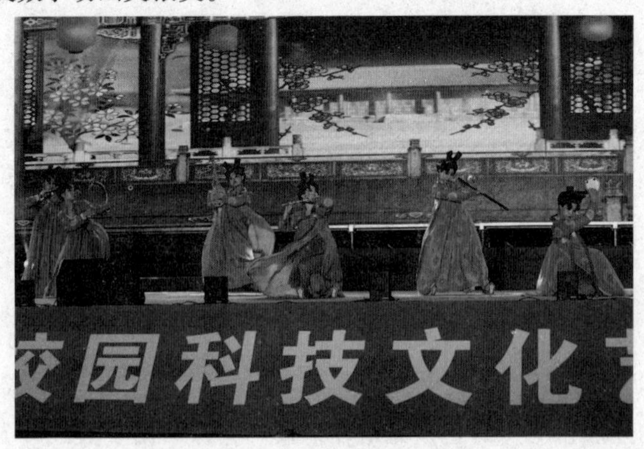

图5–1 校园文化科技艺术节

（二）品牌引领　打造志愿服务平台

学校积极组织学生发挥医疗卫生专业优势，聘请专业指导教师，组织学生开展保健义诊、母婴健康宣教、科学用药指导、慢性病防治宣传、口腔健康宣教等活动。以品牌化的志愿服务活动为依托，着力加强校风、学风、教风建设，全面提升学生的人文素养与道德情操，打造了防艾、关爱自闭症儿童、保护洛阳桥等一批优秀志愿服务品牌。防艾志愿服务以“12·1”世界艾滋病日这个重要节点为依托贯穿全年，通过举办图片展示、演讲辩论、知识竞答、书画设计等多元文化活动，制作防艾手册，开展“共同防艾 健康中国我行动”“携手防疫抗艾 共担健康责任”“生命至上 终结艾滋 健康平等”等主题教育活动，让防艾宣传教育真正入脑、入耳、入心。同时，充分发挥新媒体优势，利用展板、海报、电子显示屏、微信公众号、抖音视频等载体开设科普专栏，营造出浓厚的防艾宣传氛围。组织青年学生志愿者奔赴泉州市 13 个县、市、区的相关乡镇、街道、社区、农村、学校、企业、工厂、KTV、酒吧、车站、商场，以及市戒毒所、妇教所等场所，通过摆摊设点、知识抢答、猜谜语、发放宣传物料、举办讲座、文艺互动、面对面交谈等各类形式开展防艾宣传，在实践活动及调查研究过程中形成“一份调研报告、一组影音资料”。

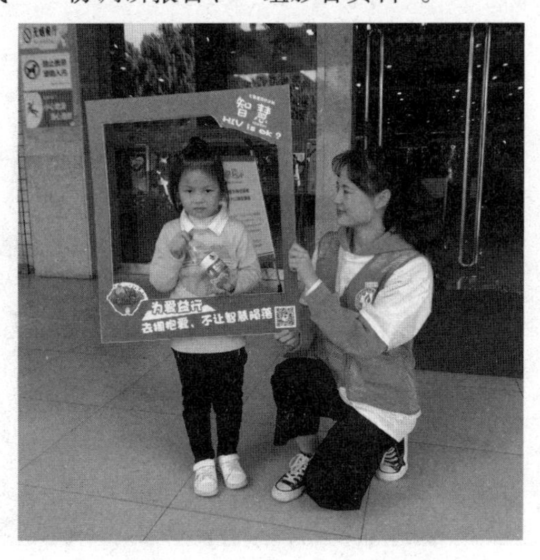

图 5-2　志愿者开展防艾宣传

中央电视台社会与法频道《热线 12》栏目组报道我校防艾志愿服务，2021 年、2022 年成功申报中国计生协青春健康高校项目，防艾志愿服务团队荣获第十一届福建青年五四奖章、第十一届泉州青年五四奖章、全国大学生预防艾滋病知识竞赛一等奖。选送多名学生参与大学生志愿服务西部计划。组织招募志愿者参与世界中学生运动会等大型国际赛会，大学生通过志愿服务亲历见证大国主场外交的自信与魅力。围绕“创城”“创卫”工作，组织青年志愿者在全市范围内开展“美丽新福建·青春在行动”垃圾分类志愿服务活动、“烟头不落地垃圾不落地”等助力创城志愿服务行动。多样化的服务内容使得学校志愿服务活动开展得长效有序。

（三）多方合作 拓展校外实践平台

一是以学生成长成才需求为导向，丰富社会实践的渠道和内容，利用学校平台与共青团系统资源，与多地政府、企事业单位密切开展合作，签订合作协议，拓展“扬帆计划”等中央、省、市、区各级政府及驻地企业见习岗位。二是按照“就近方便，按需组队，突出重点，重在实效”的原则，学院每年从全院选拔优秀的大学生组成多支服务队，通过社会调查、参观考察、重温历史、追寻红色足迹等多种形式开展“三下乡”社会实践活动。防艾实践团队多次被评为福建省大中专学生志愿者暑期“三下乡”社会实践活动优秀团队、泉州市大学生暑期社会实践活动优秀团队。三是校地合作，设立基地，定期在20个固定点开展助老、助幼、导医、导诊等志愿服务。

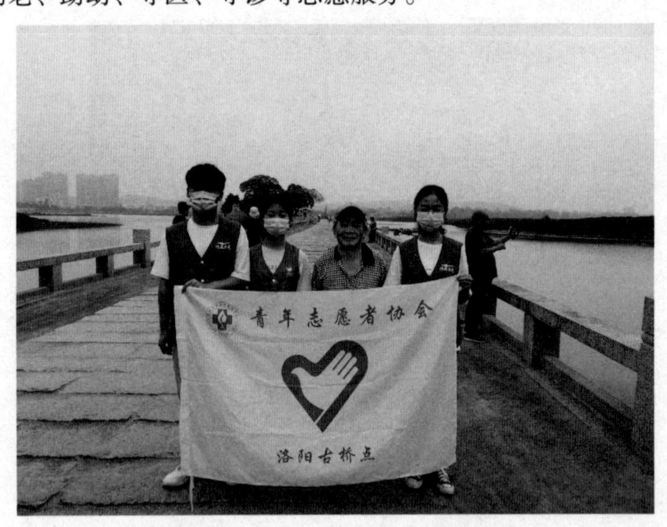

图5-3 志愿者参与洛阳古桥保护

二、全方位覆盖，常态开展，规定动作形成长效机制

学校将社会实践融入学生大学三年的规划中，形成假期专项实践与学期中日

常实践相结合的全过程实践常态机制。志愿服务、勤工助学、科技创新、专业实践等贯穿学期始终。福建医科大学附属第二医院、浔美社区、洛江区北斗自闭症儿童培训中心、启胜听力语言康复中心等志愿服务队定期赴基地开展服务，勤工助学学生每日利用课余时间在用工单位助岗。寒暑期“三下乡”社会实践专项从前期酝酿、专题培训、宣传动员、学生申报、项目实施、项目总结、校内宣讲等方面形成制度，贯彻学期始终，在规定时间执行规定动作，形成长效工作机制。近年来，学校社会实践队伍逐年上升，已由过去的“精英参与”向“全员参与”发展，由“要我实践”向“我要实践”发展，由“招募选拔制”向“项目申报制”发展，越来越多的同学从实践中受益，在实践中锻炼和提高。

三、深度总结，加深累积，服务青年全面成长成才

进取点滴星铺路，行稳致远谱新篇。社会实践活动是加强大学生思想政治教育的重要途径，是青年学生了解国情、奉献社会的大熔炉和磨砺意志、增长本领的大舞台，是大学生成长进步最生动的“第二课堂”，在人才培养过程中发挥着不可替代的作用。多年来，学校始终坚持组织学生开展内容丰富、形式多样、卓有实效的社会实践活动，服务青年全面成长成才。学校宣传队伍积极作为，通过校内外宣传平台，灵活运用新媒体手段，及时宣传社会实践过程中涌现出的优秀团队及典型事迹，生动展现泉医学子的优秀风貌，发挥榜样引领作用，深化实践育人效果；积极组织各实践团队、广大学生参与团中央以“镜头中的三下乡”为主题的优秀成果总结宣传活动，深入开展社会实践成果总结。

组织开展社会实践成果汇报会、成果展示交流会，充分展示优秀社会实践团队的活动成果，促进实践活动经验交流；开展社会实践活动总结表彰，评选表彰优秀组织单位、工作先进个人、优秀指导教师、先进个人、优秀调研报告等，充分发挥其示范引领作用，不断提升实践育人工作实效。

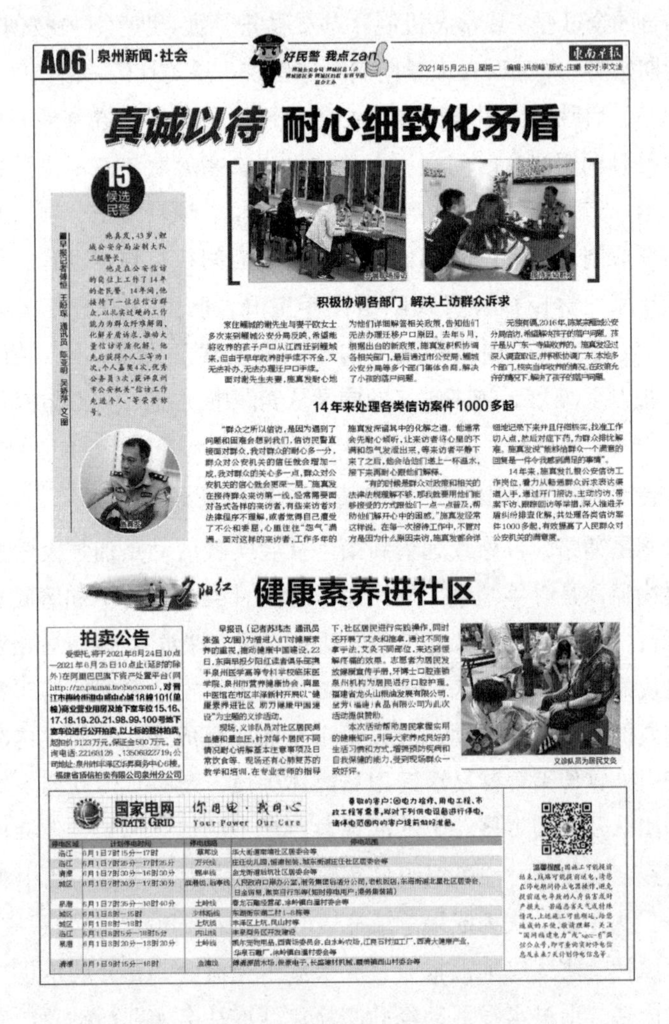

A06 泉州新闻·社会　　好民警 我点zan　　2021年5月25日 星期二　　东南早报

真诚以待 耐心细致化矛盾

15 候选民警

■早报记者傅恒 王毅琛 通讯员 陈亚明 吴娇萍 文/图

施真发，43岁，鲤城公安分局法制大队三级警长。

他是在公安信访的岗位上工作了14年的老民警。14年间，他接待了一位位信访群众，以扎实过硬的工作能力为群众纾难解困，化解矛盾诉求，推动大量信访矛盾化解。他先后获得个人三等功1次，个人嘉奖4次，优秀公务员3次，获评泉州市公安机关“信访工作先进个人”等荣誉称号。

积极协调各部门 解决上访群众诉求

家住鲤城的谢先生与妻子欧女士多次来到鲤城公安分局反映，希望能将收养的孩子户口从江西迁到鲤城来，但由于早年收养时手续不齐全，又无法补办，无法办理迁户口手续。

面对谢先生夫妻，施真发耐心地为他们详细解答相关政策，告知他们无法办理迁移户口原因。去年5月，根据出台的新政策，施真发积极协调各相关部门，最后通过市公安局、鲤城公安分局等多个部门集体会商，解决了小孩的落户问题。

无独有偶，2016年，陈某来鲤城公安分局信访，希望解决孩子的落户问题。孩子是从广东一寺庙收养的。施真发经过深入调查取证，并积极协调广东、本地多个部门，核实当年收养的情况，在政策允许的情况下，解决了孩子的落户问题。

14年来处理各类信访案件1000多起

“群众之所以信访，是因为遇到了问题和困难会想到我们，信访民警直接面对群众，我对群众的耐心多一分，群众对公安机关的信任就会增加一成，我对群众的关心多一点，群众对公安机关的信心就会更深一层。”施真发在接待群众来访第一线，经常需要面对各式各样的来访者，有些来访者对法律程序不理解，或者觉得自己遭受了不公和委屈，心里往往“怨气”满满。面对这样的来访者，工作多年的施真发深谙其中的化解之道。他通常会先耐心倾听，让来访者将心里的不满和怨气发泄出来，等来访者平静下来了之后，他会给他们递上一杯温水，接下来再耐心跟他们解释。

“有的时候是群众对政策和相关的法律法规理解不够，那我就要用他们能够接受的方式跟他们一点一点普及，帮助他们解开心中的困惑。”施真发经常这样说。在每一次接待工作中，不管对方是因为什么原因来访，施真发都会详细地记录下来并且仔细核实，找准工作切入点，然后对症下药，为群众排忧解难。施真发说“能够给群众一个满意的回复是一件令我感到满足的事情”。

14年来，施真发扎根公安信访工作岗位，着力从畅通群众诉求表达渠道入手，通过开门接访、主动约访、带案下访、跟踪回访等举措，深入推进矛盾纠纷排查化解，共处理各类信访案件1000多起，有效提高了人民群众对公安机关的满意度。

夕阳红 健康素养进社区

早报讯（记者苏玮杰 通讯员张强 文/图）为增进人们对健康素养的重视，推动健康中国建设，22日，东南早报夕阳红读者俱乐部携手泉州医学高等专科学校临床医学院、泉州市营养健康协会、南星中医馆在市区丰泽新村开展以“健康素养进社区 助力健康中国建设”为主题的义诊活动。

现场，义诊队员对社区居民测血糖和量血压，针对每个居民不同情况耐心讲解基本注意事项及日常饮食等。现场还有心肺复苏的教学和培训，在专业老师的指导下，社区居民进行实践操作，同时还开展了艾灸和推拿，通过不同推拿手法，艾灸不同部位，来达到缓解疼痛的效果。志愿者为居民发放健康宣传手册，牙博士口腔连锁泉州机构为居民进行口腔护理。福建省龙头山粮油发展有限公司、坚芳（福建）食品有限公司为此次活动提供赞助。

本次活动帮助居民掌握实用的健康知识，引导大家养成良好的生活习惯和方式，增强预防疾病和自我保健的能力，受到现场群众一致好评。

义诊队员为居民艾灸

拍卖公告

受委托，将于2021年6月24日10点—2021年6月25日10点止（延时的除外）在阿里巴巴旗下资产处置平台（网http://zc.paimai.taobao.com），**对晋江市梅岭街道中城中心城18幢101（单幢）商业营业用房及地下室车位15、16、17、18、19、20、21、98、99、100号地下室车位进行公开拍卖，以上标的整体拍卖，**起拍价3123万元，保证金500万元。咨询电话：22168128、13506922719；公司地址：泉州市丰泽区华昇商务中心6楼。

福建省顶信拍卖有限公司泉州分公司

国家电网 STATE GRID　你用电·我用心 Your Power Our Care

尊敬的客户：因电力检修、用电工程、市政工程等需要，将对下列供电设备进行停电，请停电范围内的客户提前做好准备。

停电区域	计划停电时间	停电线路	停电范围
洛江	6月1日7时15分—17时	草邦线	华大街道南埔社区居委会等
[illegible]	[illegible]	[illegible]	[illegible]

图5-4　东南早报报道学校义诊支援服务

重点项目五：惠世医学人文基地建设体系建设

根据《泉州医学高等专科学校惠世医学人文培育体系建设方案》和《泉州医学高等专科学校惠世医学人文基地三年（2018—2020）建设方案》精神及要求，学校坚持立德树人、全面发展的原则，以人文素养培养、促进就业、知行合一为建设方向，培育和践行社会主义核心价值观，建构布点有序、特色鲜明、结构合理的校、院（部）、校外三级惠世医学人文体验基地体系。

各组建单位科学谋划，对标惠世精神，结合学校、院（部）文化和专业特色，将常规活动与主题活动相结合，利用社团力量或专业教师帮助开发和运作惠世医学人文体验基地，面向学生开展形式多样、特色鲜明、富有教育成效的体验活动，让医学生在认知和体验中，进一步充实医学人文知识，提升医学人文素养，涵化医学人文情感，牢固树立惠世精神。同时辐射社会，弘扬惠世精神，提高学校服务社会的能力，扩大学校的影响力和美誉度。

一、立足特色，医学人文素养与情感双提升

校史馆从办学历程、发展成就、院部建设、校友风采、附属医院建设和领导关怀等方面记录了学校自开创建校以来的点滴历程，是学校历史发展、文脉传承、精神文化体系和校园文化的重要物化凝练，具有深厚的历史积淀和医专特色，是开展校史教育、爱校教育的重要载体。校史馆依托展板和陈列物品，开展“知校、爱校、荣校、兴校”教育，把参观校史馆作为新生入学教育的重要内容之一，并与惠世文化课程相结合，发挥校史馆育人功能。通过辅导员、人文教研室老师对校史校情的系统讲解，学生可以更加全面、深刻地认识学校，了解学校的发展历程和辉煌成就，激发学生爱校荣校的情怀。

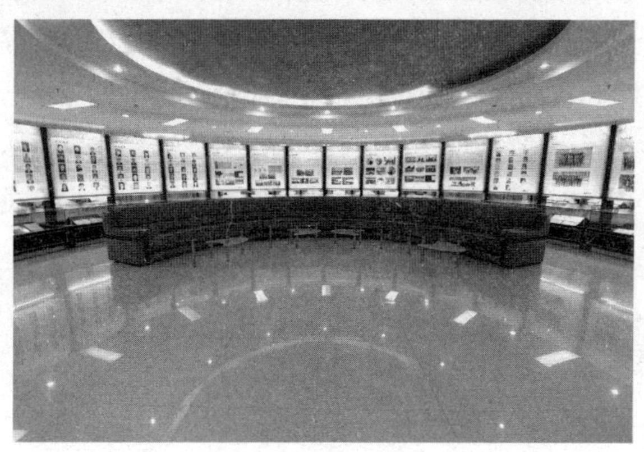

图 5-5 学校校史馆

生命科学馆融合美学、人文和基础医学知识，利用丰富的实体标本、文字说明和电子网络设施，寓教于乐，让学习者和参观者在身临其境中体会人类生命之奥秘，了解疾病之起因，感受生命之珍贵。生命科学馆依托标本和现代化的电子科技，对全校新生开展医学人文教育活动，受众近 13000 人次，使学生感受到生命的神奇与伟大，深刻体会“尊重生命、敬畏生命”的意义，懂得“健康所系、性命相托”的责任与使命，培养医学生敬畏生命的医学精神、大医

精诚的人文情怀、无私奉献的医者担当，坚定学好医学技能、为人民健康服务的信念。

医学人文研究中心从“三全育人”的视域出发，注重凸显学生主体参与、在空间上全面发展、在时间上全程引导，将通识教育与专业教育、综合素质培养相融合。自2019年以来，医学人文研究中心立足通识学科特色，广泛调用校内、校外各项资源，陆续开展十余场相关讲座。除此之外还挖掘闽南文化资源，发挥文化育人与实践育人的双重效用，将综合素质培养与实践研修结合，举办闽南文化主题系列新生讲座、闽南古厝文化实践研修等系列活动，如郑书耘名师工作室持续开展“南音曲目英译研讨活动”“南音曲牌名翻译研讨沙龙”等特色主题活动。

卫生健康服务育人体验中心充分发挥第一课堂的主导作用，以“课程思政”为目标进行教学改革，将思政元素带进课堂，融入人才培养方案，带入教学过程，运用社会热点焦点问题尤其是医疗问题引发学生思考并讨论，形成自己的看法，引导学生提前思考和锻炼学生处理在医疗实践中遇到各类伦理问题的能力，激发医学生最基本的同情心，培养其责任感，促使其在实践中深化诚实、敬业、无私、奉献等一系列医学职业所需美德和立足社会的职业品质。

口腔医学院泉州市现代口腔医学实训中心通过实训课教学、实训操作流程上墙，培养口腔医学生爱伤观念；通过轮流设置实验小组负责人、参与开放实训室的管理、开展基地文化上墙评比活动，培养口腔医学生的责任意识和团队精神。

二、搭建平台，专业知识与创新技能双提升

卫生健康服务育人体验中心加强对预防医学、健康管理、公共卫生管理等专业学生的技能培训，使学生获得较为完整、系统、科学的健康教育能力；举办“粮农食品安全评价”和“体重管理”的1+X证书考核，为140名学生开展职业技能等级证书考试与培训工作，助力学生提升技能；每年举办专业技能大赛，使学生适应医学发展需求。预防医学专业充分利用线上平台，开展营养周系列活动，普及合理膳食营养惠万家的相关知识技能，以晒餐盘、海报设计、食谱编制等科普竞赛形式，引导学生积极主动地融入第二课堂，通过健康信念养成、行为改变阶段干预、专题健康调研等引导学生形成自主自律健康的行为。

生命科学馆成立生命科学社学生专业社团，指导社团通过学校社团嘉年华

活动和进社区科普服务活动，宣传科学健康知识，科普人体功能结构，讲述各系统常见疾病及其预防的措施，既巩固学生学习基础医学和运用专业知识的能力，也培养学生的组织策划能力、团队协作能力、语言表达能力、沟通协调能力。

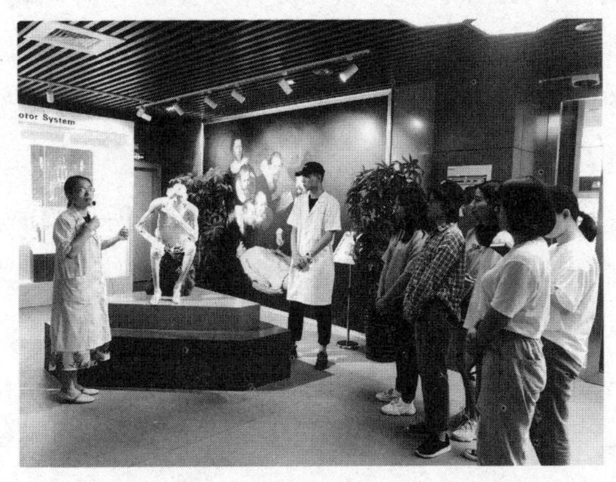

图 5-6 学生参观生命科学馆

OSCE 评估中心作为华东地区首家标准化病人培训基地，每年有临床医学、口腔医学、医学影像、医学检验、药学、护理等专业的学生报名参加 SP 培训。2019 年至 2022 年共培养了 60 名标准化病人。SP 教学激发了学生的学习兴趣和热情，提高了学生的临床综合素质，使学生掌握了 SP 的基本技能，为今后学生的职业发展提供有益帮助。OSCE 评估中心作为技能实训技能考核基地，对基地资源实行开放式使用，组织和引导学生系统地开展课外实验活动，培养学生观察、思考、分析和解决问题的能力，提高学生实践操作技能和医患沟通能力。基地每个半天可开放 2~4 个学时，预约人数每年最多可达 2000 人次。同时对护理和临床实习前及毕业前的学生进行 OSCE 考核，每年达 2200 多人次。

大学生创新创业基地目前有六个创新创业项目入驻，分别是护理学院指导的月嫂培训中心和美容美甲中心，口腔医学院指导的爱牙屋，临床医学院指导的中医理疗馆，检验预防学院指导的健康管理中心和药学院指导的中药生活馆。基地在运营管理实践中不断完善运行方案、管理办法等相关制度，组建师生团队，结合基地特点开展校院创新创业大赛、创新创业调研、主题宣讲、创新创业及优秀毕业生专题讲座、专题培训、健康宣教、义诊服务、创意征集、技能大赛等活动，为大学生创新创业项目提供实验场所，培养学生专业实践和创新创业能力。

三、辐射社会，社会服务能力与学校美誉度双提升

通过社会实践和开放基地，发挥基地服务社会的能力，扩大学校的影响力，提升学校的美誉度。在强化专业技能、提升专业服务的同时，弘扬惠世精神，厚植医学生人文素养，提高学生社会责任心。

卫生健康服务育人体验中心积极组织学生深入基层开展健康体检、膳食营养咨询、健康监测、志愿导诊等服务。

口腔医学院泉州市现代口腔医学实训中心在2019—2021年共培训实验室参观讲解员6人、志愿者24人参与志愿者服务和实验室讲解，为口腔医学新生家长开展宣传教育，服务新生及家长参观约360人次。2019年11月，中国牙病防治基金会“粉红行动”超声龈上洁治培训班在口腔医学院口腔医学实训中心开班，培训来自省内口腔行业青年医师、口腔医学院师生代表共计50余人。2021年12月，中国牙病防治基金会临床技能培训基地揭牌，并在基地开展了为期8天的口腔护理培训，共有19人参与培训并获得结业证书。

OSCE评估中心惠世医学人文基地自建成以来接待了30多个单位的参观学习，对未建或刚建OSCE评估中心的单位提供技术指导，发挥国家骨干院校的示范引领作用。基地于2019年1月14日被国家卫生健康委员会评为国家医师资格考试实践技能考试基地；2019年8月招考了53名“二元制”考生实践技能考核工作；2019—2021年完成约6500名国家执业医师实践技能考核工作和4152名高职单招考生实践技能考核工作。

生命科学馆开展科普宣传周活动，接待来自社会民众、东南早报小记者团、红领巾通讯社等参观约4300人次。爱牙屋以重大节日为契机开放基地参观，让新生及家长、学校周边，甚至大泉州地区了解体验基地。中医理疗馆自2019年1月至今已举办了6次义诊活动。

四、成果斐然，奖项荣誉与专利双丰收

依托中药生活馆，2019年药学院大学生创新创业项目“药永恒·水晶中药标本”于2019年9月获得中国（福建）第四届大学生创新创业大赛银奖。依托爱牙屋，口腔医学院“一种拔牙麻醉模型”获得学校2021年大学生创新创业大赛二等奖；“一种鼻饲固定器”“一种便携式创可贴”“一种模拟手指弹触除去输液气泡的护士笔”3个专利获批，其中“一种便携式创可贴”还代表学校参

加第十七届“6·18”中国·海峡项目成果交易会高校成果展；“一种智齿冠周炎冲洗消毒装置”等5个专利被国家知识产权局受理。依托中医理疗馆，罗妮杰、陈香怡“精诚”可调控艾灸盒成功获得实用新型专利（专利号：ZL201820231739.7）；与中医理疗馆合作的两位毕业生陈苗苗、吴小红申报的“大中专毕业生创业省级资助项目”成功进入2019年泉州市大中专毕业生创业市级拟资助项目实地考察名单。依托卫生健康服务育人体验中心，健康管理专业连续三年参加省“金牌健康讲师”演讲比赛并取得佳绩。生命科学馆在2018年12月获批“泉州市第八批科普基地”，2019年6月获评泉州市“我最喜爱的十佳科普教育基地”。

月嫂培训中心（母婴创孵基地）指导老师陈宁静的“一种改进型应急施救病号服”获法国巴黎国际发明展银奖；“一种危重患者用改进型病号服”获美国硅谷国际发明展铜奖；“一种改进型智能病号服及系统”获德国纽伦堡国际发明展银奖；“一种应急救援改进型病号服及智能控制装置”获第二十三届全国发明展金奖；“一种应急施救改进型病号服”获福建省五小创新大赛一等奖。

美容美甲中心指导教师吕艳丽申请的“一种防走光的心电图检查用罩衣”和“一种一次性医用无菌手套穿戴辅助装置”，以及杨士来申请的“一种集合心电图、监护的教学人体模型”和“一种心电监护教学、临床两用的病号服”实用新型专利获得授权。

第二节　党建思想文化“一院一品”

为学习贯彻习近平总书记关于宣传思想文化、意识形态工作的系列重要讲话精神，践行社会主义核心价值观，进一步落实学校校园文化“十四五”专项规划，探索新形势下学校党建思想文化工作的新途径、新方法，进一步凝练学校党建思想文化工作的亮点和特色，提升校园文化工作的影响力、引导力和覆盖面，为省文明校园创建营造良好的文化氛围，2020年学校决定开展党建思想文化工作“一院一品”创建活动。

经过深入调研和探讨，学校出台了《泉州医学高等专科学校党建思想文化工作“一院一品”创建实施方案》（以下简称《方案》）。《方案》围绕立德树人根本任务，以社会主义核心价值观为引领，以不断深化和完善惠世医学人文培育体系为目标，发挥高校文化传承创新的重要功能，创建一批体现学校历史文化、时代特征和各学院特色的党建思想文化品牌，满足师生不断增长的思想需求和文化需求，为学校建设发展提供良好的精神动力、思想保证、文化氛围和舆论支持。《方案》要求各创建单位以党建为引领，以惠世精神为核心，以“全心全意为人民健康服务”为宗旨，以传承和弘扬“仁爱、服务、求精、求新”的惠世精神为己任，进一步总结党建思想文化工作方面的经验和成效，充分发挥党组织的战斗堡垒作用和党员的先锋模范作用，结合专业优势，注重顶层设计，整合资源和平台，创新工作形式和方式方法，培育特色，凸显亮点，提升党建工作水平，提升思想政治教育的针对性和实效性，提升文化建设的内涵和品位，形成一批体现学校传统与特色，融思想性、教育性、时代性、艺术性为一体的党建思想文化工作示范品牌。

按照分类资助、持续推进的思路，以两年为周期进行立项建设，分申报、公示公布、推进、中期检查、结项验收 5 个实施步骤。经过严格审批，学校共评选 8 个品牌项目，其中 4 个重点项目，分别是药学院的“弘药惠世，守正创新”、护理学院的“‘三色文化’育人、‘四课体系’育才——构建后疫情时代护理学院文化育人模式”、学生工作处的“筑梦引航，育人惠世—— 以‘六位一体’助推辅导员‘三化能力’建设”、健康学院的“‘健康文化’厚底蕴，‘塑魂育人’促健康”；4 个一般项目分别是口腔医学院的“开展‘三德’建设，打造惠世口腔人才培养新格局”、临床医学院的“知行合一，培育惠世医学人文素养——医学志愿服务进社区”、团委的“构建‘五位一体’防艾教育体系”、马克思主义学院的“传承红色基因争做时代新人”。每个项目均由学院党总支书记或部门负责人亲自挂帅，由各建设单位的中层干部和骨干教师组成建设小组，紧扣立德树人根本任务，立足学院文化，对标学生专业核心素养，从第一课堂（教学）、第二课堂（校内实践活动）、第三课堂（校外实践活动）、第四课堂（网络）等途径或载体进行顶层设计，开拓创新，工作举措富有针对性和实效性，合理安排、有序推进各阶段建设任务，项目特色鲜明，品牌效应初显。

附录 典型案例

药学院：弘药惠世 守正创新

药学院自 2006 年 5 月成立以来，坚持以立德树人为根本，以教书育人为己任，注重思想政治引领，用党的思想理论武装全院师生头脑，形成以思想道德建设为根基、知识文化为基础、美育教育为追求的学院文化育人特色，凝练“明德弘药 聚才兴学”院训，院徽、院训、院服等传统媒体及惠世药苑微信公众号、微博、抖音等新媒体已初成体系。

传承创新发展中医药，是新时代中国特色社会主义事业的重要内容，是关乎中华民族伟大复兴的大事。传统中医药文化源远流长、博大精深，是中国文化精髓，更是联系全球华人、华侨的精神纽带。

2016 年 2 月 22 日，国务院印发《中医药发展战略规划纲要（2016—2030 年）》，把中医药事业的发展上升至国家战略，强调在传承发展中华优秀传统文化中弘扬中医药文化。2019 年 10 月 25 日，全国中医药大会召开，10 月 26 日发布《中共中央 国务院关于促进中医药传承创新发展的意见》，为中医药发展“把脉”“开方”，更为新时代传承创新发展中医药事业指明方向。2021 年 4 月，中央宣传部印发《中华优秀传统文化传承发展工程“十四五”重点项目规划》，绘就未来五年传承发展工作蓝图。规划把“中医药文化弘扬工程”列为新增重点项目，注重在记忆、传承、创新、传播四个方面着力。2021 年 6 月 29 日，国家中医药管理局、中央宣传部、教育部、国家卫生健康委、国家广播电视总局共同发布《中医药文化传播行动实施方案（2021—2025 年）》，推动中医药文化传播，使中医药成为群众促进健康的文化自觉。中医药振兴发展真正迎来了天时、地利、人和的大好时机。响应国家号召，振兴中医药，药学院责无旁贷。近年来，药学院通过一系列举措弘扬中医药文化。

一是举办中医药健康文化主题活动。如举办“中医药健康你我他”主题活动，同时组织开展《中华人民共和国中医药法》实施四周年线上和线下的相关宣传活动。

二是组织开展第一届“中医药就在你身边”健康巡讲活动。以中医药“治未病”为主题，围绕中医药预防保健、健康养生等特色作用开展巡讲活动。同步开展线上活动和线下活动，推动中医药健康巡讲活动深入开展。线上活动积极发挥媒体资源优势，策划开设中医药健康讲座专栏，通过电视、网络等媒体平台播出中医药健康知识讲授视频，积极向学校微信公众号推送中医药健康宣讲视频。联合泉州市中医药学会安排中医药专家进社区、进乡村、进学校、进企业，讲授中医药预防养生保健知识 。

三是组织开展“我们身边的中医药名人”宣传活动。为弘扬“大医精诚”的医德医风，学习和传承国医大师等德高望重、医术精湛的名医名家的优良品德，充分发挥先进典型标杆的示范引领带动作用，组织开展“我们身边的中医药名人”宣传活动。以“弘扬工匠精神，传承学术思想，创新文化发展”为主题，学习宣传中医药名人的行业精神，积极唱响主旋律，弘扬正能量，振奋中医药行业精神，激励广大中医药工作者不忘初心、凝心聚力、开拓创新。依托学校传统和新媒体平台，从视觉、听觉、触觉等多角度，利用各种学习宣传载体，拓展学习宣传方式，进行全方位、多角度、多层次的“立体式”学习宣传。

四是积极开展“岐黄校园行”校园中医药文化活动。联合泉州市中医药学会、泉州市正骨医院开展校园中医药文化活动，围绕传染病预防、青少年近视预防等主要内容，突出中医药特色，开展学生中医药健康教育，帮助其养成健康的行为方式和生活习惯。走出去和迎进校，增进广大青少年对中医药优秀传统文化的了解与认同。

五是举办“悦读中医药学”活动及中医药健康知识（短视频）大赛。《黄帝内经》《本草纲目》被联合国教科文组织列入世界记忆名录，中医针灸、藏医药浴法被列入人类非物质文化遗产代表作名录。以“悦读中医药学，创建健康中国”为主题，组织中医药行业人员和中医药爱好者，开展中医药图书、报纸、期刊的全民阅读活动，普及一批中医药科普读本和挂图，传播中医药文化知识。制订泉州医学高等专科学校中医药健康知识（短视频）大赛方案，广泛发动师生参与，依据活动方案组织开展作品征集活动。

六是开展中医药文化精品（动漫）遴选活动。在全校开展中医药文化精品（动漫）遴选，广泛征集和推广一批适合新媒体传播、贴近生活、服务群众、品类齐全的中医药文化作品，内容包括但不限于视频、小说、画册、纪录片、动漫等，鼓励师生积极参与，推选优秀作品进行宣传，让中医药融入更多人的健康生活。

药学院通过几年的努力，取得了非常具有现实意义和价值的成效：推动中医药文化融入生产生活，丰富泉州本草馆内涵，升级泉州本草数据平台，提高泉州本草馆教学科普水平，扩大“泉州本草”影响力；建立了多平台多形式科普宣传长效机制，面向中小学师生，充分发挥中医药文化基地的科普宣传功能，申报泉州市中小学师生研学基地；弘扬中医药文化和精神，培养人与自然和谐共生的生态意识，让中医药文化和精神深入青年学子内心、走进大众生活。

目前，药学院仍在继续推进泉州市中医药文化传承发展基地的建设。该项目依托省级药学专业群实训基地，以“泉州本草馆”为重点，以“新编泉州本草”为知识载体，以泉州本草和传统中药炮制工艺为对象，拍摄制作“泉州本草故事”系列微视频，开展中医药文化群众性传播活动。微视频将在学校“泉州本草数据平台”网站、微信公众号、视频号及泉州网等新媒体进行传播，将药学专业群实训基地打造成一个集教学、科研、科普宣传、文化传承为一体的开放型、共享型、智慧型的中医药文化传承发展基地，为培养中医药传人和弘扬中医药文化贡献力量和智慧。

护理学院：“三色文化”育人，“四课体系”育才

——构建新时代护理学院文化育人模式

护理类专业人才培养如何落实落细立德树人根本任务，深化爱国主义教育，弘扬救死扶伤、无私奉献精神，引导师生深刻理解“国”的意义，学会“爱”的方式，进一步坚定把小我融入大我的人生选择。以实际行动践行“精诚惠世”校训，以奉献护佑安康，以生命践行使命，以专长服务医患。以院训“博爱、精湛、守护”内涵为出发点，赋予新的释义，明确人才培养目标和专业核心素养，依托四个课堂建设，构建“三色文化育人、四课体系育才”的护理文化育人品牌，并进行系统多元的探索，取得良好的育人效果。

一、建设举措

（一）突出顶层设计，提供制度保障

以习近平新时代中国特色社会主义思想为指导，全面贯彻党的教育方针，落实立德树人根本任务，落实《“健康中国2030”规划纲要》“全方位、全周期维护和保障人民健康”的指导思想，立足医学类院校的行业特色、护理职业特色，围绕“精诚惠世”校训精神、“博爱、精湛、守护”院训精神，以“三色文化”育人、“四课体系”育才为主题，赋予院训中“博爱”以红色、“精湛”以白色、“守护”以绿色，确定“爱国奋斗精神培养、尊重生命理念根植和职业技术技能提升”三个核心素养的培养目标。以红色文化铸魂、以绿色文化植根、以白色文化强技。通过课程教学、社会实践、社团活动、网络媒体“四个课堂”的联动，夯实“三全育人”阵地，打造文化育人新高地，促进学生集红色基因、生命理念、工匠精神于一体的综合素养形成，培养德智体美劳全面发展的高质量护理人才。

根据教育部、省市级和学校“十四五”事业发展规划等综合性指导文件中

对文化育人提出的具体要求，由学院党总支制订出台学院文化建设两年行动计划和其他相关实施方案，从制度层面上保障了"'三色文化'育人、'四课体系'育才"模式的贯彻落实。

（二）组建三维团队，加强队伍培养

由总支委员、支部书记、团总支书记、各专业带头人为主要成员，全院教师参与，依据三色文化，组建三维文化育人团队，加强团队自身建设，通过党建"三会一课"、党史学习教育、主题活动、师德培训、天使沙龙等活动加强团队建设；以省级标杆院系建设、教工支部"双带头人"支部书记工作室建设为契机，统一认识，凝聚团队力量，为"红色铸魂"磨剑。将"三色"文化育人目标按照三个维度对学生进行全员、全方位培养，打造集红色基因、生命理念、工匠精神于一体的德智体美劳全面发展的高质量护理人才。

（三）融通四个课堂，盘活育人方式

构建课堂教学、社会实践、社团活动和网络媒体四位一体的"四个课堂"联动育人体系，建立管理制度、考核评价、激励机制支撑体系，互融互通有机衔接，营造浓厚的"三色"文化氛围。

1. 充分利用课堂教学渠道，塑造工匠精神

（1）"课堂思政"与"思政课堂"同向同行。对人才培养方案的所有专业课程均进行课程思政标准修订，把习近平新时代中国特色社会主义思想融入课程中。

（2）师生共同磨炼"精湛"的护理技能。教师参加岗位练兵、各级护理技能竞赛以磨炼、强化自身技能；教育引导学生以"工匠精神"为学习目标，认真学习专业知识与技能，诚信考试；学院提供护理技能竞赛、护理礼仪竞赛等活动平台，促使学生形成学赶比超职业技术技能提升的学习氛围，同时选优秀者代表学校参赛为学校争光。

2. 开展护理特色文化活动，厚植生命意识

（1）利用与专业相关的节日开展志愿服务。如将"5·5"助产士日、"5·20"全国母乳喂养宣传日、母亲节、"5·12"国际护士节等与专业文化相结合，开展生命教育、专业思想教育及社会宣教服务活动；利用中秋节、九月初九重阳节敬老日等传统节日，开展少数民族座谈会、敬老爱老系列活动（如征文活动、到养老院服务等）。

（2）利用"虚实"一体平台资源开展志愿服务活动。护理专业、助产专业、老年保健与管理专业老师指导学生依托助产技术虚拟仿真中心、心血管急

救培训中心（AHA）、老年健康远程照护中心等学校惠世医学人文基地，开展“母婴—儿童—成人—老年”的全生命周期的志愿服务活动，在服务中感悟生命，体验为人民健康服务的专业自豪感。

（3）升级“12345”素质拓展考核体系2.0版。围绕培养目标和核心素养，对照建设方案，明确考核指标，调整评价体系结构，进行学生评价体系的改革与完善，完成“12345”素质拓展考核体系2.0版升级，使之更加全面、合理地评价学生素质拓展情况和科学呈现育人成效。

（4）开展新生入学教育。在新生入学季，开展入党启蒙教育、专业思想教育、参观六大实训中心及惠世人文体验基地，了解校园文化及专业文化，用红色文化筑基，为学生注入医学之魂。

（5）加强文化、宣传平台建设。完善学院文化墙、LED宣传栏、学生党员活动室、学生宿舍等文化平台建设，利用学校、学院的网页、微信公众号等新媒体平台，展示“四史”“国家奖学金”等积极向上的内容，引导护生树立坚定的专业认同感和职业自豪感，润物细无声，为学生营造浓厚的具有爱国奋斗的红色力量的文化氛围。

二、主要成果

一是形成“三色文化”品牌效应。“三色文化”呈现出鲜明的时代精神与专业特色，构建了文化育人的新模式，强化人才培养目标，培育学生核心素养，提升了校园文化软实力。

二是打造课程思政精品课程，初步建立护理专业群核心课程思政的实施路径，发挥护理专业群课程的育人作用。

三是打造内外贯通的育人通道，开展各类校园活动、校内外实践活动；依托网络与新媒体，丰富育人资源，提高传播能力，具有一定的社会影响力。

四是学院党总支于2021年被评为省级先进基层党组织。教工支部获批2021年福建省第三批高校“双带头人”教师党支部书记工作室。学院连续两年在学校“文化宣传项目化”评比中名列前茅。2020年依托老年健康远程照护中心开展“‘互联网+’背景下的医学生助老志愿服务机制创新与研究”获省级教学成果二等奖。自2012年起，学院根据护理专业的特点，开展素质拓展工程并构建了“12345”素质拓展评价体系，2017年被作为典型全校推广，整合提升为惠世医学人文素养综合评价考核体系，借助评价体系帮助学生不断加强自我诊断、自我完善，促进学生全面发展、提高综合素质。

学生工作处：筑梦引航 育人惠世

——以“六位一体”助推辅导员“三化能力”建设

辅导员作为落实立德树人根本任务的重要主体，肩负着重大的责任使命和时代担当。在新时代背景下，辅导员素质能力的提升，是加强辅导员队伍建设的必然要求，是落实国家“立德树人”方略的重要导向。辅导员是大学生思想政治教育的骨干力量和第一线人员，是大学生思想政治教育的组织者、实施者和指导者，其自身素质的提升，必然会丰富高校思想政治教育的理论体系。

深入贯彻落实习近平总书记关于加强和改进高校思想政治工作的重要论述，围绕立德树人根本任务，弘扬惠世精神，以大学生思想政治价值引领与惠世医学人文培育为建设内容，以工作研究、经验交流、能力提升为建设环节，以培养思想与素质过硬辅导员和助力学生成长成才为建设目标。立足于学校学生工作实际，学生工作处探索建立研究式、互动式、实践式、信息式工作模式，使辅导员队伍发展有渠道、人才结构有梯队、团队合作有指导、减压去负有效果，加强辅导员队伍思想与文化建设，不断提高辅导员的素质能力、工作管理与整体育人水平，切实提升大学生思想政治教育质量，推动学校大学生思想政治教育工作科学化、规范化、系统化运行。

一、建设举措

（一）抓好党建引领，加强队伍思想建设的政治性

辅导员是开展大学生思想政治教育的骨干力量，是学生日常思想政治教育的组织者、实施者、指导者。学校通过“三个一”加强辅导员对习近平新时代中国特色社会主义思想的学习，对提升自我理论水平和政治站位尤为重要，即每月主讲一场思想政治教育主题班会，每季度参与一次思想政治师生座谈会，每学期参与一场思想政治教育专题学习，将学与思、知与行结合起来，推动学习、宣传、贯彻习近平新时代中国特色社会主义思想走深走实。指导辅导员抓好党建进宿舍，把思想教育工作融入学生宿舍区各类寓教于乐的活动之中，推动学生党建和思想政治工作深度融合，为思想政治工作提供了新载体和新途径。

（二）丰富学习方式，提高队伍素质建设的专业性

1. 坚持展示与交流的学习方式。定期开展辅导员经验交流分享会，不定期

开展学生工作管理专题座谈会，通过思想引领、心理疏导、预防诈骗、班风学风等方面的专题展示和研讨交流，分享学习心得和工作经验，创新服务思路、明确工作职责、共享学习成果。

2. 坚持请进与走出的学习方式。每学年暑假后组织开展辅导员培训班，邀请相关领域的专家、优秀辅导员等来校授课；根据大学生思想政治教育安排，选送一批优秀辅导员到省内外院校进行提升职业能力与思想文化的专题培训。

3. 坚持线上与线下的学习方式。依托国家行政学院、全国高校辅导员网络培训等平台，组织全体辅导员参加思想政治教育、业务能力培训；开展好每周主题班会，提供展示学习成果的平台，推动以“晒”促学，激励辅导员真学实学，营造浓郁的学习氛围。

（三）完善素质大赛，促进队伍实践建设的实效性

举办第九届、第十届辅导员素质能力大赛，不断构建完善大赛赛程、形式、评价、考核等机制，确保辅导员素质大赛行而有效，建立以赛代训的良性循环模式。通过基础知识测试、理论宣讲夯实辅导员思想政治理论基础；通过案例分析、谈心谈话提高辅导员对工作性质的认知与应变能力，把握辅导员育人工作的思想性与艺术性、理论水平与实践能力的统一，总结凝练经验，努力做到学做结合、知行合一，让大赛成为检测辅导员学生工作的“试金石”、提升辅导员素质能力的“助推器”、促进学校全员育人的“黏合剂”。

（四）加强工作总结，推动队伍理论建设的创造性

1. 鼓励与推荐辅导员积极申报各类思想政治工作专项课题，培育建设思想政治工作精品项目。依托大学生思想政治教育经费，支持辅导员开展学生管理、实践育人、网络文化、党建服务等方面的研究，遴选一批优秀的思想政治工作精品项目，引导辅导员加强工作研究、深化实践成效、提升理论素养。

2. 开展第十五届、第十六届思想政治工作调研活动。结合“三全”育人和惠世医学人文培育体系的构建与实践，总结近年来学校开展大学生思想政治教育和校园文化建设的工作，探讨新形势下大学生思想政治教育面临的挑战与相应的对策，创新思想政治教育工作手段，提高大学生思想政治教育工作的科学化水平。

（五）搭建服务平台，提升队伍文化建设的长效性

1. 利用辅导员协会开展党建思想、素质拓展、团队训练、交流学习等系列活动。一方面，做好辅导员的业余生活安排与人文关怀，积极关注辅导员队伍

的心理状态和职业状态，联合学校心理咨询中心定期对辅导员队伍进行情绪与压力的管理、团体辅导、心理沙龙、谈心谈话等方面的培训和疏导，及时释放排解辅导员的情绪和压力，开发辅导员的潜力，促使他们以更加积极的状态投入工作。另一方面，加强辅导员队伍团队文化建设，凝聚思想碰撞和情感交流，弱化队伍中不同结构中的异质点，突出共性诉求和价值观，坚持精细化工作理念，加强辅导员队伍内涵建设，培育辅导员核心价值观，凝练辅导员职业伦理原则。

2. 打造辅导员文化长廊与宣传辅导员宿舍区文化，展示辅导员队伍风采和精神风貌，营造良好的工作与文化环境，增强辅导员队伍的职业认同感。

（六）推进考评结合，突出队伍评价建设的针对性

1. 每学期按照学校辅导员管理办法，对辅导员思想教育和价值引领、党团和班级建设、学风建设、学生日常事务管理、心理健康教育与咨询、网络思想政治教育、校园突发事件应对、职业规划与就业创业指导、理论和实践研究 9 项工作职责进行考核，以考促建，以考促改，以考促进，全面提升辅导员队伍建设的针对性。

2. 每学年开展优秀辅导员评选，将辅导员日常工作考核、学生评价、学院评价、学校评价相结合，综合推选优秀辅导员并进行表彰，注重挖掘辅导员的职业内涵和职业精神，发挥先进典型示范引领作用，丰富辅导员职业文化。

二、特色与成果

（一）主要特色

1. 构建“交流—科研—实践—评价”的学习共同体模式。学生工作处以思想、知识、技能作为核心要义，构建一个结构性和系统性的学习共同体模式。通过科研促进实践问题的解决，更好地指导评价工作；交流与评价能够有效提高辅导员的实践技能；通过交流不断总结工作经验与完善评价机制；而实践能助推科研工作的顺利进行。最终形成集聚辅导员知识学习、互助协作共进、思想共鸣的学习共同体，促进辅导员素质能力的提升。

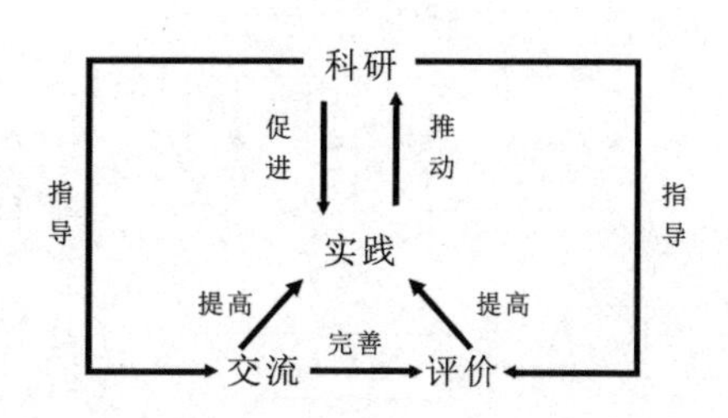

图 5-7　辅导员学习共同体模式

2. 建设基于 SSCT 理论的辅导员“三化”发展方向

社会认知职业理论（SSCT）认为职业兴趣、学习经验、背景环境等因素都会影响自我效能和结果期待，而自我效能和结果期待也会影响个体的职业目标导向和职业兴趣形成，进而影响个体的职业目标、行动和表现成就。辅导员的职业兴趣、动机、自我能力、需求等特征会影响最终职业选择和职业效能。通过开展多种形式的活动与评价，激发辅导员的职业兴趣，促进其向专业化、职业化、专家化发展，保持辅导员队伍的稳定。

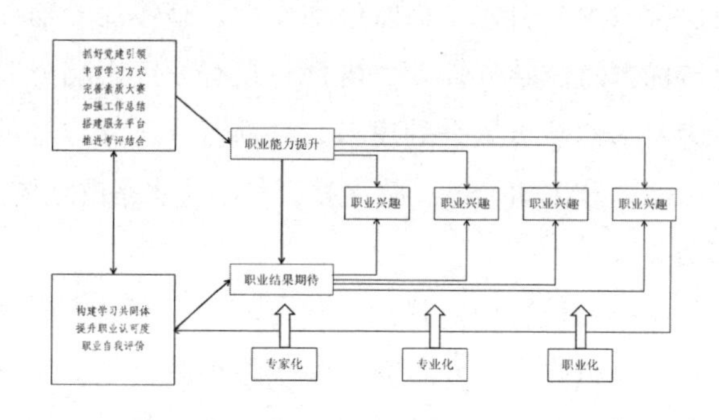

图 5-8　基于 SSCT 理论的辅导员“三化”框架图

3. 采用 360 度评价方式助推辅导员考评的科学性与系统性

以 Norcini 的三维评价框架为基础，采用 360 度评价，对不同层次、阶段的利益者进行评价，提高辅导员考评的科学性与系统性。一方面，辅导员具有教师与管理者的双重身份，考评主体上按照“核心层次、次要层次和辅助层次”

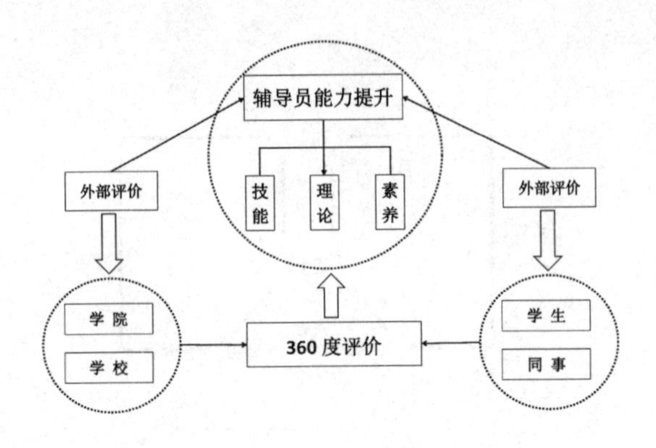

图 5-9 辅导员评价体系图示

的标准，形成“学生—同事—学院—学校”的多方位多角度评价体系。另一方面，根据辅导员中心管理系统，对不同阶段、不同工龄的辅导员进行数据分析，探讨辅导员职业能力发展规律，推进辅导员职业能力培养过程与辅导员内外部考评激励的有机结合。

（二）主要成果

1. 搭好一个平台

发挥辅导员协会的示范引领、辐射带动作用，整体提升辅导员工作的层次和水平，努力打造优秀的辅导员骨干，培育一批有一定影响力和知名度的辅导员团队，使之成为展示辅导员风采的窗口、创新育人理念方法的平台、孵化思政工作名师的摇篮和提升大学生思想政治教育科学化水平的载体。

2. 抓好一类课题

针对大学生思想政治教育中的热点、难点问题，探讨大学生思想政治教育的新思路、新方法、新载体，学习研究大学生思想政治教育工作和大学生管理服务工作的理论与规律。在项目建设期间完成以辅导员为主体的思想政治精品项目 5 个，辅导员队伍建设课题 2 个，促进了学生的思想理论建设与实践探索。

3. 出好一批成果

注重辅导员思想建设研究成果的包装与宣传。每学年对主题班会进行遴选，对思想政治工作调研论文进行评选，通过将优秀作品汇编成册、开办思政研讨会等多种方式在全校与社会上进行宣传、推广与介绍。每个辅导员至少写 1 篇思想工作论文，为有关部门制定加强大学生思想政治教育工作的政策措施提供理论依据与意见建议。

4. 办好一场比赛

以辅导员素质能力大赛为契机积极宣传和推广，向广大师生全方位展示辅导员的工作点滴，增进对辅导员工作的正确认知。办好辅导员素质能力大赛，完善赛制构建，把握好价值导向，凝练好参赛辅导员的看家本领和成长经验，打造出实操性、示范性、教学性的工作案例，使辅导员集体的智慧和财富实现共享，为提升辅导员队伍的整体素质能力助力。

5. 建好一套评价

注重辅导员过程性与结果性、显性与隐性工作的考评，建立一套合理的绩效考核与评价体系。利用好辅导员中心管理，加强对考评工作数据的分析，进一步挖掘考核数据背后的信息，使辅导员考评工作成为不断改进学生教育管理工作和促进辅导员职业发展的重要优质平台，保证辅导员队伍的职业化、专业化、专家化发展。

健康学院：“健康文化”厚底蕴　“塑魂育人”促健康

健康学院自2010年3月成立以来，坚持以立德树人为根本，以教书育人为己任，注重思想政治引领，用党的思想理论武装全院师生头脑，筑牢思想根基，以学院现有专业为依托建立特色平台和实践基地，结合“三位一体”协同育人机制，提高学生培养质量，利用多样、生动、趣味的学院文化活动引导师生增强文化自信，形成以思想道德建设为根基、知识文化为基础、美育教育为追求的学院文化育人特色。

新时代背景下，“健康中国2030”对医学生的身心素质和医学思维都提出了更高标准的要求。医学生作为医药卫生事业的后备人才，正处于世界观、人生观、价值观形成的关键时期，其心理健康与生理健康一样重要。医学生应响应“健康中国”的号召，除了要拥有强健的体魄、充沛的精力，更需要具备过硬的心理素质，拥有丰厚的健康文化底蕴，这样才能担负起疾病预防控制、基层卫生保健和健康教育、健康文明生活方式推行、人群健康管理等方面服务社会的责任。因此，以“精诚惠世”校训精神为内核构建“健康文化”，是强化医学生专业素养、职业素养、人文素养等核心素养的必然要求。近年来，学院立足健康文化，传播健康理念，提高健康素养，促进健康行动，推动文化落地，打造党建文化品牌，让健康文化成为校园新风尚，具有重要的理论意义和现实意义。

一、创建举措

（一）“健康文化”精神层面建设举措

——核心价值观培育。党建引领，依托“三会一课”、党日活动，面向全院师生开展党史学习教育、核心价值观培育。积极推进“互联网+思想政治工作”网络育人行动，用“精诚惠世”精神和“五育并举”育人目标引领学院健康文化建设，落实“育人为本、德育为先”的教育理念，提高思想政治工作的网络舆论传播力；通过校园科技文化艺术节、各种团学活动、主题班会、课程思政、健康课堂等渠道，广泛开展理想信念教育，深化“厚德重防、健康共享”精神文化建设，培育践行社会主义核心价值观，培育具有健全人格和健康心理、能够解决实际问题、具有行业引领潜质的人类健康促进工作者。

——人文和科学精神培育。发挥党建引领作用，依托学院“卫生健康服务育人体验中心”“健康管理创新创业基地”“党员活动室”“白求恩精神传播室”“惠世文化大讲堂”等平台，整合教育资源，把人文素质和科学精神教育融入人才培养的全过程，落实到教育教学的各环节，开好人文素质和科学精神教育的必修课和选修课，逐步建立起内容覆盖课堂教学、课外活动和社会实践的人文素质和科学精神教育体系，打通第一课堂、第二课堂、第三课堂、第四课堂，合力培育和强化学生人文素养、人文情感和人文关怀，培养良好的职业道德和职业素养，构建良好的健康文化，促进良好医德医风的形成，引导学生在体验中培养“惠世”精神和医学人道主义精神，培育学生“治未病”的大健康观念，弘扬救死扶伤精神和爱心奉献精神。

——传承创新传统健康文化精神。按照《“健康中国2030”规划纲要》，加强对传统健康文化思想价值的挖掘，通过“扬弃继承、转化创新”，赋予其新的时代内涵。通过健康文化科普、学术讲座、微信推广等活动，学习古代名医大家的医德医风，大力弘扬传统文化，扩大社会影响力和学术感召力，展示中华传统文化所特有的魅力。创新发展健康文化，移风易俗，培养良好的生活习惯，保持优秀传统文化生生不息的恒久动力。

（二）“健康文化”行为层面建设举措。

——加强健康教育，提高健康素养。利用健康教育与健康促进的专业优势，构建相关学科教学与教育活动相结合、课堂教育与课外实践相结合、经常性宣传教育与集中式宣传教育相结合的健康教育模式，传播生理健康和心理健康知识，改变不良行为，促使大学生形成健康的行为生活方式。定期开展高质量健康知识讲座，面向学院师生开设“慧吃慧动、健康体重”“三减三健”“营养惠万家”等专题健康教育，通过“全民营养周”“高血压防治日”等宣传日，全面普及合理营养、适量运动的知识，发布适合不同人群特点的膳食指南，引导居民形成科学的膳食习惯，推进公民健康膳食文化的养成。积极利用新媒体优势，创新健康知识传播途径和手段，开展健康素养教育，提高健康知识知晓率，帮助学生成长为身心健康的健康传播人。

——培育健康技能，塑造自主自律健康行为。以党员教师为骨干，充分发挥第一课堂的主导作用，加强对预防医学、健康管理、公共卫生管理等专业学生的技能培训，使学生获得较为完整、系统、科学的健康教育能力；利用“两微一端”结合节气、节日，广泛开展健康体重、健康饮食、健康骨骼、戒烟限酒等专项行动，通过有组织、有计划、有评价地开展非医疗健康干预，推进学院健康生活方式行动的实行；引导学生积极主动地融入第二课堂，通过健康信念养成、行为改变阶段干预、专题健康调研等引导师生形成自主自律健康行为，促进合理营养、心理健康，减少不安全性行为和毒品危害，站稳“健康四大基石”。

——发挥专业优势，提高健康服务能力。开展富有专业特色的党建文化育人工程，营造“务实、创新”的健康文化氛围。专业教师党员带头引领，借助竞赛作为载体，服务学生成长成才。开展“课程思政化”系列工作，在人才培养方案和教案中融入思政元素，开展“课程思政”教学设计比赛活动。结合专业特色，鼓励学生入党积极分子与学生党员到周边社区、街道等开展形式多样的志愿者服务活动和社会技术服务工作，使之在实践中接受再教育，增长才干，培养良好的职业道德，并扩大社会影响力。围绕世界卫生组织的各类宣传主题活动日，依托各个实践教育基地，将志愿服务与惠世人文体系建设相融合，紧扣“三位一体”校园文化、塑造医学生“四种精神”、挖掘“五个层面”深层内涵。

（三）“健康文化”环境层面建设举措。

——营造健康文化空间。党总支借助学院更名为“健康学院”的契机，围绕健康中国战略背景，结合学院发展和专业特点，开展院训、院徽征集活动，形成学院文化标志。在学院办公区各楼层、实验区、宿舍区，围绕惠世文化、厚德重防、专业特色、知行合一等主题重构文化长廊，让环境文化熏陶人。通过健康文化节、健康科普、健康音画、仪式教育、一封家书、志愿服务、健康跑等活动，营造专业文化、优秀传统文化、红色文化等特色健康文化的环境氛围；以党员活动室、白求恩精神传播室、“荣誉墙”“合作墙”“文化墙”等为载体，推动校园文化可视化、可及化，加强师生对健康文化的认同。

——加强健康文化宣传载体建设。加强学院网、微信公众号、QQ群、讲座论坛、宣传橱窗等宣传思想文化载体的建设与管理，充分发挥第四课堂宣传思想阵地在校园文化建设中的重要作用。

——完善健康文化管理制度体系。围绕社会主义核心价值观、“精诚惠世”校训、“厚德重防、健康共享”的精神文化，完善文化管理制度体系，结合学院特点、专业特色，细化惠世医学人文培育考核评价体系，细化学生综合测评实施办法。构建师德标兵、优秀毕业生、最美学生等评先推优评价体系，为师生学习提供榜样。建立二级学院领导班子联系基层党支部制度，构建“三全育人”和“党员教师进宿舍”评价方案；完善学院党总支谈心谈话制度、党员与学生联系制度，进一步从制度、机制、管理模式、管理力度等方面加强对学生的思想政治教育与管理。

二、主要特色

健康学院作为以“健康”命名的二级学院，紧紧抓住“健康中国2030”的机遇，开展健康文化的培育与建设。建设中，坚持党建引领，坚持把立德树人作为中心环节和根本任务，坚持“五育并举”，秉承“精诚惠世”校训，立足专业特点，瞄准疾病预防控制，凸显健康教育优势，以发挥党员先锋示范带头作用为抓手，将“价值引领、文化育人、实践育人、服务育人”等方面贯穿教育教学和学生管理工作的各个环节，切实发挥好“四个相结合”的作用。

（一）重视思想教育与健康文化创建相结合

通过对新生入学、在校学习、顶岗实习三个阶段的“价值引领”，创新新生入学教育方式，以党建带动团支部建设；建立党员教师“学生导师制”，带动入党积极分子、学生党员的思想教育工作；拓展健康文化宣传教育渠道，通过建立微信公众号、党支部学习微信群、教学区建立文化墙、开展特色主题党日活动等方式，全面提升健康文化传播与思想政治水平提升；以党建带动团建，大力开展丰富多彩的学生团学活动，以多种形式的健康主题教育活动为载体，塑造“健康魂”，构建“厚德重防、健康共享”的精神文化。

（二）重视教育教学与健康文化创建相结合

《国家中长期教育改革和发展规划纲要（2010—2020年）》中明确提出，

学校要将促进学生健康成长作为学校一切工作的出发点和落脚点，应充分重视健康教育课程的重要性，认真履行健康文化建设的主体责任。目前学院有预防医学、公共卫生管理、健康管理、医学检验、卫生检验与检疫五个专业，这些专业均与疾病的一级预防“治未病”密切相关。因此，在健康文化创建中，充分发挥教育教学专业资源优势，将健康观念深植于教育理念中，重视健康文化建设，培养学生健康素养。通过有计划、有目的、有评价的教育活动，运用科学的方法、手段和形式，全方位开展健康教育活动，普及健康知识，宣传健康行为，提高学生自觉选择健康行为、做好健康促进工作排头兵的积极性。

（三）重视人才培养与健康文化创建相结合

校园健康文化建设的重点在于健康教育，学院在以健康教育为载体的健康文化建设活动中扮演着重要角色。坚持把日常教育作为培育健康文化的主渠道，贯穿教育教学的全过程。努力整合各项优质资源，大力培养学生的“工匠精神”“创新创业精神”，做到内化于心、外化于行。立足健康文化健康教育核心要素，调整专业人才培养方案、课程标准、技能考核办法等，通过专业技能大赛，锻造、体验“工匠精神”。加大“课程思政”教学改革，让专业素养进课程、进课堂、进基地，着力培育学生“治未病”的大健康观念和行为，践行“匠心传承、健康共行”的行为文化，彰显学院专业特色。

（四）重视社会服务与健康文化创建相结合

在健康文化创建中，注重发挥党建引领作用，带动各专业卫生健康服务活动的发展，凝聚支部与各教研室的创造力，结合专业特色及地方经济社会发展需要，进一步拓宽健康服务领域，形成以教师党员为骨干、入党积极分子为支撑的“党员社会服务团队”。加强与社区的联系，充分了解社区居民健康文化需求，结合社区居民特征开展对应的健康促进活动，使居民在健康文化方面的诉求得到满足，从而提高居民参与意识。与卫生行政部门合作开展慢性病危险因素调查、学校卫生调查、居民营养调查等健康服务，开展“全民营养周”“结核病防治”“艾滋病防治”“健康骨骼”等一系列主题宣教活动，践行“匠心传承、健康共行”的行为文化。

口腔医学院：开展“三德”建设　打造惠世口腔人才培养新格局

校园特色活动是校园文化的组成部分，作为校园文化活动中的一张名片，“一院一品”党建思想文化工作品牌是校园文化向外扩散的一种方式。立足党建引领，结合时代需要、口腔医学院的实际需求和学生的具体需求，以文化塑造品牌，利用品牌打造形象，提高学院文化的影响力和知名度。致力于品牌建设与育人理念相结合，达到对口腔医学专业学生进行思想政治教育的目的，促进学院文化建设，共建具有特色的惠世口腔文化理念。

创建口腔医学院“一院一品”党建思想文化工作品牌，有助于将学院的教学、科研等融入学院文化中，促进学生专业学习与钻研，实现学院教学工作与学生工作协调发展。通过发挥口腔医学专业学科优势，打造出结合惠世精神，既能反映学院文化积淀，又能体现学院现实特色的学院文化成果，从而构建出一套较为完善的文化品牌管理机制。

学院围绕“敬业·细致·锤炼”的院训精神，凝练细化、逐层分工，开展学院党建思想文化工作品牌立项的具体实施工作。

一、培养学生敬业精神，树立良好社会公德

（一）以党建工作为抓手，依托“三会一课”、党日活动，面向全院师生开展党史学习教育、核心价值观培育，落实“育人为本、德育为先”的教育理念，提高思想政治工作的网络舆论传播力；通过校园科技文化艺术节、各类团学活动、主题班会、课程思政等渠道，广泛开展理想信念教育，深化学生敬业精神文化建设，培育践行社会主义核心价值观，培育具有健全人格与健康心理、能够解决实际问题、爱岗敬业的口腔行业的优秀医学人才。开展党组织建设，贯彻落实“再学习、再调研、再落实”精神和党建诊改工作，开展教师、学生诊改工作和系列主题班会，提升党建育人实效。

（二）注重理论学习，开展师德师风系列建设活动，打造一支素质过硬的师资团队，以身作则开展党史学习教育，带领学生培养和践行社会主义核心价值观。全面贯彻落实习近平总书记关于教育的重要论述和全国、全省教育大会精神以及《泉州医学高等专科学校 2021 年师德专题教育方案》精神，持续推进口腔医学院师德师风建设工作。制定《口腔医学院师德专题教育方案》，开展以“党旗引航，楷模引领，树立口腔师德新风尚”为活动主题的师德立项活动。

1. 学习习近平总书记关于师德师风的重要论述：组织教师深入学习贯彻习近平总书记关于“三个牢固树立”“四有好老师”“四个引路人”“四个相统一”“六要”等重要论述精神，引导教师弘扬高尚师德、潜心立德树人。

2. 组织学习新时代师德规范，强化纪律教育：组织教师学习《新时代高校

教师职业行为十项准则》《泉州医学高等专科学校教师职业行为负面清单及师德失范行为处理办法（试行）》《泉州医学高等专科学校师德考核办法》等文件精神，确保每位教师知准则、守底线。

3. 开展师德警示教育：组织召开师德警示教育大会，通过公开曝光通报师德失范典型案例，分类介绍师德违规的有关情况和处理结果，引导教师以案为鉴、以案明纪，以此警钟长鸣。

4. 开展师德知识竞赛和师德评比活动：以赛促进，将理论学习与育人实践相结合，评选每个学年学院最受欢迎教师、最受欢迎实验员、最受欢迎辅导员各一名，并予以表彰。

二、注重细致，培养学生职业道德

（一）开展第一课堂，落实学校关于课岗融通的指示精神，做好专业内涵建设，提高人才培养能力。开展诊断与改进评比，以赛促教；推进科研平台建设，提升教学科研水平；完善泉州市现代口腔医学实训中心 8S 管理，培养学生标准职业操作；积极探索远程观摩，丰富学生实训教学内容，提升教学质量。

（二）开展第二课堂，发挥全员育人作用，建设医学人文培育体系。团学活动项目化建设，融入医学人文教育内涵。积极申报校园科技文化艺术节项目，举办口腔技能操作大赛、牙医师协会优秀病例展示赛。发挥专业优势，提高社会服务能力，依托校内医学人文基地——创新创业基地（爱牙屋），开展“呵护孩子 · 健康口腔伴成长”系列义诊活动，口腔宣教达到 2000 人次。

（三）推进课程思政建设，融入口腔医学专业人才培养方案，实现价值引领专业教育。贯彻落实习近平新时代中国特色社会主义思想和党的十九大精神，充分发挥课堂教学主渠道的育人作用，修订口腔医学专业核心课程标准，挖掘思政教育元素，使得各类课程与思想政治理论课同向同行、形成协同效应。

（四）依托学院“爱牙屋创新创业基地”“学生党员活动室”“医学生职业道德基地”“惠世口腔大讲堂”等平台，整合教育资源，把人文素质和科学精神教育融入人才培养的全过程，落实到教育教学的各环节，开好人文素质和科学精神教育的必修课和选修课，逐步建立起内容覆盖课堂教学、课外活动、社会实践的人文素质和科学精神教育体系，培养良好的职业道德和职业素养，促进学生良好医德医风的形成，引导学生在实践体验中培养“惠世”精神。

三、锤炼臻于至善的专业素养，实现美德升华

（一）以党建立项为抓手，发挥教工党支部党员的先锋作用，助力提高口腔医学专业毕业生执业助理医师资格考试通过率。制订切实可行的学生服务方案，强化技能训练与考核、使用实训指导，规范技能操作，针对技能薄弱项目进行专项培训，提高学生就业质量。

（二）建设惠世医学人文体系，校内外各层级进行联动。组织开展学生见习、创新创业实践活动；举办医学生人文讲座，引导学生在体验中培养“惠世”精神，帮助学生成长成才。

口腔医学院以惠世人文精神为引领，贯穿口腔医学专业人才培养全过程，以“敬业·细致·锤炼”的院训为抓手，开展“三德”建设，进一步创建富有口腔医学院特色的精神、制度、行为和物质层质量文化，形成惠世口腔德育新格局。

临床医学院：知行合一　培育惠世医学人文素养

——医学志愿服务进社区

有研究表明，一半以上的医疗纠纷与技术无关，反而与人文关怀如医患沟通不到位有关。用人单位也普遍反映医学院校需加强对医学生人文素养的培育。

医学人文素养具有多重含义：第一是指医学人文精神（属观念层面），强调尊重人、尊重生命；第二是指医学人文关怀（属实践层面），强调对他人的善行，如良好的医患沟通；第三是指医学人文学科，如伦理学、哲学、法学等课程，医学人文学科介于医学人文精神、医学人文关怀二者之间，是从知识到行动、从观念到实践的桥梁。由此可见，医学人文素养是一种综合素养，即主体通过医学人文学科的学习，理解医学人文精神的内涵，具备医学人文关怀的能力，并在医疗工作中得以体现。

显然，医学人文素养的培育必须从学校开始、从学生开始，不能仅仅停留在理论层面，需要学生形成深刻的价值认同和情感共鸣并能付诸实践。由于高职医学院校学制为三年，两年在校学习，一年临床实习，时间短，任务重，因此如何培育医学生人文素养显得尤为重要。医学生人文素养是学生自我发展、

融入社会、胜任工作所必需的知识、技能和态度的集合，它有助于学生成为更健全的个体，有助于学生更好地适应医学科学发展的变化，有助于学生更好地胜任医疗卫生工作。培养医学生人文素养关键是要培养医学生具备“敬畏、仁爱、求真、慎独、合作、创新”等核心素养。

近年来，临床医学院针对临床学生的专业需求，以教师为指导、学生为主体进行志愿服务，既可以增强对医学生思想政治教育的效果，又可以培养医学生的职业道德修养和医学人文素养，让学生把课堂所学的医学专业知识与实践相结合，做到知行合一。围绕立德树人根本任务，以社会主义核心价值观为引领，以不断深化和完善惠世医学人文培育体系为目标，发挥高校文化传承创新的重要功能。通过志愿服务，培育医学生“全心全意为人民健康服务”的意识，践行临床医学院“勤谨励学，尚德惠世”的院训，以传承和弘扬我校“仁爱、奉献、求精、求新”的惠世精神，同时使学院形成良好的教风、学风、院风。

学院组建有康复义诊队、爱心义诊队，并已有万安社区、万盛社区、浔美社区等固定联系点。根据活动开展的情况制定完善相关政策，为活动的开展提供机制保障，共同负责活动的开展落实。学院每年积极为学生开展专题讲座，并培训指导义诊队学生，为义诊活动的开展提供了条件保障。组织爱心义诊队和志愿服务团队，走上街头、走进社区，传播保健、急救、防艾等知识，开展义诊等志愿活动，为群众传达保健知识、奉献爱心。通过开展爱心义诊活动、生命教育活动服务于社区，受到基层群众的一致欢迎，也培养了学生党员关心群众、乐于奉献的精神，使医学生能在实践中勇于担当、积极作为，增强实践动手能力，增加社会见闻，增强专业知识，促进大学生全面发展。学院师生每年参与服务次数超过 100 人次，每年服务群众超过 1000 人。

在此基础上，临床医学院开展了一系列特色活动。

一、党建引领，建立社区宣教队伍，拓展平台载体

以党建为引领，发挥学院党员教师的主体作用，依托学院各教研室教师的专业优势，每年培训、选拔医学生组建社区宣教队伍，以老带新，在学院各教研室教师指导社区宣教活动的基础上，针对社区宣教队员开展专业的培训活动，提高社区宣教队员的实践技能，提升服务质量。通过开展生命教育，探索和创新生命教育形式，充分发挥学校教育宣传作用，形成学校、家庭与社会优势互补、资源共享的生命教育实施体系。同时加强与学校周边社区的联系，增加社

区宣教联系点，拓展平台载体，在项目建设结束时，现已发展了6个稳定的联系社区。

二、知行合一，在志愿服务中体验和培育惠世医学人文素养

以教师为指导、学生为主体开展志愿服务，为社区居民提供便捷的医疗服务，普及中医养生保健知识，促使学生把知识应用到实践中去，在实践中学习更多的知识，实现知行合一。

（一）组织开展“奉献爱心”志愿服务：发动学生参与绿色环保服务；助力“文明校园”“文明城市”的创建；深入社区和农村义务劳动；到福利院、养老院慰问、看望和照顾孤寡老人；关爱儿童；义务献血等。

（二）组织开展专业的知识和技能志愿服务：如健康生活方式和生活理念的宣讲传播；“三下乡”送医送药；慢性病、常见病的医疗健康咨询；不同群体如老人、孕妇、婴幼儿等的健康保健；常用药的注意事项宣讲；“预防艾滋病”“吸烟有害健康”“远离毒品”等专项宣传教育活动；传授急救知识和技能如简单包扎、徒手心肺复苏术；对社区居民开展针灸、保健按摩、血压测量、血糖测量等义诊服务。

三、完善和健全医学志愿服务制度，打造医学志愿服务品牌

（一）完善和健全医学志愿者服务注册制度。注册参与的同学可与第二课堂学分紧密结合，明确规定每位医学生在校期间的志愿服务时长和学分记录，并在每学期提供足够的课时，发布志愿者服务指导手册，并提供专业的教师指导。

（二）完善和健全医学志愿者选拔考核制度。对于部分专业医学志愿者的吸纳设置一定的门槛，以保证志愿服务水平的专业性。

（三）完善和健全医学志愿者培训晋升制度。虽然大学生志愿者具有一定的专业知识，但是在志愿服务技巧、心理学知识、处理突发事件的能力等方面还有所欠缺，有必要为志愿者安排专业的志愿服务培训。

（四）完善和健全医学志愿服务激励机制。在医学院校这种特殊的环境氛围中，大多数学生会积极主动争做志愿者。为了保证服务的持续常态发展，仍需要完善的服务机制做保障，这对于维持志愿者的服务热情有很重要的促进作用。通过学院或者社会其他团体机构给予志愿者荣誉激励和表彰，降低志愿者荣誉奖励的门槛，设置不同层次的荣誉奖励，志愿者便可以更直接地感受到被需要

和自身价值的实现，并能促进志愿者行为良性循环。

学院通过这一系列的特色活动，取得了不俗的成效。

常态化、高质量的志愿服务使学院学生的职业道德修养和人文修养得到显著提高，“全心全意为人民健康服务”意识成为师生共识，学院“勤谨励学，尚德惠世”的院训深入人心，学校“仁爱、奉献、求精、求新”的惠世精神得到进一步传承和弘扬，健康良好的教风、学风、院风日臻形成。

通过强化社区实践“三结合”，积极打造品牌服务活动，积极探索社区实践的新模式和新内容，强化学生社区实践与专业学习相结合、与社会服务相结合、与学生素质锻炼相结合。培养和造就了一批师德高尚、教学风格独特、具有人文素养的好教师。形成了稳定的可持续发展的惠世医学人文实践培育体系，引导医学生在实践中了解社会，锻炼了大学生融入社会的能力，提升了大学生的综合素质；使学校在办学思想、学科教学、学校管理、校园文化等方面表现出的独特性得到社会的认可。

此外，通过志愿服务实践育人合力，提供医学生专项实践锻炼机会，加快医学生社会化的速度。医学专业理论教育是今后医生施展工作技能的要求，而专项实践锻炼是丰富学生动手能力、加强人文情怀培养的要求。医生工作是“健康所系，性命相托”，需要培养工作严谨性、关注细节；医生工作也是经验性工作，必须长期坚持积累社会经验；医生工作又是需要终身学习的，社会实践能提高学生的学习理解力、思维能力，增强自信心，提高医学生的沟通能力，减少医患冲突，提高创新力，培养良好的压力管理能力和团队合作精神，从而更好地完成医疗任务、提高成就动机。长期的实践教育使学院学生在参加实践的过程中，通过与同学、老师和人民群众的广泛接触，学会如何处理人际关系，树立公德意识和社会责任感，认清自己的社会位置，找出自己的差距和不足，调整和改善自己的知识结构，为担当新的社会角色做好准备，从而在一定程度上加速他们的社会化进程。

团委：构建“五位一体”防艾教育体系

党中央历来高度重视防艾工作，习近平总书记多次就防艾工作做出重要指示，提出一系列防艾工作的新理念、新思想、新战略，为深入推进新时代高校防艾教育工作指明了前进方向、提供了根本遵循。当前，我国防艾形势依然严峻，扎实抓好高校青少年艾滋病预防教育具有深远的意义。

近年来，学校团委以教育部《高校思想政治工作质量提升工程实施纲要》为指导，将防艾教育工作作为学校创建文明校园的重要组成部分，纳入学校“十四五”发展规划和“大思政”格局体系中。在创建中建立工作机制，将坚持以项目中标带动管理落地，通过广泛开展同伴教育，举办喜闻乐见的校园文化活动，组织志愿服务社会实践，推进课程建设形式多样、内容丰富、注重时效的防艾教育工作，采取贴近实际、贴近生活、贴近青年的方式，多策并举地宣传艾滋病的危害性，进一步提高青年学生对社会、国情的认识，增强责任感和历史使命感，打造出具有校本特色的防艾主题教育品牌，努力构建“项目推进、同伴互助、文化浸润、志愿服务、知识渗透”五位一体的工作体系。

一、建设举措

（一）强化实践育人，发挥志愿服务作用

1. 加强志愿服务队伍建设。成立防艾志愿服务队，以志愿汇平台为依托，建立统一、规范、多元的防艾志愿者招募和注册管理制度，细化志愿者主体的服务内容、权利义务和保密责任，规范志愿服务实施过程、审核流程、质量评价和激励机制，使防艾志愿服务更加专业化、长效化。

2. 提升志愿服务水平。把防艾宣传教育纳入学生志愿者暑期社会实践专项活动中，组织青年学生志愿者到乡村、社区、学校、企业等基层单位，讲解政策，传播知识，撰写调研报告，深入了解当地防艾最新形势、相关工作开展情况、存在的实际问题，加深了对防艾工作的理解。在实践活动及调查研究过程中形成“一份实践总结、一份调研报告、一次宣传报道、一组影音资料”四项成果。

（二）强化文化育人，发挥文化浸润作用

1. 丰富主题校园文化。以“12·1”世界艾滋病日这个重要节点为依托贯穿全年，通过举办主题团日、演讲辩论、知识竞答、越野闯关、书画设计、图片展和创新性编排防艾小品、话剧、舞蹈、歌曲等多元文化活动，制作防艾手册，让防艾宣传教育真正入耳、入脑、入心。同时，充分发挥融媒体优势，利用展板、海报、电子显示屏、微信公众号、抖音视频等载体开设科普专栏，指导学生浏览“中国禁毒数字展览馆”，及时关注中国计生协、中国青年网络等线上学习阵地，营造出浓厚的防艾宣传氛围。

2. 突出思想价值引领。坚持育人导向，优化顶层设计，通过思想浸润、平

台搭建、舆论宣传、协同机制对大学生进行价值引领、观念内化和行为自律的塑造，推动防艾教育与科学文化教育、思想道德教育、生命健康教育、法制教育有机融合，开展“不忘初心、牢记使命”“青春心向党建功新时代”“青年大学习”等主题教育活动，为防治艾滋病筑牢思想政治根基。

（三）强化思政育人，发挥知识渗透作用

1. 成立防艾教育师资队伍。建立由共青团干部、思想政治理论课、辅导员、心理学等相关专业教师组成的防艾教育师资队伍，聘请公安禁毒、卫生健康部门的专业人士担任防艾客座教授。

2. 确立“大思政”育人思路。树立“大思政”的理念，利用社团课程化，以思想引领和价值观塑造为目标，利用新生入学教育、主题班会、团日活动等形式，定期邀请相关专家针对艾滋病的知识盲区和防艾的薄弱环节开展“精准化”科普讲座与培训，包括理想信念、精神道德教育、相关法律知识、心理疏导、毒品的斗争史、艾滋病的病理知识、生殖知识、经典案例等，使青年学生站在社会主义核心价值观的视野上对毒品和艾滋病的危害有深刻的认识和理解。

（四）强化心理育人，发挥同伴互助作用

1. 扶持学生新社团。成立青春健康同伴社，以“用我的知识帮助同伴，用我的热情关心同伴，用我的快乐感染同伴”这一新理念为宗旨，开展有意义、有价值、有趣味的防艾教育活动。同时，配齐配强指导老师，逐年加大对社团的投入，及时进行社团监督检查和评估指导。

2. 推广同伴新模式。培养一批具有影响力、号召力的同伴教育主持人，在学生群体中开展以角色扮演、小组讨论、游戏、头脑风暴等互动环节为主要形式的同伴教育专题活动，向身边的同学宣传预防艾滋病的知识和技巧，达到更广泛的范围传播。

（五）强化管理育人，发挥项目推进作用

1. 积极协调社会资源，形成多方合力。与市共青团、区共青团、计划生育协会、疾控防治中心及黎明职业大学、泉州经贸职业技术学院、泉州幼儿高等专科学校等其他高校建立互联互动协同机制，将防艾教育工作作为系统性工程来抓，提高该项工作的专业性和科学性。

2. 积极申报各类专题项目，进行科学管理。密切关注各级各类专题项目招标通知，组建防艾教育工作团队，提高立项中标的概率，按照项目启动、项目规划、项目执行与监控、项目总结与评价四个环节，规范项目管理流程，推动项目落地。如中国计生协青春健康高校项目、中国性病艾滋病防治协会高校基金项目等。

二、成果与特色

一是构建“五位一体”防艾教育体系，提高全体师生防治艾滋病知识知晓率，树立共担防艾责任、共享健康权利、共建健康中国的意识，营造艾滋病防治工作的良好社会氛围，培养健康的生活方式，增强自我防范能力，增强社会责任感，做到“全员防艾、全过程防艾、全方位防艾”。

二是学校团委自2006年开始连续15年与泉州市卫生计生系统关工委、泉州市疾病预防控制中心联合开展大学生防治艾滋病健康宣传社会实践活动。活动由师生共同参与，奔赴泉州市13个县、市、区的相关乡镇、街道、社区、农村、学校、企业、工厂、KTV、酒吧、车站、商场，以及市戒毒所、妇教所等场所，通过摆摊设点、知识抢答、猜谜语、发放宣传物料、举办讲座、文艺互动、面对面交谈等各类形式开展防艾宣传，普及艾滋病防治知识，提高民众对艾滋病的防范意识。学校防治艾滋病健康宣传社会实践活动的足迹遍布泉州地区，面向广大群众尤其是流动人口和高危人群，活动影响面广，效果显著。截至目前，已开展各类防艾健康宣传活动1000余场次，服务群众30000余人次，活动得到社会各界的广泛好评，事迹也得到中央电视台、泉州电视台、泉州晚报等媒体的报道。相关集体和个人也得到表彰，校防治艾滋病健康宣传社会实践队被评为福建省大中专学生志愿者暑期“三下乡”社会实践活动优秀团队（2013年和2015年两度获评），荣获第十一届福建青年五四奖章、第十一届泉州青年五四奖章、泉州市大学生暑期社会实践活动优秀团队三等奖等；校团委被评为福建省大中专学生志愿者暑期“三下乡”社会实践活动先进单位；吴嘉敏、黄舒婷等近十位同学分别获评省、市防艾活动优秀志愿者。

马克思主义学院：传承红色基因 争做时代新人

马克思主义学院作为学习研究宣传马克思主义、落实思想政治教育的主阵地，在培养担当民族复兴大任的时代新人、培养德智体美劳全面发展的社会主义建设者和接班人方面，马克思主义学院责无旁贷。马克思主义学院在发扬惠世精神、强化医高专学子思想政治教育这一块扮演着十分重要的角色！

中国共产党人的红色基因，是在伟大的革命战争历史中，被广大先烈的鲜血染红的，不仅蕴含着马克思主义世界观、价值观、方法论，更是体现了我们党的性质宗旨和奋斗目标。习近平总书记深刻指出：心中有了信仰，脚下才有力量。面对前行路上的雪山草地、浅滩暗礁，迫切需要我们实施红色基因传承工程，就是要把红色基因转化为看得见、摸得着、感受得到的人物事件，通过听红色歌曲、观红色文物、读红色经典、看红色电影等，自觉升华精神境界、激扬价值理想；要把红色基因根植在爱国主义教育和文艺作品之中，讲好红色故事，传承红色基因，争做时代新人，不断激发中华儿女的信仰力量，凝聚起众志成城的磅礴力量；要把红色基因传承融入学子们的学习和生活，真正使之内化于心、外化于行，最终都落实到真抓实干上。基于此，马克思主义学院深入开展了红色基因学习传承系列活动。

一、认真组织“四史”特别是党史的学习教育

2021 年是中国共产党成立一百周年。党中央立足党的百年历史新起点、统筹中华民族伟大复兴战略全局和世界百年未有之大变局，为动员全党全国人民满怀信心地投身全面建设社会主义现代化国家，做出了在全党开展党史学习教育的重大决策。习近平总书记在党史学习教育动员大会讲话中强调：“要在全社会广泛开展党史、新中国史、改革开放史、社会主义发展史宣传教育，普及党史知识，推动党史学习教育深入群众、深入基层、深入人心。”习近平总书记这一重要论述，为新时代在高校教师中开展“四史”学习教育指明了方向、提供了遵循。坚持以立德树人为本，以传承红色基因教育为重点，突出弘扬社会主义核心价值观，搞好宣讲活动。通过组织学生开展聆听一次党史学习教育宣讲，阅读一本党史国史书籍，参观一个革命遗迹，撰写一篇学习体会，参加一次志愿者服务活动等“五个一”活动，让红色基因内化于心，外化于行。

二、开展读书征文、演讲活动、社会实践活动

将以中华魂为主题的读书征文活动、“我为实现中国梦做贡献”演讲活动、“党史国史教育实践活动”等紧密结合，通过征文、演讲赛、社会实践等多种形式，把主题教育活动渗透到教育教学的各个环节，开展校级比赛、评选活动，让学生们在文学创作、演讲活动、社会实践活动中抒发个人感悟和心得体会，交流情感，启迪人生。

三、充分发挥思政课主渠道作用

把主题教育融入教学之中，融入第一、第二、第三课堂之中，融入节日纪念活动之中。通过学、讲、观、寻、听、写、晒、绘、唱、赛、做等形式，讲好中国故事，传承和弘扬中国精神，使主题教育生动活泼，富有吸引力和感染力。

四、组织红色教育基地现场教学

组织学生参观泉州海丝博物馆、晋江城市展览馆、惠安解放军庙、围头八二三炮台遗址等，了解本土红色文化，增强学生爱国爱党爱乡的情感。开展军警民共建共育活动，体验军营生活，感受实践活动的快乐。

这一系列活动的开展，成效显著。比如将“四史”学习融入思政课堂，有利于引导青年学生坚定“四个自信”，促使思政教师在增强历史思维、拓宽历史视野中提高马克思主义理论素养。学校党委书记熊志强作题为《学党史 开好局 推进学校高质量发展》的主题宣讲，围绕开展党史学习教育的目标要求、中国共产党百年历程及其历史性成就、开启全面建设社会主义现代化国家的新征程、从百年党史中汲取推进学校发展力量四个方面进行宣讲，并对把握党史学习教育的重点内容、着力解决师生员工切身利益的突出问题、全力开创学校事业发展的新局面提出具体要求。再比如通过向学生宣传我国革命、建设和改革的历史进程、辉煌成就，增强了学生热爱中国共产党、热爱祖国、热爱社会主义的情感；通过开展丰富多彩的活动，帮助大学生确立积极的奋斗目标、价值取向和精神追求，培养和提高大学生的思想政治水平，增强大学生的社会责任感和历史使命感。

作为时代新人，传承红色基因，就是要坚定舍我其谁的信念、勇当尖兵的决心，保持爬坡过坎的压力感、奋勇向前的使命感、干事创业的责任感，激发始终不渝的意志、应对挑战的信心、埋头苦干的动力。这基因，让激情燃烧，让生命之花绽放，激励着我们奋勇前进。作为新一代接班人，我们坚定从容地走向明天，走向未来，继承发扬先辈的光荣传统，爱党爱国，矢志不渝，为实现中华民族伟大复兴的中国梦而努力奋斗！

（陈娇娥　陈　宇）

下 编

德技并修　培育“惠世”人才

近年来，伴随着我国职业教育改革发展走上提质培优、增值赋能的快车道，泉州医学高等专科学校抢抓机遇，锐意进取，树立“全心全意为人民健康服务”的办学宗旨，确立“志诚业精、尚德崇医、技以载道、济世惠民”的办学理念，以创建“海西一流、国内知名”高职医学院校为奋斗目标，走出了一条内涵式、高质量的发展之路，实现了学校的跨越式发展。

学校坚持以生为本，落实立德树人根本任务，发挥国家级卓越医生培养基地、福建省紧缺人才培养基地的作用，立足民生，服务基层，面向福建全省及省外21个省市地区，培养健康产业行业急需的临床医学、护理、预防医学等德技并修的高素质高技能紧缺人才三万余人，有力地服务“健康新福建”和“幸福泉州”的建设。

志存高远，激流勇进。2021年，学校第二次党代会胜利召开，吹响了“建设有特色高水平的高职医学院校，开启应用型本科医学院校建设新征程”的号角。站在历史发展的新起点上，泉医专人以时不待我、只争朝夕的精神投入学校建设，奋力谱写学校发展的新篇章。

第六章

十年奋进　砥砺前行

2011 年至 2021 年是泉州医高专发展的一个重要阶段。在校党委的正确领导下，学校围绕《“健康中国”2030 规划纲要》《国务院关于加快发展现代职业教育的决定》等国家战略和创新发展要求，落实立德树人根本任务，坚持走深化内涵高质量发展之路，全校师生团结一致，奋勇拼搏，扎实推进国家示范性骨干高职院校和省示范性现代职业院校建设，使其综合实力和办学水平不断提升。

本章全面总结国家示范性骨干高职院校建设和福建省示范性现代职业院校建设举措和成就，从文化视角分析高职医学院校专业化、素质化、特色化的办学新路径。

第一节　国家示范性骨干高职院校建设与文化发展

2010 年 7 月发布《国家中长期教育改革和发展规划纲要》，为教育事业改革和发展描绘了宏伟蓝图。纲要突出强调了把文化知识学习和思想品德修养紧密结合起来，把创新思维和社会实践紧密结合起来，把全面发展和个性发展紧密结合起来，努力培养德智体美全面发展的社会主义建设者和接班人。

国家示范性骨干高职院校是教育部、财政部重点打造的高职教育“国家队”，通过骨干校的示范引领，创新高等职业教育办学体制机制，深化教育教学改革，提高人才培养质量和办学水平，全面提升高职院校服务经济社会发展的能力，更好地服务经济发展的方式转变、产业结构的优化升级，服务人力资源强国发展战略。为此，国家示范性骨干高职院校的立项建设更加着眼于对接行业、产业发展需要，创新体制机制，深化教学改革和科研创新，培养行业、产业急需的技术技能人才；更加注重高校功能的实现，大力推进人才培养、科学研究、社会服务各项工作，进一步推进文化传承与创新。

作为福建唯一一所医学类国家示范性骨干高职院校，学校紧扣医药卫生行业需求人才短缺的现实，建立健全校企合作、工学结合的长效机制，形成人才共育、过程共管、成果共享、责任共担、互利共赢的紧密合作办学机制，以重点专业建设为龙头，优化配置校内外资源，创新人才培养模式，深化教学改革，大力推进科研攻关，践行社会主义核心价值观，传承优秀中华文明和医学文化，提升人才培养质量，致力于服务医药卫生产业和医疗卫生行业的发展。

一、大力推进医学人才培养，实现校企文化育人

学校确立“质量立校、人才强校、特色兴校、科研优校”的办学理念，以服务为宗旨，以就业为导向，走校企合作、产学结合的发展道路，以社会主义核心价值观为引领，大力弘扬传统医学文化和职业精神，不断深化教育教学改革，提高人才培养质量，为基层、社区输送“下得去、留得住、用得上、服务好”的高素质技能型医药卫生类人才。

（一）打造高职医学人才培养共同体，实施人才共育

1. 打造政、校、行、企、社“五位一体”的办学运行新模式。学校成立泉州医学高等专科学校理事会，组建校院（企）合作协调委员会，建立专家工作站和教师工作室，搭建“138”教学科研平台，开设校外基地教学班，形成“三会两平台”立体式办学管理机制，打造政、校、行、企、社“五位一体”的办学运行新模式，推进校院（企）深度合作，健全多元化办学体制，激发内生动力，实现提质增效。

2. 依托医药护理职业教育集团实施人才共育。学校坚持“校企结合、优势互补、资源共享、互惠互利、合作双赢”的原则，牵头组建福建省医药护理职业教育集团，与医药卫生院校、医院、医药企业及医药行业协会等成员单位，互通职业技术人才供求信息和教育改革信息，构建技能型人才的“供应超市”，缩短“供”“求”距离，提高院校人才推介与企业人才招聘效益，促进企事业“联姻”和配套合作，实现地域和空间优势互补。开展集团成员内部及省内外其他职教集团的横向交流活动，定期举行集团化职业教育发展论坛和交流会，充分发挥群体优势、组合效应和规模效应，打造医药卫生职业教育品牌，提升医药卫生职业教育的综合实力，在人才、技术、教学、实习实训、技能鉴定、毕业生就业等方面建立稳定的协作关系，联合开展人才培养、技术研发、生产服务、文化传承，促进了职业院校与行业企事业单位之间的良性互动和共同发展。

（二）共享校（院）企办学资源，实现双主体、双环境育人

以医药卫生行业岗位典型工作任务为主线，引入行业标准，以知识迁移能

力、专业实践能力、职业意识、职业道德培养为目标导向，建构理论与实训并重的高职医学人才培养教育体系，在教育教学过程中，通过具有鲜明职业性价值导向的医学职业文化和职业文化教育，营造浓郁的教学文化氛围，促进师生教学、学习观念的转变，促进医学职业素养的形成，实现文化育人。

1. 校（院）企共同构建课程体系。按照“职业岗位能力→工作岗位→工作任务”的思路，提炼、优化、归纳形成典型的职业工作任务。以医药卫生行业各岗位典型工作任务为主线，引入行业标准，与行业、企业专家和技术骨干合作，共同构建基于工作过程系统化的优质核心课程体系。学校、行业、企业共同开发工学结合的专业优质核心课程 21 门，编写实训教材 16 本，福建省医药护理职教集团规划教材 13 本，适合培养农村基层医生的工学结合特色教材 12 本，实现课程内容与行业标准、岗位现场、职业资格标准高度吻合。

2. 创新专业人才培养模式。按照校企合作、工学结合的总体要求，结合医药卫生行业人才需求调研，动态设置专业，推动医药卫生类职业院校人才培养方向和模式的创新，深化生物制药技术专业“校企深度合作、全程职业模拟”、护理专业“校院融合、工学交替、双轨并行、三阶递进”及临床医学专业“校院合作、工学结合”人才培养模式改革，彻底打破传统高职高专三年制教育重理论、轻实践、深基础、浅专业的人才培养弊端，体现“依托行业办专业，办好专业促产业”的鲜明特色，建成一套以能力培养为主线，围绕专业主干课程，突出实践教学地位，突出文化育人，适合医药卫生行业高职专业发展的独具特色的人才培养模式，建成一批立足泉州、带动闽南、辐射海西，在全国医药卫生类院校中起带动作用的重点专业。

3. 校（院）企共建实训基地。通过校企合作拓展，提升学校实践基地功能，利用企业资源，实施文化育人活动。一方面，选定规模以上的医药企业作为长期合作的校外实训基地，拓展学校教育空间；另一方面，把医院、药企文化因素科学引入校内实验实训基地，使校内实验实训基地的文化企业化。建设期间，学校根据专业人才培养目标和岗位职业技能要求，通过政校行企社的跨界融通、牵线搭桥，与福建省九地市三甲医院 30 家、三乙医院 18 家、二甲医院 30 家、规模以上药企 47 家建立了长期稳定的合作关系。围绕 3 个重点建设专业及专业群，吸引企业资金 1685.3 万元，新建 GMP 车间、生物发酵制药车间等“校中厂”式校内教学实训基地 23 个，基础实验室 160 个；新、改、扩建实验实训场地面积 5109.34 平方米。新购置实验实训设备 4539 台，新增实验实训设备固定资产 3166.64 万元，校内实验实训设备总值从 2010 年 2888.62 万元，增加到如今6055.26万元。建成集专业教学、实验实训、技能考核和资格鉴定于一体的泉州现代生物制药技术实训中心、泉州市食品药品质量检测中心、泉州市现代护理实训中心、泉州市母婴保健实训中心、泉州市老年康复护理实训中心、泉州市临床技能实训中心等8个实训中心。校内生产性实训课占总实践课时的57.2%。新增“厂中校”式校外教学基地5个。新增非直属附属医院4所，教学实习实训基地达189家。

4. 校（院）企共建教学团队。按照高等职业教育职业性、实践性和开放性的内在要求，学校全面提升专业教师的双师素质，实施专业带头人“内培外引”的“名师工程”、“以老带新、以新促老、师徒结对、共同提高”的“青蓝工程”、兼职教师及高层次人才队伍建设的“引智工程”，打造出一支适应医药卫生类高职教育人才培养和行业技术推广需求、专兼结合、实践与创新能力强、教学经验丰富的双师结构专业教学团队。

学校聘用专家担任兼职教师，到校承担51.15%的专业课教学任务，参与学校专业建设和实训室建设；所有专业教师每年下临床不少于2个月，新招聘的专业教师先在附属医院、合作医院、药企临床实践两年后再安排学校教学任务。定期到医院（企业）一线实践，开展技术服务，定期参加顶岗实践和各种培训，学习新知识，掌握新技术，参与实训基地建设、科技研究及新产品开发等，促进骨干教师成长，提升双师素质；学校定期为行业企业兼职教师举办教学培训班，提高其教学能力，实现专任教师与兼职教师在知识结构、教学能力、实践能力等方面的有机融通。学校教师中有国务院特殊津贴获得者2名，福建省高等学校教学名师4名，福建省高职教育专业带头人8名，有35位教师担任全国高职高专专业教指委副主任委员、委员和福建省医药行业学会主任委员、副主任委员。临床医学专业教学团队被评为国家优秀教学团队，护理专业教学团队和生物制药技术专业教学团队被评为福建省优秀教学团队。

5. 校（院）企共建教学班。通过“2+1”模式，与东南医药集团、福建太平洋医药集团等规模以上企业共建校内实训基地，校企合作培养生物制药技术人才。同时创新“1+1+1”分段教学模式，在东南医药集团、福建太平洋医药集团建立教学基地，成立“东南医药教学班”和“太平洋制药教学班”，紧扣企业职业岗位能力需要，开展“订单式”培养。护理专业通过“1+1+1”教学模式与解放军第一七五医院、第一八〇医院合作，通过“1.5+1.5”教学模式与泉州市第一医院合作推进“校院融合、工学交替、双轨并行、三阶递进”人才培养模式改革。临床医学专业通过“1+1+1”教学模式与附属晋江市医院、附属南安市医院、附属安溪县医院、附属惠安县医院合作推进“校院合作、工学结合”人才培养模式改革。各专业充分利用“厂中校”“校中厂”的职场环境，传授医药护理专业理论知识，融合职场文化，培养岗位职业技能和职业素养，促使人才培养模式呈现职业化。

（三）校（院）企共育人才，成效显著

1. 职业文化教育成效显著。通过校（院）企合作，引入医院药企制度文化，将有章可循的劳动纪律、保密纪律、安全规范常识引入学校文化制度中，让学生提前感受在一线工作实践的严肃氛围，促进学生对将来工作环境的适应。加强对沟通协作能力、责任感、爱岗敬业等职业素养的教育，培养爱国主义情操和热爱集体、团结友善等道德品质，从而形成实验实训、见习、实习三阶段全程契合式医学与职业文化教育形式。一是转识成智阶段，开展敬畏生命、伦理与死亡、团队协作、职业认知教育；二是深描底色阶段，开展专业思想、人文关怀、医生体验、中医文化自信教育；三是致知善行阶段，开展全员急救技能培训，增强救死扶伤的技能和责任意识。三个阶段循序渐进地对医学生加强医药企业价值观教育，培养“职业人”，让学生在进入社会之前建立正确的、独立的、完整的个人价值观，具备医药卫生职业精神和品质素养。

2. 专业技能显著增强。三年建设期间，学校共获全国职业院校技能大赛一等奖 3 项、二等奖 4 项、三等奖 9 项；获福建省职业院校技能大赛一等奖 10 项、二等奖 9 项；参加教指委、行业协会等举办的其他全国性职业技能比赛获一等奖 3 项、二等奖 4 项、三等奖 9 项。

3. 就业能力显著增强。学校为泉州市农村基层培养了一大批综合素质优、实践能力强、“下得去、留得住、用得上、干得好”的优秀学生，据统计，泉州地区乡镇卫生院院长、副院长中有 70%是学校毕业生。三年建设期间，培养医药卫生类技术技能人才 4144 名，毕业生“双证书”获得率 100%，初次就业率 99. 12%，用人单位满意率 99. 72%，2012 年学校被评为福建省普通高校就业先进单位。

4. 创业能力进一步提升。据统计，学校临床医学专业毕业生开办乡村卫生所和社区诊所 26 家，药学专业毕业生自主经营药品零售店 35 人，口腔医学专业毕业生开办口腔诊所 42 家。麦可斯公司调查结果显示，学校毕业生综合素质优于省内同类院校。

二、施行科研优校战略，提升科研文化水平

1. 大力推进科研工作。以省、市科技进步奖、社会科学成果奖评选为导向，以国家级核心学术期刊论文发表、专著出版、参与国家或省级统编规划教材编写为激励，出台《泉州医学高等专科学校产学研结合工作实施意见》《泉州医学高等专科学校校院（企）联合科研开发管理办法》等文件，大力推进科研工作，发挥科研工作在深化教育教学改革、优化人才培养质量方面的促进作用。

2. 引进优质资源推进科研工作。在校内建立了分子生物学专家工作站、药品和食品质量检测专家工作站等 7 个专家工作站，遴选和聘请许瑞安、许建华等 20 位专家到站工作，带动学校教师联合开展科研项目申报 20 项；引进和聘请中国台湾专家教授 12 人担任学校专业带头人及客座教授，主持专家工作室教学科研工作，共同修订人才培养方案 3 个，修订课程标准 13 门，共同开发科研课题 6 个。

3. 积极搭建产学研结合的技术服务平台。开放校内完善的实训和科研实验设施，利用专业群技术人才优势，为集团成员校、院、企科研人员及研究生联合开展科学研究、课题申报、技术及产品开发、合作申报科技成果奖等提供平台。推进校企合作教师工作站的工作开展，落实专业教师深入企业实践行动计划，选派教师脱产下企业开展技术服务，带动企业产品和技术升级，促进科技成果转化，成为地方经济发展的助推器，实现互利共赢。建设期间，教师与医院、药企联办研发中心与技术推广中心，共同解决医院新技术攻关和新药开发与推广中的难题，技术服务到款额达 1982.13 万元。

4. 科研文化的形成与发展。在科研实践过程中，师生员工发挥主动性及创造性，大胆探索新的科学领域知识，开展丰富多彩的科研活动，通过有目的、有计划的科研实践，培养热爱科研的优秀品质、严谨认真的科学态度、诚实守信的学术品格、批判质疑的科研意识，使全校师生真正自觉认同学校的科研理念、科研追求与发展远景，真正将科研情怀内化于心外化于行，使之成为引导自身的科研追求和行为导向，形成科研的自觉意识。通过支持教师外出访学进修、引进国内外专家学者到校交流等方式，多措并举，营造浓厚的、积极的、向上的科研文化氛围，发挥科研文化潜移默化、润物无声的重要作用。

三、支撑医药卫生产业发展，提升社会服务功能

1. 打造终身教育平台。作为福建省医药护理职教集团的龙头单位、福建省

护理紧缺人才培养基地、福建省乡镇卫生院卫技人员培训分中心、福建省乡村医生培训分中心、福建省全科医学教育培训基地，学校积极发挥生物制药技术、护理、临床医学重点专业的辐射作用，整合优质资源，面向社区、农村和中西部地区，构建区域行业从业人员终身教育平台，开展“职业技能学历双提升工程”培训，优化和提升卫生从业人才队伍理论结构和技术技能水平，切实增强学校的社会服务能力。

2. 培养产业急需人才。学校与海西医药卫生产业相生共长，三年建设期间累计为福建省医药卫生行业，特别是泉州及周边地区的医院、药企、检验机构及其他服务行业培养技术技能型人才4414人。同时完成省外招生2070人，比例达到30.46%。学校培养的技术技能型人才，成为区域医药卫生行业生产一线的生力军。

3. 开展行业培训和继续教育。学校发挥福建省医药护理职业教育集团龙头单位作用，承办省级职业技能竞赛5场，推进福建省医药护理职业岗位能力标准的修订。依托实验实训资源和重点专业师资优势，为东南医药集团、太平洋制药有限公司等知名企业开展员工培训39049人次，为泉州地区在职护理人员岗前岗后培训和临床护理带教教师培训986人次。发挥福建省乡村医生培训中心和福建省卫生技术人员培训中心的作用，开展乡村医生规范培训16148人次，乡镇卫生院卫技人员培训1139人次，技能鉴定15个工种6572人次。完成成人学历教育3202人。通过开展行业培训和继续教育，学校行业影响力不断提升。

4. 高职院校师资培训。学校三年建设期间先后承接护理、口腔、医学检验等5个“高等职业学校专业骨干教师国家培训项目”，有来自青海、辽宁等近10个省、市、自治区的高职院校骨干教师共28人参加“护理专业新技术新进展”国培项目，促进了学校与全国高职院校的交流与合作，搭建了教师交流工作经验、开展合作研究的平台。

5. 组建伊专护理服务有限公司。2011年11月12日，学校与泉州市各大医院共同组建泉州市伊专护理服务有限公司，实行股份制经营模式，牵头成立董事会，由原副校长杜翠琼出任公司总经理。公司下设综合办公室、市场拓展部、人力资源部、培训部、管理部、财务部等部门，泉州市护理学会设立监管中心。建设期间公司完成护工的规范化培训600多人，完成就业上岗与规范管理培训护工200名、月嫂70名。公司的成立和运行为泉州地区各医疗机构提供了合格护工，规范了护工技能培训，提升了其就业能力和就业层次，有效促进了学校社会服务长效机制的构建。

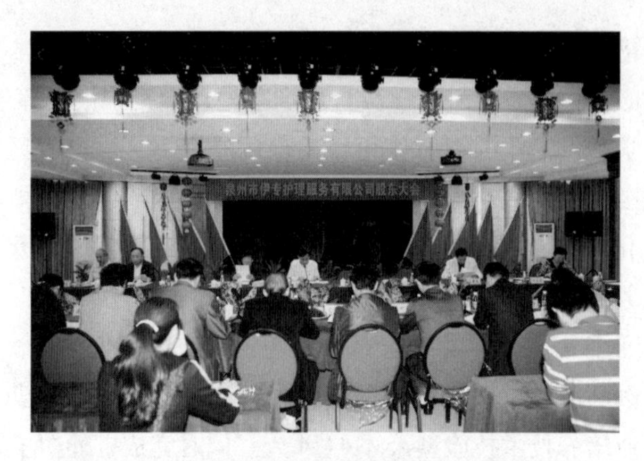

图 6-1 学校组建泉州市伊专护理服务有限公司

四、对口交流成效显著，闽台合作再翻新篇

1. 对口交流与支援。学校制定了《泉州医学高等专科学校对口支援西部行动三年计划》，先后与重庆医药高等专科学校、四川雅安职业技术学院、贵阳职业技术学院签订了对口支援合作协议，在干部和师资培训、学生联合培养、教学仪器设备捐赠、专业课程及实习实训基地建设等多方面开展支援服务。学校联合中国台湾高校选派专家教授赴四川、重庆等地，为对口支援的学校开展讲学交流，为受援院校免费培训专业骨干教师。学校开放教育教学设施和优质教学资源，接受受援院校教师来校参加优质课观摩、实验实训指导、课题攻关，接受受援院校相关专业学生到校跟班学习和技能培训等。三年建设期间，学校为对口支援院校培训教师 172 人次，与对口支援院校联合培养学生 276 人次。教育服务西部受惠人数三年合计近 2000 人次。

三年建设期间，学校给予龙岩卫校、三明职校、安溪华侨职校等省内中职院校在师资培训、学生培养、成果运用、资源共享、职业技能竞赛等方面的支持，共协助支援学校培训教师 56 名，培养或培训学生 120 人，有力地促进了省内医药卫生类中高职教育协调发展。

2. 闽台教育交流与合作。建设期间，以“闽台医技护理职教交流合作学院”为平台，学校与台湾地区的稻江科技暨管理学院、美和技术学院、致远管理学院、康宁医护暨管理专科学校、永达技术学院、大仁科技大学等学校联合开展合作办学，开展师资互派 40 人次，进行学术访问、短期讲学研修等活动。引进和聘请中国台湾专家教授担任学校专业带头人，主持专家工作室教学科研工作，共同修订人才培养方案，共同修订课程标准，共同开发科研课题。同时通过互派学习及开展文化、科技、体育夏令营活动，进行学生交流。通过闽台教育合作，学校相关专业及专业群办学水平和人才培养质量显著提升，成为闽台合作交流的前沿和典范。

五、传承高职医学文化，培育品德高尚医学专科人才

1. 高职医学文化的传承。高职院校的育人文化强调的是安身立命、奉献社会、服务人民。为此学校以“精诚惠世”为核心，传承校史文化，突出医德教育，开展医学生职业道德建设，培养高职学生树立专业意识、科技意识、创新意识、协作意识，树立正确的价值观和职业道德观，融入责任文化、担当情怀。

2. 医学人文素养的形成。依据医药卫生行业对医疗岗位人文素质的要求，以培养医学生人文素质、人文精神为主线，分阶段开设“医学伦理学”“医患关系学”“医学心理学”等医学人文系列课程。遴选社会思政教育专家和行业道德高尚、医术精湛的专业技术能手担任兼职教师，在传授专业知识的同时，强化医学生的职业道德意识，不断提升医学生的职业素养。通过参观学习、临床见习、健康宣传等实践活动，让医学生早期接触医院、病人和社会，了解职业要求，培养学生热爱生命、关爱病人的职业观念，树立良好的职业道德感和职业神圣感，增强社会责任感和使命感。通过开展“入学教育”“医学生宣誓”“医德教育”“医德事迹报告”“职业技能竞赛”“弘扬白求恩精神，展现医学生职业风貌”“公共卫生知识普及宣讲”“三下乡社会实践”“社区义诊服务”等活动，把社团活动、专业知识与职业道德教育有机融合。学生在学习医学技能的过程中学会做人，努力成为专业技能过硬、作风严谨、尊重科学、崇尚医德的高素质技能型医学专科人才。

六、综合办学实力增强，社会评价总体良好

学校一手抓外延拓展，一手抓内涵提升，着力加强基础能力建设，不断改善办学条件，办学综合实力显著增强。三年建设期间，学校成为教育部、卫生部第一批卓越医生教育培养计划项目试点高校、福建省职业教育集团法人制试点单位，先后获得福建省护理紧缺人才培训基地、福建省全科医学教育培训基地、福建省高校毕业生就业工作评估优秀单位、福建省文明学校、福建省大中专学生志愿者暑期“三下乡”社会实践活动先进单位、福建省无偿献血先进单位、泉州市园林式学校、泉州市青年志愿服务先进集体、泉州市优秀技能鉴定

站、泉州市平安先行学校等各种荣誉87项。学校的人才培养工作受到了《中国教育报》《中国青年报》《福建日报》《泉州晚报》《东南早报》《侨乡科技报》等报纸和《中国职业技术教育》《泉州医界》等杂志以及中央电视台、福建电视台、泉州电视台等媒体的广泛报道。

回顾国家示范性骨干高职院校建设的三年，学校立足骨干院校建设的宗旨与内涵，树立特色和创新意识，以严谨的态度和务实的精神，通过加强办学机制创新、人才培养模式创新、学生医学职业道德建设等，在提升办学治校能力、提升人才培养质量、提高社会服务能力的同时，有力塑造了独具高职医学院校特色的学校文化，为学校“十三五”时期实现省示范性现代职业院校建设和“十四五”初期成功申报福建省“双高计划”建设奠定了坚实的基础。

附录　国家示范性骨干高职院校建设人才培育典型成果

创新办学体制机制　校企合作“紧密深入”

一、实施背景

《国家中长期教育改革和发展规划纲要（2010—2020年）》明确指出，建立健全政府主导、行业指导、企业参与的办学机制，大力推进合作办学、合作育人、合作就业、合作发展，不断提高高职教育服务社会经济发展的能力。福建省人民政府《关于福建2010—2012年教育改革和发展的重点实施意见》（闽政〔2009〕25号）指出，要深化职业教育人才培养模式改革，进一步明确高等职业教育的办学定位、培养目标。

学校全面贯彻党的教育方针，紧跟高职教育发展，确立“质量立校、人才强校、特色兴校、科研优校”的办学理念，强调以提高人才培养质量为中心，以服务为宗旨，以就业为导向，走产学结合的发展道路，推进全省行业型职教集团的组建工作，依托职教集团的优势，在联合培养人才、共建实训实习基地、开展技术研发以及专业教师培训、企业员工培训等方面构建校企合作平台。建立促进校企合作的激励和保障机制，引导和调动企业积极主动地参与职业教育，实现规模、质量、结构、效益协调发展，促进综合办学水平不断提高。

二、实施过程

（一）成立泉州医学高等专科学校理事会，创新办学体制机制

学校联合福建省卫生厅、福建省食品药品监督管理局、泉州市人民政府、泉州市卫生局、泉州市食品药品监督管理局、行业企业建立泉州医学高等专科学校理事会，形成政府、行业、企业、学校、社会团体多方参与、紧密结合的理事会结构。发挥福建省医药行业协会、医疗机构和医药企业的指导作用，利用学校、院（企）的资源优势，使学校、行业、院企三方互动，紧密合作，实现人才共育、过程共管、成果共享、责任共担。

（二）建设企事业专家工作室和教师工作站

建设以学校为主体，理事会成员单位参与的5个企事业专家工作室。通过专家驻校，引进企事业行业新知识、新技术，指导学校专业建设，打造专业教学团队，推进校企紧密型合作，扩大学校影响。与晋江市医院、解放军第一七五医院、解放军第一八〇医院、东南医药物流有限公司等开展合作办学班的院（企）建立驻院（企）教师工作站9个。通过工作站的建立，密切校院（企）的工作联系，参与院（企）的实际工作，开展技术服务；帮助院（企）解决教学实际问题，培养院（企）双师素质教师，管理实习学生及培训院（企）员工等。

（三）校企合作制度建设

建立校院（企）合作利益共享机制，深化学校管理体制改革，与（院）企共建四个二级学院，不断完善人才共育专业建设制度，完善师资共同培养和管理制度，完善校企互动教学质量保障体系建设，完善自主招生、订单培养等招生录取选拔体制改革，形成校企紧密合作的联动机制，完善社会服务长效机制，成立泉州市伊专护理服务有限公司，不断构建和完善现代职业教育体系。

三、建设成效

（一）政校行企社深度合作，办学体制机制不断创新

学校成立了由福建省卫生部门、泉州市政府部门、学校、行业企业、社会团体等组成的泉州医学高等专科学校理事会，推进由主管部门主导、行业指导、企业参与的紧密型校企合作机制，与行业内知名企业在人才培养、师资队伍建设、实训基地建设、科技开发与社会服务等方面开展全方位合作，建立互利共

赢的校企合作长效机制，促进校企共同发展。

学校在校内建立了企事业专家工作站、分子生物学专家工作站、药品和食品质量检测专家工作站等 7 个专家工作站，遴选和聘请许瑞安、许建华等 20 位专家到站工作。带动学校教师联合开展科研项目申报 20 项，参与学校人才培养工作和专业建设，指导专业人才培养方案，共同开发核心课程共 22 门。同时，学校临床医学系、护理系等分别与附属人民医院、福建医科大学附属第一医院、福建医科大学附属第二医院、解放军第一七五医院、东南医药集团、泉州食品药品检验所等行业企业共建了 13 个教师工作室，密切校院（企）的工作联系，落实学校对教学班的管理，充分发挥专业带头人、骨干教师的示范、引领和指导作用，有力地促进了学校教学、科研、服务社会能力的快速提升。

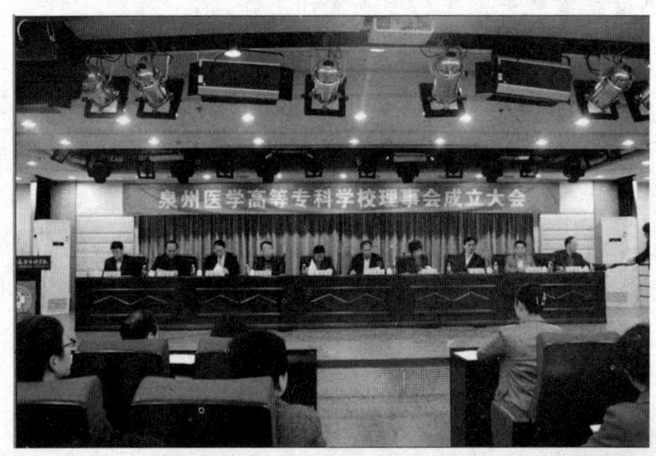

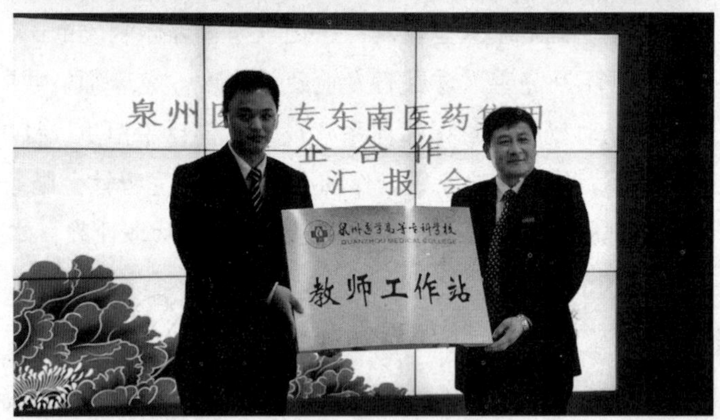

图 6–2　成立泉州医学高等专科学校理事会和教师工作站

（二）深化内部管理体制改革，建立校院二级管理机制

一是进一步深化用人和分配制度改革，激励教师主动为企业和社会服务。

创新人事管理及分配体制，建立了以岗位管理为核心的绩效考核分配制度，设置管理、专业技术、工勤技能三大类共23个级别、415个岗位，自主评聘职称，严格制定岗位聘任及考核制度，实行以绩效津贴为主要内容的收入分配机制。通过新的人事分配制度改革方案的实施，提升了全校教职工的岗位意识、责任心和工作积极性。

二是学校积极推行校院二级管理，探索学校内部管理体制改革新路径。通过建立临床医学院、护理学院、药学院、检验预防学院、成人教育学院5个二级学院，明确学校与学院的管理权限与职责，由学校宏观调控、学院自主办学，形成“职责明确、决策科学、管理规范、权责统一、有效监督”的运行机制。下放师资培训、学生活动、专家工作室和教师工作站建设等经费使用权限，形成校院二级财务预算管理体制，调动了学院办学积极性和主动性，二级学院优秀的教学人员和管理人员脱颖而出、充分施展才能，探索并实施充满活力的多元办学模式，与医院和药企成立专业建设指导委员会，建立专家工作站和教师工作室，成立校院（企）合作协调委员会，建立6个校外“1+1+1”模式教学基地班，创新合作机制，推进学校整体办学实力的提升。

（三）组建股份制管理中心，培养护理产业急需人才

在泉州市卫生部门指导下，学校联合泉州市第一医院、福建医科大学附属第二医院等5家医院共同组建了伊专护理服务有限公司。通过资金入股的形式，组建股份制管理中心，董事长由学校法人担任。管理中心借助学校护理学院专业实力和各大医院雄厚的护理资源，充分发挥泉州市护工培训基地的平台作用，对服务于泉州市各大医院的护工进行专业的护理知识和技能培训，为病患提供优质的住院陪护服务和居家护理服务。三年建设期间共开设了13期护工、月嫂培训班。泉州市各大医院的重要科室如福医大附属二院脑外科、CCU，泉州市第一医院NICU、CCU，解放军第一八〇医院烧伤科、骨科，泉州市中医院ICU、康复科以及泉州医高专附属人民医院等均由公司派遣的护工上岗服务，规范了护工管理，提高了护理质量。

伊专护理服务有限公司的创立和运作，体现了政府主导作用的重要性，政府针对护工市场存在的不规范现象，出台指导性政策，协调组织创建了培训公司，对从业人员进行规范化管理，体现了学校专业优势，学校加强对从事护工工作的非专业人员进行护理知识讲授和技能培训，履行服务社会与行业的职能，培养社会急需的人才。伊专护理服务有限公司的创建在省内首开先河，运营的成功经验得到省卫生厅的认可，卫生厅参照公司运营模式，组织在全省其他地

市开展护工培训。

(四) 校院 (企) 合作制度完善规范，保障校院 (企) 互惠双赢

完善校院（企）合作制度，调动了双方员工的积极性，激励兼职教师积极参与到学校教学中来，同时也激励着专任教师深入企业顶岗实践、服务企业，推动了校院（企）双方的深度合作，校院（企）共建专兼结合的教师团队，双师素质比例达 90. 05%，共同修订人才培养方案 15 个，共同承担市级以上课题 69 项，为合作医院和药企创造直接经济价值 2857. 13 万元，其中学校技术服务到款额 1982. 13 万元。完善校院（企）合作制度保障了校院（企）双方的利益，实现了校院（企）共赢。

依托“五缘”优势　拓展闽台交流合作

一、实施背景

国家示范性骨干高职院校建设期间，随着国家对台教育政策及赋予福建先行先试政策的不断出台，以及中国台湾高等教育发展出现瓶颈、台资企业对人才需求持续走高等因素，加速推动闽台教育合作走向深远。闽台合作办学是在“一个中国”的背景下，海峡两岸一种跨区域校企的合作办学形式。在闽台合作办学先行先试的过程中，福建省具有天时、地利、人和的优势。

二、实施过程

依托闽台“地缘相近、血缘相亲、文缘相承、商缘相连、法缘相循”的五缘优势，以闽台医技护理职教交流合作为平台，全方位拓展闽台交流合作。利用学校区域优势扩大合作办学，促进师生交流，提升学校在海峡两岸的影响力。

(一) 引进高技能人才

学校利用闽台地缘相近的优势，主动与台湾相关医学类高校对接，与台湾高校签订了合作协议，开展教学、学术科研、人员互访、教师互聘等方面交流，并根据学校发展的需要，聘请台湾地区博士到校任教、讲座，全程参与学校的教学，全面提升了学校教师团队的教学、科研水平。

(二) 派出骨干教师赴台交流学习

定期派骨干教师赴中国台湾学习交流，学习台湾职业教育的先进做法和经验，更新教师的职业教育理念，提高教育教学水平，并开阔视野。

（三）学生交流

学校不仅支持教师外出学习，并且大力支持优秀学生“走出去”，把学生置于中国台湾高校的学习环境中，激发学生的学习热情，转变学生的学习观念。两岸学生在技能竞赛、夏令营活动等方面展开密切交流。

（四）辐射带动

通过“引进来”和“走出去”的举措，学校在人才培养、教学内容、教学方法等方面都得到了较大的提升。交流合作继续向中国大陆拓展，我们将中国台湾的职教先进理念带到学校支援的西部院校，为西部院校提供了专业建设指导和课程改革实践经验。

三、实施成效

依托闽台“地缘相近、血缘相亲、文缘相承、商缘相连、法缘相循”的五缘优势，实现闽台合作“五个率先”，学校专业建设水平和人才培养质量显著提升，成为闽台合作交流的前沿和典范。

（一）率先成立“合作学院”。2008 年，学校在全省率先与台湾美和技术学院联合成立“闽台医技护理职教交流合作学院”。以此为平台，先后与台湾稻江科技暨管理学院、致远管理学院、康宁医护暨管理专科学校、永达技术学院、大仁科技大学等学校联合开展合作办学。

（二）率先举办“闽台合作学生夏令营”。2008 年起，学校在全省率先举办“闽台合作学生夏令营”，开展文化、科技、体育夏令营活动，促进两岸青少年学生在专业知识方面的交流，加深对中华民族传统文化的了解，增进海峡两岸的沟通和友谊。

（三）率先联合师资开展西部支援。2012 年学校在全省率先联合台湾高校，选派专家教授赴四川、重庆等地，为对口支援的学校开展讲学交流、骨干教师培训、实验实训指导以及课题研发，传授台湾职业教育的先进做法和经验，更新西部地区教师的职业教育理念，提高当地教育教学水平。

（四）率先开展“技能竞赛和展示”合作。2011 年起，学校组织台湾合作院校参加全国职业技能竞赛和全国职业院校学生技能作品展洽会两次。学校与台湾大仁科技大学合作的具有中国台湾民族特色的《高山族美甲》在众多作品中脱颖而出，获二等奖。

（五）率先开展“闽台教育成果交流”。组织台湾新生参与医护管理专科学校、大仁科技大学等台湾院校和福建医大附属二院、泉州医学高等专科学校各附属医院、各联合办学单位共同举办的“闽台教育成果交流”会。通过总结对台师资交流、科研合作等情况，进一步拓展合作领域和合作深度，提升学校的办学水平。

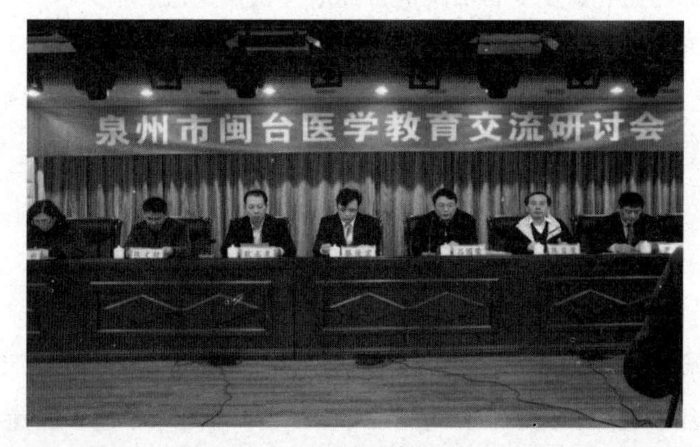

图 6-3　陈日荣、骆俊宏博士参加泉州市闽台医学教育交流研讨会

闽台教育合作促进了两岸青少年学生在专业知识方面的交流，加深了中国台湾大学生对中华民族传统文化的了解，增进了两岸的沟通和友谊。学校通过引入台湾先进的医药卫生教育理念与培养标准，相关专业的骨干带动作用得到明显增强，专业及专业群办学水平和人才培养质量得以显著提升，学校成为闽台合作交流的前沿和典范。

第二节　福建省示范性现代职业院校建设与质量文化的提升

“十三五”期间，是职业教育创新发展的重要时期，是高等职业教育整体办学规模和实力显著增强、人才培养质量持续提高、职业教育体系日臻完善的一个时期。自 2016 年 1 月到 2020 年 8 月，学校以福建省示范性现代职业院校项目建设为抓手，从党的建设、办学理念、学校治理、办学机制、专业建设、教学改革、师资队伍、实训条件、信息化建设、服务能力、对外交流十一个方面推进学校全面发展建设，实现综合实力和办学水平的显著提升。

建设期间，以“十三五”发展规划确定的建设“省内一流、国内知名医学高职院校”为总目标，以教育部实施的高职院校内部质量保证体系诊断与改进工作为指引，学校创新“QP+柔性与刚性并举”的管理理念，打造ESIDA质量文化管理平台；以建设完善质量目标体系、标准体系和制度体系，提高人才培养质量为根本，营造人人讲质量、事事为质量、时时有质量的质量文化氛围，遵循质量改进“8螺旋”，完善常态化的内部质量保证体系和可持续的诊断与改进工作机制，有序推进各项建设任务的完成。

一、突出党委在人才培养中的核心地位，强化党的全面领导，提升惠世医学人文培育质量

学校党委紧紧围绕立德树人根本任务，贯彻党的十八大、十九大精神，学习贯彻习近平新时代中国特色社会主义思想，立足新时代高职医学院校建设发展的需要，围绕国家“健康中国”建设、“一带一路”发展战略，贯彻落实《国家职业教育改革实施方案》有关部署，对标《高等职业教育创新发展行动计划（2015—2018年）》总体任务，科学规划项目建设方案，将党建工作与省示范建设、与学校事业发展同部署、同落实、同考评。深入开展“三严三实”“两学一做”和“不忘初心、牢记使命”的主题教育，将省示范建设融入支部立项活动，丰富党建活动载体。通过构建学校党委、院系党组织、基层党支部、党员“四位一体”组织体系，进一步健全“10+3”思想政治工作机制，完善惠世医学人文培养体系，推进“三全育人”综合改革。践行“健康中国”使命，秉承“精诚惠世”校训，进一步挖掘和凝练校本特色文化，调整和优化特色文化路径，培育一批批德技并修的高素质高技能型医药卫生人才。惠世医学人文培育体系项目入选福建省2019年高校思政精品项目。学校已连续多年被评为福建省文明校园。

二、创新QP+柔性与刚性管理，提升学校质量文化建设水平

学校以质量文化建设为引领，持续推进内部质量保证体系诊断与改进，按照“5512”建设架构，即五横五纵一载体两平台，其中五横包括学校、专业、课程、教师、学生；五纵是决策指挥、质量生成、资源建设、支持服务、监督控制；一载体是智慧校园大数据分析系统；两平台是前台QP+，后台ESIDA。在创新“QP+”管理模式的基础上，以促进学生发展为根本目的，抓好教学质量保障体系建设，推动学校质量文化进一步提升。

（一）打造完善的学校内控制度体系，提升制度文化建设水平

1. 学校以章程为准则，做好“废、改、立”工作，健全教学、学生、后

勤、安全、科研和人事、财务、资产等方面的管理制度和相应的流程图，编制《管理制度汇编》，进一步完善学校治理体系。构建制度建设、制度领会、制度执行，改进创新循环系统，规范制度运行管理，形成制度文化体系。

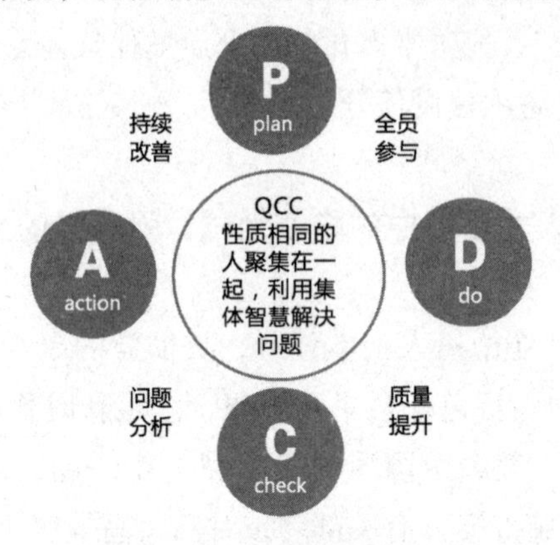

图 6-4　QP+管理模式介绍

2. 编制《学校内部控制手册》，与智慧化校园建设相结合，将管理活动的控制制度流程化、流程表单化、表单信息化。建设期间学校新制定、修订 116 个制度、102 个流程，形成 10 本汇编。持续开展《学校合同管理办法》《附属人民医院党政联席》等内部控制制度执行情况专项检查，组织经济业务归口部门进行内部控制考核评价，提高风险管理水平。

通过规范学校办学相关机制、政策、规章，进一步完善制度环境建设，引领师生形成新时代价值取向、创新思维、教学行为规范，提升制度文化建设水平。

（二）打造专业课程标准和评价体系，提升教学质量管理实效

1. 建立专业质量标准，完善质量评价体系。根据学校专业建设规划，明确以医学类、护理类、药学类、医学技术类为主体的专业布局和结构，结合专业人才培养方案和专业人才培养质量目标，持续推进国家专业教学标准落地，建立和完善学校专业建设标准，形成涵盖专业设置与调整、专业建设条件、课程建设、师资队伍建设、教学设施、教学管理等内容的专业质量标准体系。对照标准，开展专业建设质量评估，提升专业建设质量。建设期间，学校获全国首批职业院校健康服务类示范专业点 1 个；获教育部“1+X”证书制度试点项目 6 个；立项并建设临床医学类、药学类、医学技术类 3 个省级职业院校特色专业群；获国家高等职业教育创新发展行动计划骨干专业 3 个；主持或参建教育部

职业教育专业教学资源库项目 6 个；获省级“现代学徒制”试点项目 2 个；获省级“二元制”试点项目 3 个。

2. 建立课程教学质量标准，完善质量评价体系。根据已有课程标准及课程资源，结合国家级、省级、校级在线课程建设任务要求，把握各课程在专业课程体系中的定位，制定包括课程建设标准、课程教学标准、教学资源库建设标准、课程考核标准等在内的课程质量标准体系。对照标准，完善质量评价体系建设，开展课程建设质量评价，提高课程建设水平和教学质量。建设期间，主持完成首批高等职业学校核心课程标准——《食品理化检验》等 7 门核心课程标准的研制；完成了 20 个专业 146 门核心课程标准的修订；制订了专业教学标准 20 份、专业人才培养方案 32 份，将课程思政融入课堂教学全过程；校企共同设计并建设工学结合校院企合作专业核心课程 60 门；开发了创新创业教育专门课程（群）16 门。遴选 12 门校级精品在线开放课程申报省级、国家级精品在线开放课程建设。建设期间获省级精品在线开放课程 9 个；获省级“课程思政”教育教学改革精品项目 1 个；累计获省级教学成果奖特等奖 1 个、一等奖 2 个、二等奖 3 个。

通过质量标准的建立和质量评价的开展，进一步将质量理念和质量意识传递到教育教学各环节，增强质量管理实效，提升教学质量文化建设水平。

（三）完善教师发展标准，提升师资队伍建设质量

从教师职业发展、岗位聘任、评聘认证、业绩考核、学习实践等方面，建立和完善相应标准，形成教师发展考核性诊断系列标准，使教师明确自我提升发展的重点和相应的质量标准。实施“名师工程、双师工程、硕博工程、青蓝工程、引智工程”五个工程和“精英人才培养计划、教师素质提高计划、教师信息技术应用能力提升计划”三项计划，从师德师风、教育教学、科学研究和社会服务等方面进一步完善教师发展标准体系，制定各级各类教师发展标准和教师团队建设标准，为教师发展提供保障，使师资结构进一步优化，师资队伍水平进一步提升。

建设期间，专任教师由 345 人增至 455 人，研究生比例由 47.25%增至 52.53%，双师型教师比例由 72.17%增至 81.90%，学校有享受国务院特殊津贴专家 1 名，教育部产业导师资源库技能大师 1 名，黄炎培职业教育奖杰出教师 1 名，“清海杯”黄炎培职业教育奖杰出校长奖 1 名，省级高校教学名师 2 名，泉州市“桐江学者”特聘教授 1 名，泉州市高层次人才 58 名，引进国（境）外经历专家学者 12 名，博士 19 名，高级职称比例达 32.16%，硕士及以上学位比例

达52.7%。学校打造了一支富有潜力、结构合理、昂扬进取、适应现代高职教育要求的师资队伍。

建设期间，教师累计获得市级以上课题立项171项，省自然基金项目立项7项；发表论文767篇，其中核心期刊及以上论文206篇，SCI/EI源论文33篇；申请国家发明和使用新型专利147项，获得使用新型专利67项。学校获福建医学科技奖二等奖1项和三等奖2项；获泉州市科技进步奖一等奖1项、二等奖3项、三等奖1项；获泉州市自然科学奖二等奖1项、三等奖3项；在中国管理科学研究院《2019中国高等职业院校和中国高等专科学校评价》中学校科学研究实力排行福建省高职高专院校第一。

（四）建立学生发展标准，强化学生发展质量建设

依据学校人才培养目标，以培养“德技并修的高素质技术技能医药卫生人才”为根本，围绕学生学业发展、德育发展、个人发展、职业发展、团队发展等领域制定和完善学生发展标准，形成学生发展考核性诊断标准，使学生明确自我提升发展的重点和相应的质量标准。依据学生发展标准，进一步完善学校的教学生活设施、规章制度、课程设置、校园文化、创新创业等建设，进一步完善物质文化层、行为文化层、制度文化层和精神文化层的相关建设，提升学生发展质量文化建设水平。

建设期间，学生执业资格证书考试通过率平均比全国水平高15个百分点，其中护理执业资格考试通过率达95.88%，比全国通过率高18.5%；口腔执业助理医师笔试通过率达87.04%，比全国通过率高15.25%；临床执业助理医师笔试通过率达65.38%，比全国通过率高9.51%。学生获全国职业院校技能大赛三等奖及以上14项，获省级技能大赛及国家级行业技能大赛一等奖17项。学校创新创业项目获得国际级荣誉4项、国家级荣誉2项、省级荣誉5项、市级荣誉9项。学校毕业生五年平均就业率达98.22%，专业对口率达91.55%。学校被评为福建省就业先进单位。

（五）构建智慧校园支撑平台，提升学校现代治理的质量和水平

为破解学校发展所带来的日常教学管理工作、人才培养质量、教师专业成长、内涵发展等诸多办学压力，在物联网、通信网络、云计算、大数据等新技术应用日渐成熟的背景下，省示范建设期间，学校以“互联网+”思维加快转变教育改革和创新理念，实现学校高速、泛在的网络覆盖，建成云学习系统、流媒体系统、智慧教室、智慧实验室、虚拟实验室等教学过程体系，营造全息的数字化学习环境，实现优质教育资源的实施与共享。建成大数据处理系统、云

桌面系统、校园安防监控系统、一卡通系统、学生惠世医学人文素质考核管理系统，全面简化学校教育服务工作流程。建成后勤管理系统、网上图书馆等校园生活服务体系，提升学生、教职工的生活服务水平，构建了高效智能、绿色节能、平安和谐、科学决策、服务便捷的云端一体化综合智慧服务环境，创新学校教育教学治理新模式，提升学校治理质量文化建设水平。

建设期间，通过持续推进 QP+柔性与刚性管理质量文化建设，不断提升学校内部质量保障水平，学校管理质量文化成果被福建省教育厅推荐报送全国职业院校管理成果典型案例，同时吕国荣校长在中国职业教育学会卫生教育专业委员会做主题讲座，分享学校治理经验。

三、凸显 ESIDA 质量诊断与改进，人才因质而特，因质而进，因质而升

建设期间，根据《内部质量保证体系诊断与改进实施方案（试行）》，学校制定完善考核诊断制度，建立内部三级质量管理机制；按照质量保证体系运行要求，针对考核诊断存在问题，提出改进提升的措施方案，特别是针对高职医学院校校企合作不深入、技术服务能力不足、学校管理信息缺乏技术手段、医学实践教学欠缺虚拟仿真环境建设等老大难问题，学校创新 ESIDA 发展创新理念，通过“激励、研究、创新、发展、应用”，促进全体教职医护员工树立以人为本理念，树立质量意识和创新发展意识，有效提升学校内涵建设质量，提升学校质量文化建设水平。

（一）建立“政校行企社”五方联动机制，打造人才培育共同体

1. 落实理事会章程，学校与政府、行业、院（企）、社会团体在专业建设、科研开发、信息交流、社会服务、资源共享、技能培训等方面开展全方位合作，形成“三会两平台”立体式“政校行企社”紧密合作的特色办学体制机制。积极搭建省内校际职业教育专业联盟，提高行业企业参与办学程度，健全多元化办学体制。深入推进专业教学指导委员会、学术管理委员会、教学管理委员会和专家工作站的建设，吸引行企业专家参与专业建设与教学改革全过程，全面推行校行企互利共赢、协同育人。

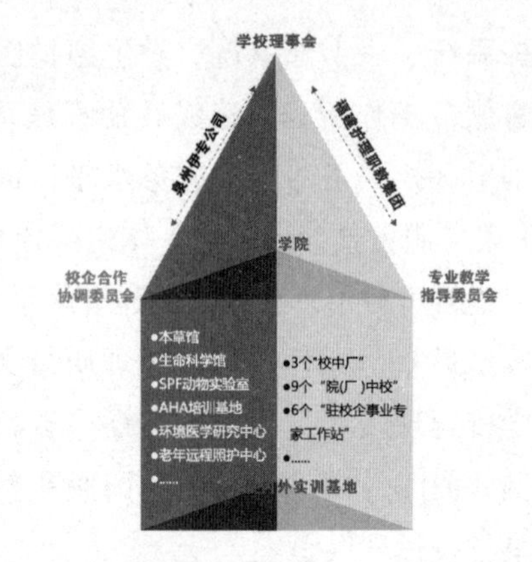

图 6-5　“三会两平台”立体式“政校行企社”紧密合作的特色办学体制机制

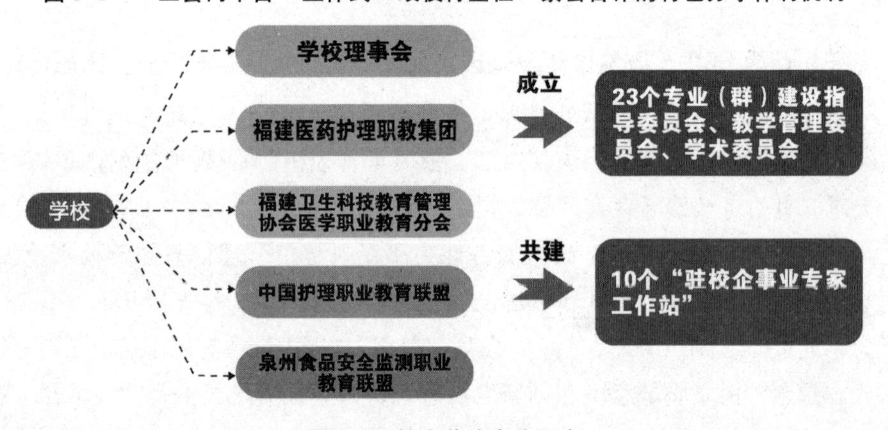

图 6-6　校企共建合作平台

2. 创新医教协同人才培养模式，与中国人民解放军第一七五医院、东南医药集团、中国人民解放军联勤保障部队第九一〇医院、晋江市医院、泉州市第一医院、福建医科大学附属第二医院合作创办“厂（院）中校”，进一步创新“1+1+1”“1. 5+1. 5”“军地合作”等多样化校院企协同育人模式。与东莞市中鼎检测技术有限公司、高品医学检验研发孵化基地、福食安食品检测基地合作创办“校中厂”。校企协同育人，“校院企合作联动，校院企合作共赢”取得显著的成效。

3. 实施双主体育人。卫生检验与检疫技术专业与东莞市中鼎检测技术有限公司合作开展“现代学徒制”办学，药品经营与管理专业与东南医药物流有限公司合作开展“二元制”办学，康复治疗技术专业与龙岩慈爱医院合作开展“现代学徒制”办学，护理专业与惠安县医院、泉州东南医院、晋江市医院、晋江市医院晋南分院合作开展“二元制”办学。建立以满足企业需求为导向的技术技能人才培养工作新机制，实施“招工招生一体化、校企主导联合育人”的现代职业教育人才培养新模式。

4. 建设期间，新增非直属附属医院 1 家，新增“厂中校”教学班 6 个，新申报产教融合实训基地 2 个，新增校外实训基地 58 家。学校有国家级实训基地 3 个，省级实训基地 7 个，地市级实训基地 2 个，直属附属医院 1 所，非直属附属医院 6 所，教学医院 35 家，校外实训基地 255 家。校外实训基地顶岗实习专业覆盖率 100%。全校学生平均实验实训设备值 17275 元，领先全省高职高专院校。实验实训工位数达 4930 个，满足实践教学需要。

表 6-1　学校省示范期间实验实训情况表

实验实训条件	数　量
新建实验实训室	有老年健康远程照护中心、OSCE 评估中心等 8 个
老年健康远程照护中心	为丰泽社区 100 名老人开展线上线下健康监测与照护
OSCE 评估中心	完成国家执业医师实践技能考核约 6500 人次，培养标准化病人 50 名
建成虚拟仿真实验实训中心	口腔医学和助产技术专业 2 个，累计开展实训约 2321 人次
校内实训基地	从 33 个增至 41 个
扩建、升级实验实训室	有现代护理实训中心、泉州市老年康复护理实训中心、AHA 培训基地等 6 个

（二）实施理虚实一体化教学模式改革，提升实践教学质量

坚持“实践技能不合格不下临床，实践技能考核不合格不出校门”工作要求，加强对学生实践技能的培养。建设期间，建设临床远程教学观摩中心、助产技术虚拟仿真中心（国内首家）、3D 解剖教学系统、客观结构化临床考试（OSCE）评估中心等一系列实验实训设施，遵循“理论奠基、虚拟入境、实操悟道”的实施路径，以理论知识奠定学生终身发展基础，以虚拟仿真情境创设岗位工作氛围，以实际技能操作强化职业体验，搭建“理虚实一体”教学体系，打造信息技术与医学教学的“深度融合区”，深入解决疾病机理难以把握、病症

过程机制难以模拟、疾患机体难以呈现的“三难”问题，有效提升学生理论学习成效和实践技能水平。

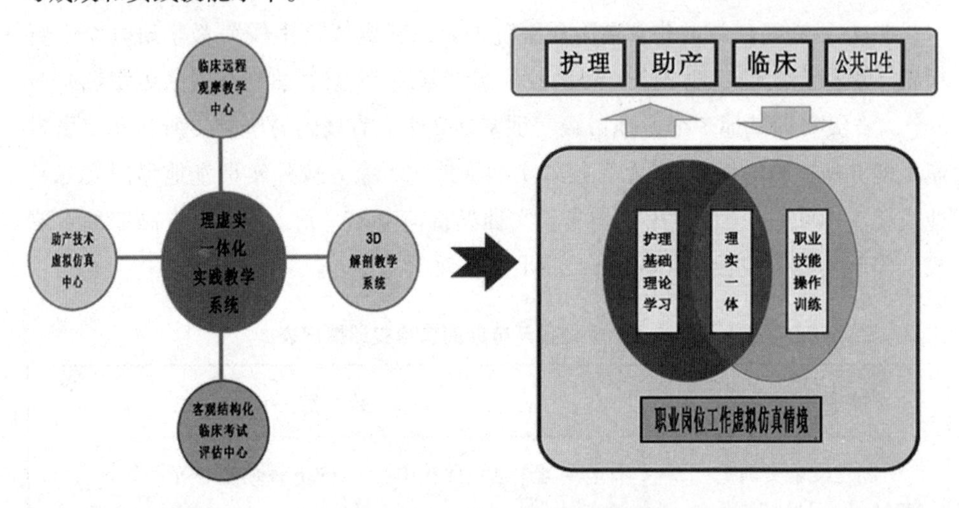

图 6-7 理虚实一体化教学改革体系

建设期间，学生获全国职业院校技能大赛三等奖及以上 14 项，省级技能大赛及国家级行业技能大赛一等奖 17 项。执业资格考试通过率逐年提升，超过国家平均水平；在各类专科毕业生就业质量中，学校毕业生专业相关度、职业期待吻合度等优势明显。助产技术虚拟仿真软件填补国内相关领域软件的空白，国内近 10 所院校购买该软件并应用于教学，接待全国 58 所院校 110 多位专家和教师来校参观交流。项目建设获《福建卫生报》《东南早报》等多家媒体报道。OSCE 评估中心建成国家卫健委授予的国家医师资格实践技能考试基地，是华东地区首家标准化病人培训基地和学生技能训练考核基地。建设期间，每年完成 2000 多名执业医师考生和 2000 多名校内学生的实践技能操作考核。依托临床远程教学观摩中心与附属人民医院合作开展临床远程直播教学，完成全科医生转岗培训 16 次/年，服务区域培训万余人。“理虚实一体化教学模式改革”项目获市厅级立项 31 项、校级 21 项，获发明和实用新型专利 4 项，获福建省教学成果奖 3 项。

（三）构建一体化的智慧校园信息服务体系，提升学校教育教学现代化水平

学校打造智慧校园生态系统，构建一体化的智慧校园信息服务体系，建设微服务应用 109 项，为师生构建一体化的泛在信息服务体系，营造全息的数字

化学习环境，推进学校教育教学治理新模式变革，智慧校园建设走在福建全省前列。特别是作为全国高职高专慕课建设联盟副理事单位，建设期间学校建成慕课、微课课程 904 集，在全国高职医学院校首开先河；累计 4000 多人次参与慕课学习。建成校内教学资源共享平台，课件上网工程课程达 629 门。建立了“线上+线下”混合式教学的教育新常态，实现人人使用、人人会用、人人用好信息化教学手段的新局面。获得省级教师教学能力比赛一等奖 3 项、二等奖 5 项、三等奖 9 项；建成数字教学观摩中心 1 个，智慧教室 2 间，助产虚拟仿真中心、口腔医学虚拟仿真中心、临床检验数字化教学等 7 个理实技能教学空间，合作开发虚拟仿真软件 20 套。

（四）打造社会服务品牌，提升社会服务质量

学校发挥专业优势，组建技术服务团队，打造技术服务与职业培训品牌，积极服务区域产业发展，获评泉州市服务贡献十佳学校。

1. 打造医学技术服务高地。依托母婴健康服务应用技术协同创新中心、食品安全检测福建省高校应用技术工程中心等科研创新平台，校企共建母婴超声医学服务与研发创新、食品安全检测等创新研发团队。建设期间累计获批校企合作科研课题 51 项，解决企业技术难题 2 项，获实用型发明专利 5 项，参与生产、咨询和技术服务项目 22 个，开展送科技到社区、农村活动 77 场次。

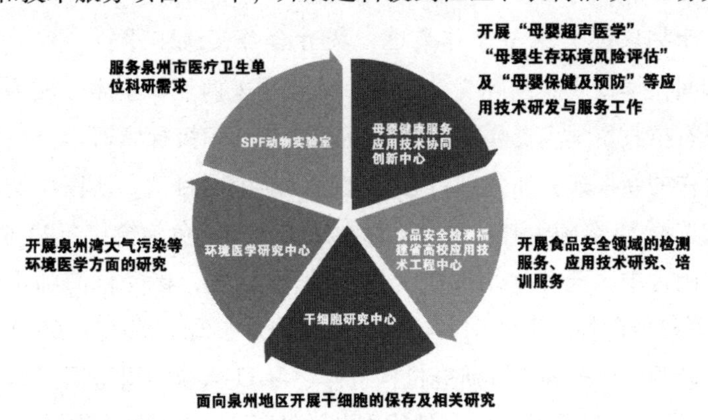

图 6-8 依托平台打造医学技术服务高地

2. 打造惠世济民口碑品牌。依托美国心脏协会（AHA）培训基地、福建省乡村医生培训分中心、泉州市超声技术从业人员培训中心等各培训中心（基地）面向行业企业和社会累计开展培训约 17 万人次，年培训人次是在校生人数的 3 倍以上，形成了乡村医生培训、超声从业人员技术培训等高质量、影响力大的

职业培训品牌。学校获福建省乡村医生培训分中心先进集体荣誉称号，成功获批首批“国家生殖健康咨询师培养定点学校”“泉州市专业技术人员继续教育基地”“福建省首批职业技能等级认定试点院校”。建设泉州本草馆、生命科学馆、校史馆等集教学、科研、科普功能于一体的科技场馆，面向市民特别是中小学生开展生命健康教育和职业理想教育 6501 人次。泉州本草馆被确定为泉州市科研创新平台，生命科学馆被确定为泉州市科普基地。

3. 关注民生服务乡村振兴。面向社区、农村开展义诊和健康宣教活动累计 147 次，受益群众达 29752 人次。建设福建首家居家养老远程照护中心，面向社区开展基于互联网的老年健康服务，得到时任省委书记于伟国的肯定和支持。泉州伊专护理服务有限公司进一步拓展业务，提升运营水平，面向乡村就业困难人员开展护理员培训 3157 人次，提升农民就业技能。学校对接服务医院 11 家，服务病患 20 余万人次，圆梦农民工，服务乡村振兴。

4. 对口帮扶发挥示范作用。学校制定《对口支援与帮扶实施方案》《对口支援与帮扶 5 年计划书》《对口支援薄弱校师资工作办法》，开展省际院校对口支援。建设期间，学校先后与楚雄医药高等专科学校、云南保山中医药高等专科学校、贵阳护理职业学院、红河卫生职业学院等 5 所学校签订对口支援合作交流协议，开展对口支援与帮扶系列工作。

（五）开拓国际交流与合作渠道，提升合作交流水平

建设期间，学校成立国际交流学院，招收马来西亚留学生，成为福建省内唯一一所具有招收留学生资质的医学类高职院校，积极探索医学类高职院校对外交流与合作的新模式；加强闽台合作交流，与中国台湾 5 所医学类院校开展合作交流，选派 55 名师生赴台学习进修。以中医药特色为窗口，弘扬中国医药文化，举办闽台中医药养生培训等交流活动 10 场次，接受台湾师生观摩学习 126 人次；举行国际性交流活动 8 场次，接受国外参观交流人员 66 人次；选派管理干部和教师到国外高校和研究机构进修学习 11 人次，引进国（境）外优质智力资源 14 人次，学习国（境）外优秀办学经验，实现学校国际化办学的突破与发展。

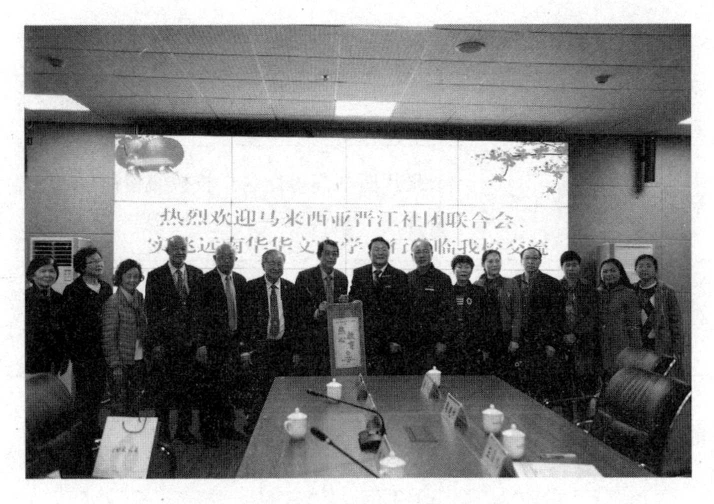

图 6-9 马来西亚晋江社团联合会莅校交流

四、示范建设成效显著，质量文化建设全面提升

通过福建省示范性现代职业院校建设，学校实现规模、质量、效益协调发展。截至建设终期（2019 年年底），在校生规模增加至 8001 人，学校年总收入突破 93168.44 万元。一方面，学校人才培养质量在全省同类院校中名列前茅，毕业生执业资格考试通过率全国领先，在国赛和行业协会举办的技能大赛中获奖排名全省同类院校第一；另一方面，学校教育满意度得到第三方评估认可，2019 年中国高职高专院校竞争力排行，学校位列全国第 221 位，在全国同类院校排名第 5 位；在中国管理科学研究院《2019 中国高等职业院校和中国高等专科学校评价》福建省高职高专教育综合实力排行榜位列第三，其中科学研究位列全省第一；在 2019 年《广州日报》高职高专教育竞争力排行榜中位列福建第一。

通过福建省示范性现代职业院校建设，以办学理念和办学目标为指引，学校全面树立“教育教学质量是学校发展的生命线”的根本理念，形成“质量出效益，质量铸品牌，质量现实力”的质量观，以内部质量保证体系建设、诊断与改进为抓手，在物质、行为、制度和精神四个层面建成学校特色质量文化，贯穿于人才培养全过程。结合教风和学风建设，发挥质量文化的启迪、影响作用，培育了“内化于心、外化于行”的质量意识和质量习惯，形成了质量文化体系，提升了质量文化建设水平。

表6-2 学校省示范建设期间科研制度一览表

序号	文号	规章制度名称
1	泉医专〔2016〕125号	泉州医学高等专科学校校级科研创新平台建设实施办法（暂行）
2	泉医专〔2016〕126号	泉州医学高等专科学校校级科研项目实施办法（试行）
3	泉医专〔2016〕183号	泉州医学高等专科学校关于外出参加学术交流学习培训等会议的管理规定（暂行）
4	泉医专〔2016〕269号	泉州医学高等专科学校关于论文发表的相关规定（暂行）
5	泉医专委〔2016〕56号	泉州医学高等专科学校学风建设实施细则
6	泉医专委〔2016〕57号	泉州医学高等专科学校学术不端行为处理实施细则
7	泉医专〔2017〕128号	泉州医学高等专科学校科技成果转化管理办法（试行）
8	泉医专〔2017〕130号	关于成立泉州医学高等专科学校科技成果转化工作领导小组的通知
9	泉医专〔2017〕305号	泉州医学高等专科学校关于成立医学伦理委员会的通知
10	泉医专〔2017〕306号	泉州医学高等专科学校关于调整实验动物伦理委员会的通知
11	泉医专〔2018〕19号	泉州医学高等专科学校关于成立第三届学术委员会的通知
12	泉医专〔2018〕37号	泉州医学高等专科学校关于论文发表的补充规定
13	泉医专〔2018〕38号	泉州医学高等专科学校专利管理办法（试行）

续表

序号	文号	规章制度名称
14	泉医专〔2018〕145 号	泉州医学高等专科学校科研经费管理办法（修订）
15	泉医专〔2018〕250 号	泉州医学高等专科学校纵向科研项目配套经费管理办法
16	泉医专〔2019〕1 号	泉州医学高等专科学校专利管理办法补充规定
17	泉医专〔2019〕2 号	泉州医学高等专科学校科研业绩奖励办法（修订）
18	泉医专〔2019〕155 号	泉州医学高等专科学校科研经费管理办法（修订）的补充规定
19	泉医专〔2019〕241 号	关于成立泉州医学高等专科学校对外科技服务管理委员会的通知
20	泉医专〔2019〕244 号	泉州医学高等专科学校对外科技服务管理办法（试行）
21	泉医专〔2019〕279 号	泉州医学高等专科学校科研项目管理办法（修订）
22	泉医专〔2019〕280 号	泉州医学高等专科学校关于调整医学伦理委员会成员的通知

福建省示范性现代职业院校建设取得的显著成效，为学校“十四五”期间申报创建福建省“双高校”建设，实现升格本科医学院奋斗目标奠定了坚实基础。

附录　福建省示范性现代职业院校人才培养典型成果

构建医教研协同创新平台
提升技术技能积累作用和服务能力

一、实施背景

人才培养、科学研究、科技开发、服务社会和文化传承是高校的职能。针对学校因缺乏科技创新平台和系统的技术服务体系导致的科研方向零散、技术创新能力较低、科研成果量少、技术服务能力较弱等不足的问题，建设期间，学校立足于医学特色，贯彻落实国务院《国家职业教育改革实施方案》（国发〔2019〕4号）、《现代职业教育体系建设规划（2014—2020年）》（教发〔2014〕6号）、《关于深化产教融合的若干意见》（国办发〔2017〕95号）、教育部《职业学校校企合作促进办法》（教职成〔2018〕1号）等文件精神，深化产教融合、校企合作，探索构建富有医学特色的体系化医教研协同创新平台。依托学校特色或优势专业群，以医教研协同创新平台为载体，培育特色专业研发和服务团队，采用柔性化驱动和管理机制，激发校企合作的内生动力机制，提高师资素质，提升创新能力，促进成果转化，形成医教研协同创新的技术服务体系，打造医学科研创新与社会服务的高地，提升校企（院）双方的技术技能积累作用和服务能力。

二、实施过程

（一）打造医教研协同创新平台，服务技术技能积累与科研创新

1. 平台建设

学校以省示范性现代职业院校建设为抓手，从特色、优势专业出发，以项目为导向，投入3545.7万元，构建具备科研、人才培养、实验服务、技术应用、社会培训、科普宣教、社区服务等功能的医教研协同创新发展平台（见表6-3），打造校企合作、产教融合、科教相长的载体。

表 6-3　平台建设一览表

序号	项目	经费投入	建设成效	备注
1	母婴健康服务应用技术协同创新中心	673 万元	建有超声实训室、母婴生存环境风险评估实验室、环境医学研究中心、助产虚拟仿真中心、孕婴学校、干细胞研究中心，着重开展“母婴超声医学”“母婴生存环境风险评估”及“母婴保健及预防”三方面的应用技术研发与服务工作。	福建省级协同创新中心、教育部《高等职业教育创新发展行动计划》
2	食品安全检测福建省高校应用技术工程中心	770 万元	占地 1000 平方米，配备国际先进的监测仪器，实验配套设施齐全，设备总值达 1200 余万元；开展食品安全领域的检测服务、应用技术研究、培训服务，围绕食品化学污染物监测、食源性致病菌监测和食品检测技术优化与改进三个研发方向开展研究工作。	福建省级工程中心
3	SPF 动物实验室	131. 3 万元	占地 300 平方米，屏障系统内共有大小鼠饲养室 9 间，隔离观察室 1 间，实验准备室 1 间，功能实验室 1 间，洁物存放室 1 间，清洗消毒室 1 间。屏障系统外配有监控室、机房和配电室。从规划设计、建筑构造、装备设施、投入使用到监测管理，均是在福建省科技厅专家组的指导下完成。	泉州市科技创新平台、福建省实验动物使用许可证

续表

序号	项目	经费投入	建设成效	备注
4	AHA 培训基地	180.8 万元	占地约 300 平方米，有 48 具心肺复苏模型（成人及婴儿），50 具迷你心肺复苏模型，拥有 24 位美国心脏协会（AHA）BLS 培训导师，具备承担临床和护理专业的急救课程实训教学任务和对外开展基础生命支持（BLS）培训的条件。	福建省唯一具备对外开展基础生命支持（BLS）培训的资质
5	老年健康远程照护中心	110 万元	为社区 100 位老人完成远程健康照护平台居家监护设备的入户安装，开展远程健康监护。在社区建立健康爱心小屋，线下开展志愿服务。	泉州市首个老年健康远程照护平台
6	助产技术虚拟仿真中心	930 万元	研发了助产技术虚拟仿真软件，内容包括助产专业“分娩机转”“平产接生”等 9 个关键技能模块。软件应用直观生动的 3D 虚拟现实技术来展示抽象的教学内容，实现三维交互式教学和评估。	国内首创
7	生命科学馆	633.4 万元	占地 550 平方米，以塑化、铸型、断层标本为中心亮点，以九大系统分布为布局，将现代化的电子产品和声光电相结合，使整个人体生命科学馆层次分明又浑然一体，是集科普教育、教学、科研、人才培养于一体的宣传教育机构和生命科技活动中心。	泉州市科普基地

续表

序号	项目	经费投入	建设成效	备注
8	泉州本草馆	70万元	占地330平方米，共分10个不同展示区，分别为多媒体展示区、浸制标本展示区（207个品种）、方剂展示区（24份）、生药饮片展示区（226份）、腊叶标本展示区（500份）、泉州本草展示区（280份）、真伪鉴别展示区（130份）、贵重标本展示区（30个品种）、动物生态园区和学生腊叶标本展示区。	泉州市科技创新平台

2. 团队组建

组建母婴超声医学服务与研发创新团队、食品安全检测团队、SPF动物实验团队等10个团队，凝练研究方向，服务技术技能积累和技术应用服务。

3. 体制机制创新

在平台建设和运行过程中实行中心主任负责制、四位一体的组织运行管理（图6-10）、首席科学家制度等管理模式，高效推进平台的建设和运行。深化校企合作，与医院、行业、企业合作共建医教研协同创新平台，吸纳医院、行业、企业的专业技术人才进入团队，委派学校教师到企业（医院）实践、开展技术应用。人员的互兼互聘互用，是激发校企（院）双方技术技能积累的内生动力（图6-11）。采用资金、技术、设备、场地和优质管理与服务等组合形式实行柔性化驱动机制。

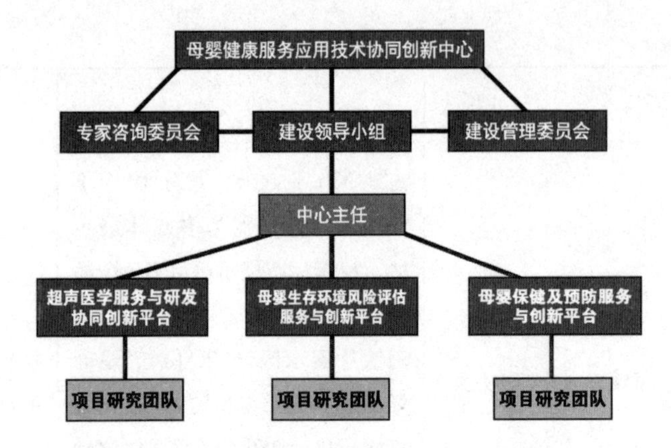

图 6-10 建立“四位一体”的运行组织管理模式

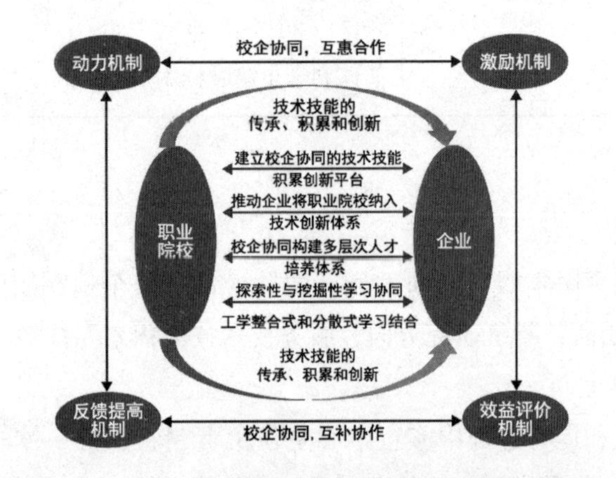

图 6-11 校企协同的技术技能积累机制的实现路径

（二）完善制度建设，支撑医教研协同创新平台建设

在学校层面上，制定《科技创新平台建设实施办法》《科研项目管理办法》《科技成果转化管理办法》《专利管理办法》等管理文件，从制度上推动平台建设，保障技术创新与应用有序进行。出台《科研业绩奖励办法》《教师服务社会激励办法》等，健全科研激励机制。

在项目建设中，制定母婴健康服务应用技术协同创新中心章程、经费管理办法、人员聘任管理办法、绩效管理办法等相关规章制度，实施目标责任管理，加强对专项经费使用的监管，落实项目建设的绩效评估和考核检查，确保母婴协同中心建设任务圆满完成。

（三）平台建设提升科研水平，促进教学相长，提升服务社会能力

1. 依托医教研协同创新平台，整合人、财、物等资源，凝练研究方向，开

展科研攻关、技术创新与应用推广，进而提升学校整体科研水平。

2. 以医教研协同创新平台为纽带，加强与行业、企业的合作联系，建立人才培养协同机制。组建由专任教师与行企业技术专家双源融合的"双师型"教学团队，协同制订培养方案，完善课程体系，优化教学方法，提升专业建设。为学校各专业的实验实训提供实践课堂，把创新思维和实践技能有机结合，真正实现理论与实践并行，培养学生在做中学，在学中用。

3. 以技术创新和技能积累为基础，融合人才培养，开展科普宣教、实验服务、技术应用推广、社会培训和社区服务等形式多样的活动，达到提升学校服务社会能力的效果，同时，在社会服务工作也会反向促进科研水平的提高和人才培养取得进步。

三、建设成效

（一）体制机制创新

1. 体系上创新，构建了医教研一体化体系，促进科研、教学和服务社会能力的提升，各要素有机融合，获得了一批"6P"成果，形成医教研协同、产教联动的生态圈（图 6-12）。

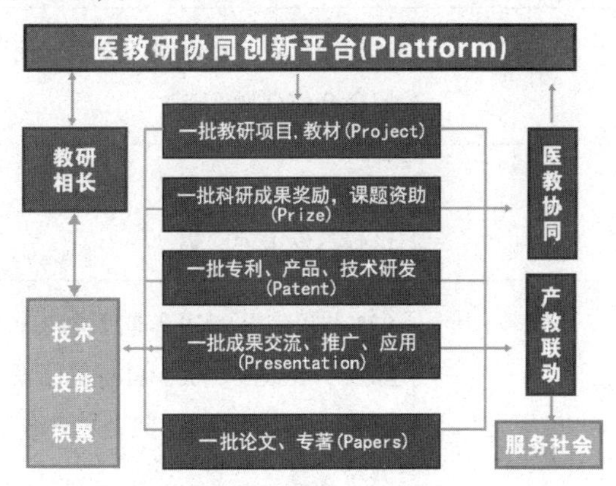

图 6-12 医教研协同创新平台促进科教相长和要素融合之 6P 生态圈

2. 体制上创新，在平台建设和运行过程中创新性地采用中心主任负责制、四位一体的组织运行管理和首席科学家制度等管理模式，保证了项目建设的高质量完成和高效运行。

3. 机制上创新，创新了柔性化驱动机制，采用资金、技术、设备、场地和优质服务与管理等组合形式，达到了提升技术技能积累和服务社会的能力的目的；创新了技术技能积累内生动力机制，校企（院）双方互相纳入科技创新体系，协同共建专家工作室、名师工作室和社会实践基地，成为专业服务产业和社会的平台。人员互兼互聘互用，双向激励，激发了校企（院）双方技术技能积累的内生动力，形成了创新的医教研协同联动机制和技术技能积累机制。

4. 方法上创新，构建了高职医学院校技术技能积累“SPIRIT”创新模式，即服务（Service）、平台（Platform）、激励（Inspire）、科研（Research）、教学（Instruction）、团队（Team），提升和完善了技术技能积累机制与作用，提升了服务能力。

（二）科研创新成果不断积累

医教研协同创新平台的建设推动了技术技能积累，取得了一系列科研成绩（见表6-4）。学校在中国管理科学研究院《2019中国高等职业院校和中国高等专科学校评价》福建省高职高专的科学研究水平位列全省第一，在2019年《广州日报》高职高专教育竞争力排行榜位列福建第一。

表6-4　建设期间技术技能积累成果

类别	数量	备注
科研项目	261项	省部级9项、市厅级162项、校级90项 校企合作课题51项
教、科研论文	761篇	SCI/EI源33篇 核心及以上206篇
国家实用新型专利	67项	4项专利获得2019年职工创新成果奖、法国巴黎国际发明展银奖、美国硅谷国际发明展铜奖、第二十三届全国发明展金奖、福建省百万职工“五小”创新大赛三等奖 2项校企合作专利实现成果转化，已收入27万元，后续将继续获益
软件著作权	3项	

续表

类别	数量	备注
成果获奖	13 项	省级医学科技奖二等奖 1 项、三等奖 1 项 省级社会科学优秀成果奖 1 项 福建省自然科学优秀学术论文 1 项 泉州市自然科学奖、科技进步奖 6 项
省级教学成果奖	3 项	一等奖 2 项，二等奖 1 项
指南	6 部	中国超声医学行业指南 4 部（主笔） 热消融治疗肝癌国际指南 1 部（参与） 国家卫健委超声专科能力建设教材 1 部（参与）
主编、主译专著	4 部	主编《超声影像报告规范与数据系统分析》 主编《肺部急重症超声》 主译《神经肌肉超声》 副主编《中华介入超声学》

母婴健康服务应用技术协同创新中心各研究团队围绕母婴健康行业的共性关键性问题，开展相关技术攻关与研发，取得了一定成效。

表 6-5 母婴协同创新中心的技术技能积累成果

类别	数量	备注
省市科技奖项	4 项	省级医学科技奖二等奖 1 项
科研课题	17 项	市厅级以上 11 项
教、科研论文	38 篇	SCI 9 篇
实用新型技术专利	18 项	
软件著作权	2 项	

续表

类别	数量	备注
编撰教材	2本	国家卫健委“十三五”规划研究生教材1本
主编、主译专著	3部	
省级教学成果奖	3项	一等奖2项，二等奖1项

SPF动物实验室科研项目逐年增加，共服务48个校内外课题，发表多篇相关论文，其中有重要核心刊物论文及以上20多篇，一般核心刊物论文14篇。

（三）医教研协同焕发人才培养活力

以医教研协同创新平台为纽带，深化与行业、企业的合作联系，建立人才培养协同机制。组建了由专任教师与行企业技术专家双源融合的“双师型”教学团队，协同制订培养方案，创新了现代学徒制人才培养模式，构建了工学结合的课程体系，优化了教学方法，丰富了实验实训的课堂，提升了专业建设水平。在各类技能竞赛、学生实训活动、教材编写等方面取得了喜人的成绩。

（四）社会服务辐射增量提质

依托医教研协同创新平台，加强校企合作，开展形式多样的社会服务活动，取得显著的成效，得到人民网、《福建日报》、搜狐网、《泉州晚报》、《东南早报》等多家媒体报道，引起了良好的社会反响。

（五）开放共享发挥辐射带动作用

SPF动物实验室作为泉州市唯一具备开展SPF级动物实验的开发共享平台，得到泉州市医疗卫生机构和高校的一致好评。助产虚拟仿真中心的成果多次在全国性助产学术会议上展示，得到全国高职院校助产专业同行的广泛关注，多家省外学校来学校观摩软件应用情况。重庆医学高等专科学校、上海东海职业技术学院等近10所院校购买该软件并应用于教学中，新西兰奥克兰理工大学、西安交通大学、福建医科大学、中国台湾新生医护管理专科学校、暨南大学附属第一医院等专家、师生有百余人来访，产生了良好的社会影响。国家部委和省、市、区各级领导多次考察老年健康远程照护中心，并给予高度评价。省内外多家单位来参观了解基地运行情况和线下健康服务情况，学习建设经验。

四、总结

在福建省示范性骨干高职院校建设期间，通过统筹规划、积极推进，学校完成了体系化的科学研究、技术应用服务、人才培养、社会培训、科学普及、社区服务等方面的医教研协同创新平台建设，系统地构建了学校对内的技术技能积累、对外的社会服务体系，为今后学校推进教学改革和人才培养奠定了良好的基础。

营造智慧信息生态 构建学校教育治理新模式

一、实施背景

《国家中长期教育改革和发展规划纲要（2010—2020年）》指出“信息技术对教育发展具有革命性影响，必须予以高度重视”；《教育信息化十年发展规划》强调要“以教育信息化带动教育现代化，破解制约我国教育发展的难题，促进教育的创新与变革”。在物联网、云计算、大数据等新技术发展背景下，学校全力打造“互联网+教育”智慧服务体系，围绕优化“人才培养”“教育服务”和“教学工作”等教育治理核心任务开展智慧校园的规划与实施，致力于为师生构建一体化的泛在信息服务体系，以教育信息化规范和引领学校各项管理工作，推动学校治理能力水平现代化发展。通过营造智慧信息生态，推进学校教育教学治理新模式，以技术驱动学校各项事业变革，取得了较为显著的成效。

二、实施过程

坚持“整体规划、全面部署、分步实施、扎实推进、应用提升”的建设思路，学校以人为本，按服务、教学、教育三条主线推进智慧校园生态体系建设。

（一）为师生构建一站式一体化的泛在信息服务体系

1. 升级校园网络基础设施，打造一体化信息服务平台

改造网络拓扑结构，实现有线无线网络全覆盖，提升主干网带宽，扩展数据中心计算和存储单元来提高应用服务负载能力。建设智慧校园运维保障中心，拓展校园“物联网”空间。

建设网上办事大厅、移动APP及24小时自助服务三大终端，实现PC端到

移动端再到自助终端的跨终端服务，打通一站式服务链条。

2. 搭建校园电视台和网络广播系统，畅通校园资讯传递通道

建设校园电视台和广播网络，传递校园资讯，弘扬惠世医学文化，丰富正能量供给，将校园电视台和校园广播办成反映缤纷多彩校园文化生活的艺术舞台。

3. 聚合师生应用服务，便捷服务一键促达

构建覆盖师生校园全生命周期的应用服务平台，为学生提供从入校到离校的全链条信息服务，为教师提供科研、人事、OA 式教育管理、生活服务和工作学习服务的支持。

4. 建立统一数据标准，续航智慧校园项目延伸

构建从信息标准、代码标准，到数据共享、数据交换为一体的校级数据共享平台，保障教育数据质量，做到数据实时共享，并服务于上层应用，提升数据价值。

（二）营造全息数字化学习环境

1. 搭建“慕课”网络教学互动平台，拓展学习空间

探索慕课教学在医学类课程中的使用，采用“混合式教学，线上线下双互动”的教学形式，充分调动师生教与学的积极性，拓展师生教学空间。

2. 建设远程示教与协作教室，呈现真实学习场景

依托校企合作平台，建设远程示教及协作教室，通过远程观摩及虚拟仿真，真实再现学习场景，为学生提供理虚实一体化的数字化学习空间。

3. 增强数字资源的全面性、时效性和专业性，满足教学研需要

建立科研信息门户网站，使页面内容规范化、流程化、标准化，内容覆盖科研项目评审、科研业绩奖励、科研综合信息查询，数据共享应用于每年绩效考核和职称评聘工作，使科研工作更为高效、便捷。建立特色化的医学知识资源平台，让资源分布更贴合医学生的需求，同时推出数字图书馆功能，提升图书馆的服务水平，助力学校教科研活动。

4. 搭建数字教学观摩平台，驱动教学质量体系发展

建设集网络多媒体中央控制管理系统、教学观摩系统、考务管理系统及标准化考场四大系统于一体的统一化数字观摩中心。通过互联网、手机 APP 实现全校多媒体教室可视化统一集中管理，方便教学过程管理，并与福建省国家教育考试巡视监控系统无缝对接。

（三）以教育信息化推动学校治理能力现代化

1. 升级校园安防系统，创造便捷、安全的校园环境

建立校园安防与宿管系统，智能联动学生管理系统、人脸识别速通门系统、短信猫等多个平台，依托新型“互联网+”技术，实现学生请假、节假日离返校情况的实时掌握和短信推送。

2. 全方位创设医学人文精神塑造和德育工作培育数字化空间

构建惠世医学人文素质综合考评系统，从认知、行为、价值等层面构建考评标准，采集学生在校期间的过程化数据，实施量化考核和信息建档。同时，开发“宣传评比系统”和“文明纠察队管理APP”，树立师生校园“E+”的意识，并外化于行动，驱动惠世文化生态环境的建设。

3. 全面、实时采集互动信息，加强校园舆情自动监测

通过大数据舆情监测平台，实时预警推送舆情信息，定期生成报告，建立科学、量化、规范的舆情监测和风险研判预警机制，实现重点舆情早发现、早筛查、早预警，为学校舆情监测研判处置和网络宣传提供及时、全面、科学、准确的决策支持，全面实现对网络舆情的态势感知和动态管理。

4. 挖掘数据的聚集效应，推进管理精准化和决策科学化

打破各职能部门的业务疆界，形成校级跨部门管理协作，进行流程优化再造，实现校级数据库共享，为各级管理员提供准确、实时、全面的基础数据，为校领导提供客观的统计数据以辅助科学决策。

三、建设成效

（一）一体化信息服务体系支撑了师生校园活动，成效显著

构建一体化的智慧校园信息服务体系，建设微服务应用109项，为广大师生提供便捷周到的信息服务（详见表6-6）。

表6-6 “E服务”成效一览表

一站式服务	成效
注册用户	13132人
总认证	288218人次
PC门户访问	130698次

续表

一站式服务	成效
移动门户访问	465789 次
移动 APP 日活动量	居全国前 10 名
迎新服务	完成近 2 年现场迎新工作，实现 5000+条信息收集，12000+服装预定，20W+移动点击量；5000+学生离校办理
公共服务	受理报修 11805 条 2336 名学生完成在线火车票优惠卡申请 受理 3665 名学生的请假申请
人事服务	辅助学校完成教职工招聘任务，共收到 168 份应聘者简历，完成在线资格审查，并与学校支付通平台对接，实现了应聘者在线缴纳报名费
办公自动化服务	实现随时随地公文办理与查阅文件，共在线发文 845 份，收文 3285 份，部门发文 425 份，部门收文 323 份，会议室申请 1586 次

（二）促进教与学方式变革，提升了教学质量和学习效率

依托教学云平台，采用线上线下相结合的混合式教学模式，促进了教学方式变革，提升了教学质量和学习效率。

建设期间完成 938 门次的基本教学资料建设，累计超 3000 人次完成专业慕课学习，逾 6000 人完成超过 300 门通识课学习，保证每学期网络课程开设数不低于 20000 学时，拓展了网络学习空间，构建了优质网络课程群。

（三）促进了教育管理工作的规范化、专业化、科学化

通过智慧校园生态系统建设，完善惠世医学人文素质综合考评系统，创设塑造医学人文精神和培育德育工作的空间，完成考核评价 14445 条。

通过统一数据标准，形成规范化的校级师生信息库，为各类应用提供权威的数据，加强各职能部门业务的协作，促进学校各项工作规范化，为其提供科学化的领导决策。

四、总结

学校以惠世医学人才培养目标为重点，解决师生在教学研过程中遇到的痛点问题，不断丰富应用服务模块，优化产品功能，结合人工智能、大数据、云计算等新兴技术，建立健全智慧生态体系，在探索新技术的泛在化、智能化方面做了有益的探索，有力地推进了信息技术和智能技术与学校管理、教育教学的深度融合，加速了现代大学制度的建设和完善。

第三节 高质量发展与学校治理

《国家中长期教育发展规划纲要（2010—2020年）》提出，“完善中国特色现代大学制度。完善治理结构”。党的十八届四中全会明确把促进国家治理体系和治理能力现代化确立为全面依法治国的总目标。党的十九届四中全会强调，“坚持和完善中国特色社会主义制度、推进国家治理体系和治理能力现代化，是全党的一项重大战略任务”。教育领域的治理体系现代化改革是国家治理体系现代化建设的重要组成部分。高等职业教育既蕴含“普通高等教育”的属性，又兼具“职业教育”的属性，承载着培养高素质技术技能人才、创业就业、技能传承与培训等重要任务，与国家、政府、社会、行业、企业和劳动者的根本利益与长远利益息息相关，可以说，高等职业教育已经成为支撑经济社会稳定与发展、培养高素质人才的重要力量。在这样的背景下，高职院校的教育改革发展从重视规模扩张进入抓内涵建设的新时代，提升学校的治理能力和治理水平现代化成为职业教育改革和高质量发展的现实需要。高职院校治理体系现代化也将对职业教育、高等教育治理现代化产生深远影响。

一、高职院校的管理与治理的内涵

杨文士、张雁提出，管理是指一定组织中的管理者，通过实施计划、组织、人员配备、指导与领导、控制等职能来协调他人的活动，使别人同自己一起实现既定目标的活动过程。① 学校的管理就是学校的管理干部及管理人员，为了实现学

① 杨文士，张雁．管理学原理［M］．北京：中国人民大学出版社，2005：5.

校的发展目标，通过优化教学等资源配置，有计划、有组织、自上而下、高质量地推进专业教学、培训等各项工作，培养优秀的专业技术技能人才的过程。

治理，治的是权力，理的是关系。高校的治理能力是学校全方位统筹相关治理主体、处理各种利益相关主体的关系，实现高等教育事业高质量发展的水平。[①] 也就是说，高职院校的治理是政府、学校和社会等多个主体，为实现学校的发展目标，设计完善的制度，规定各主体的关系、权力配置及职权范围，通过自上而下的管理和自下而上的监督相结合的方式，最终实现学校的均衡发展。

学校管理与治理既有区别又有联系，学校治理是学校管理发展到一定阶段的“升级”。学校治理理念极大丰富了学校管理的内涵，治理体系的建立、治理结构的优化，弥补了高校管理模式单一的不足，充分凸显政府、企业和社会等多元治理主体参与治校的地位，也强化了学校师生的权力主体地位，有助于改变原有的行政管理体制，建立更加科学、现代化的以人为本的治理体系。

二、学校从管理到治理的实践探索

从2010年学校启动国家示范性骨干高职院校建设到2020年完成福建省示范性现代职业院校建设，学校从提升学校管理水平建设着手，紧紧围绕治理主体、制度建设、治理文化等方面进行系统性改革，形成内部治理改革的结构性闭环，完成了从学校管理到学校治理的转变，不断推进学校治理现代化的实践探索。

（一）先进的管理理念助推治理科学化

2015年，教育部印发《职业院校管理水平提升行动计划（2015—2018年）》（教职成〔2015〕7号）、《高等职业院校内部质量保证体系诊断与改进指导方案（试行）》（教职成司函〔2015〕168号）等系列文件，要求各职业院校将提高学校管理水平作为新一轮职教改革的重点，明确了质量管理提升、文化建设等重大建设任务。党的十九大报告更是把“质量第一、质量强国”引入新时代的新发展理念，指明了“质量改善供给，引领未来”的前进方向。

2016年，吕国荣校长先后召开以“现代高等职业教育的挑战与思考”“开展QCC+PDCA活动，提升管理质量水平”“开展学习领域与CDIO课程改革，提高人才培养质量”为主题的办学理念专题讲座，充分诠释“PDCA”“QCC”两个科学管理工具的内涵，将先进的管理理念传达给全体教职医护员工，在全校部署开展

① 雷世平，姜群英．高职院校治理额能力现代化的内涵及其衡量标准［J］．职教论坛，2015（31）：145.

QCC+PDCA 活动，致力于提高学校管理水平，加强学校管理文化建设。

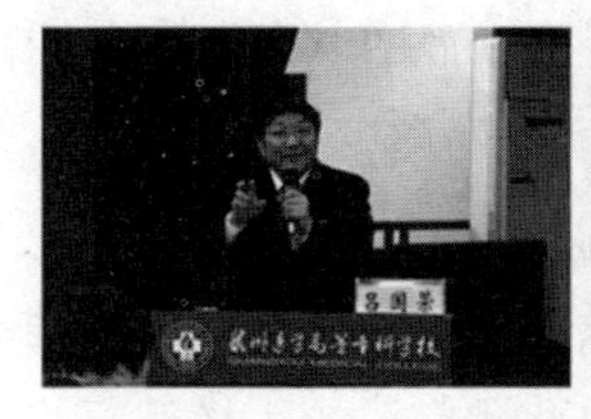
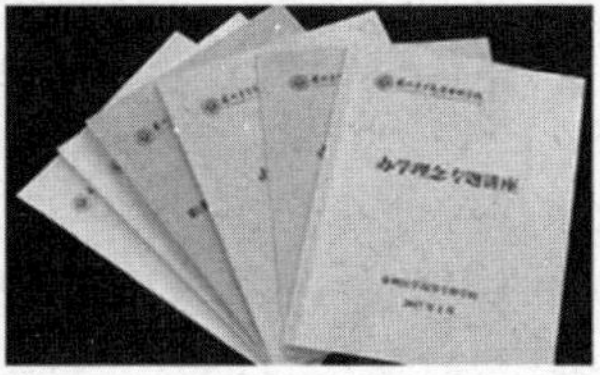
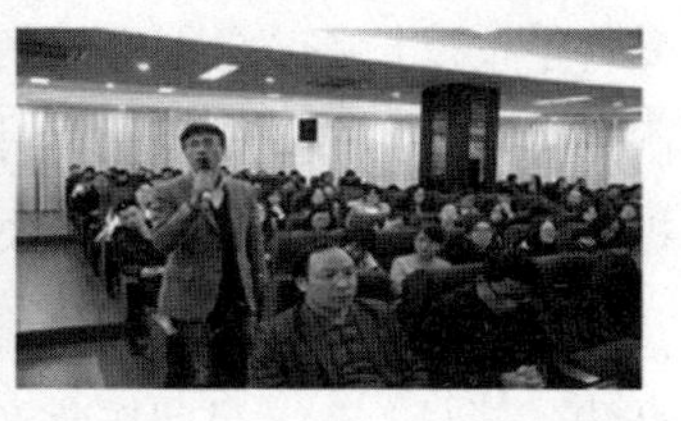

图 6-13 吕国荣校长专题讲座及部署活动

2017 年起，学校贯彻落实教育部《高等职业教育创新发展行动计划（2015—2018 年）》（教职成〔2015〕9 号）等文件精神，将省示范性现代职业院校项目建设、省级文明学校建设内容巧妙融入 QCC+PDCA 活动目标，通过开展 QCC 活动，运用管理人员和骨干教师的群体智慧、集体力量，激发协同、创新的团队精神，制订有效的行动计划，针对校、院、部门管理过程中存在的问题进行诊断与改进。经过五年建设，学校内部管理控制能力和治理能力得到有效提升，学校特色管理质量文化基本形成。

（二）章程建设引领治理制度改革创新

学校章程是高职院校内部治理制度建设的“总纲”，也是制度建设的基石。2016 年初学校组织成立章程撰写工作小组，启动章程起草工作。2016 年 6 月《泉州医学高等专科学校章程》（简称《章程》）经省教育厅核准发布，明确规定了学校办学方向、办学机制、办学模式等。学校下发关于印发学习宣传贯彻《章程》的通知，印制《章程》文本及图册，充分利用校内外各种媒体，向校内和社会公布章程，深入开展《章程》学习宣传活动。同时把《章程》纳入新生、新入职教职医护员工等教育培训内容，让全体师生员工深刻认识实施章程的重要意义，努力在全校形成学习章程、尊重章程和依法依规依章办学治校的良好局面。

以《章程》的实施为契机，全面清理学校的规章制度，健全以学校章程为龙头的制度体系，包括党委领导下的校长负责制、教职工代表大会制度、理事会制度、学术委员会参与治校制度等，力求覆盖教学、学生、后勤、安全、科研、人事、财务、资产等各方面。

在议事决策方面，认真贯彻“集体领导、民主集中、个别酝酿、会议决定”的决策原则。将坚持和健全民主集中制作为坚持和完善“党委领导下的校长负责制”的前提和基础，正确处理好民主与集中的关系、科学决策与有效监督的关系。健全完善《中共泉州医学高等专科学校委员会议事规则》《泉州医学高等专科学校校长办公会议事规则》，在议事范围、议事程序等方面作详细规定，明确界定党委和行政的权力范围。班子成员严格按照议事程序和工作规范办事，提高领导班子的决策效率和决策科学化水平。

在教学方面，出台《泉州医学高等专科学校教育教学改革工作量计算管理办法（修订）》《泉州医学高等专科学校关于推进信息化教学应用工作的实施意见》《泉州医学高等专科学校多元化教学质量评价方案》《泉州医学高等专科学校专业建设质量评估实施办法（试行）》《泉州医学高等专科学校教研室工作考核办法》等文件，推进教育教学改革，提升教学信息化水平，强化教学质量监督与考核。

在科研管理方面，出台《泉州医学高等专科学校校级科研创新平台建设实施办法（暂行）》《泉州医学高等专科学校校级科研项目实施办法（试行）》《泉州医学高等专科学校关于论文发表的相关规定（暂行）》《泉州医学高等专科学校对外科技服务管理办法（试行）》等文件，进一步规范科研管理工作，调动教职工开展科研项目工作的积极性。

在财务管理方面，出台《泉州医学高等专科学校差旅费管理办法》《泉州医学高等专科学校公务交通费报销管理办法（试行）》《泉州医学高等专科学校收入管理办法》《泉州医学高等专科学校财务支出审批办法》《泉州医学高等专科学校二级学院财务管理办法》等文件，规范财务的收入与支出管理，完善财务审批流程。

在学生管理方面，出台《泉州医学高等专科学校辅导员管理办法》《泉州医学高等专科学校学生管理规定（修订）》《泉州医学高等专科学校校院二级学生管理实施细则》《泉州医学高等专科学校外国留学生日常管理规定》《泉州医学高等专科学校学生综合测评实施办法》《泉州医学高等专科学校学生违纪处分规定（修订）》等文件，进一步规范学生管理工作，树立“以人为本”的工作理念，提高学生的管理水平。

在人事管理方面，出台《泉州医学高等专科学校师德建设实施方案》《泉州医学高等专科学校教职员工年度考核办法》《泉州医学高等专科学校“双师型”教师队伍建设实施办法》《泉州医学高等专科学校教师参加社会实践管理办法》等管理制度与考核办法，努力加强师资队伍建设，建立绩效考核机制和激励机制，充分调动教职员工工作的积极性。

2016—2020 年学校共新制定、修订制度 116 个，流程 102 个，其中教学方面有制度 17 个，流程 11 个；学生方面有制度 14 个，流程 13 个；后勤方面有制度 2 个，流程 3 个；安全方面有制度 2 个，流程 1 个；科研方面有制度 10 个，流程 8 个；人事方面有制度 25 个，流程 8 个；财务方面有制度 6 个，流程 2 个；资产方面有制度 4 个，流程 3 个。学校基本形成根本制度稳定、基本制度完备、具体制度配套的校内规章制度体系。

（三）科学设置机构催动内部治理体系重构

1. 泉州卫生学校机构设置

高等学校内部管理机构是根据职能和需要设置的，也是根据大学的特殊使命而形成的。[①] 在泉州卫生学校办学时期，学校机构相对简单。内设机构设有党政办公室、学生处、教务处、总务处、成人教育处、保卫科，其中教务处下设普通教研室、第一基础教研室、第二基础教研室、中医教研室、临床教研室、护理教研室。教辅机构仅设图书馆。此外，学校还设有团委会和工会。

2. 泉州医学高等专科学校升格初期机构设置

2004 年学校升格后，按党政管理机构、教学机构、教辅机构对学校内部管理机构进行重设。党政管理机构设有党政办公室、党务工作部、教务处、学生工作处、后勤管理处、人事处、保卫处、纪检监察审计室、工会、团委会，其中后勤管理处下设计财科。教学机构设有社科公共部、基础医学部、临床医学系、护理系、药学系、检验预防系、成人教育部、中职部。教学辅助机构设有图书馆、实验中心、科研信息中心。

学校逐步推进校院二级管理体制建设，合理划分校、院（系）两级权责，学校层面主要负责宏观的管理和决策，二级院部负责具体工作的实施。通过制定《泉州医学高等专科学校校院二级管理暂行办法》，确立校院二级管理的总体框架，对校院二级管理体制和工作机制作出规范。出台《泉州医学高等专科学校二级学院成绩、学籍管理细则》《泉州医学高等专科学校关于二级考勤管理规定》《泉州医学高等专科学校二级学院财务管理办法（试行）》等文件，明确教学、人事、财务管理等方面工作的规范和权责，扩大二级院部管理自主权，推进二级院部围绕专业教学、人才培养模式、科研创新、社会服务等方面开展综合改革，充分激发二级学院的办学活力。

---

① 何东亮．新建本科高校校内机构设置改革若干问题思考［J］．常州工学院学报，2014，27（2）：68-72.

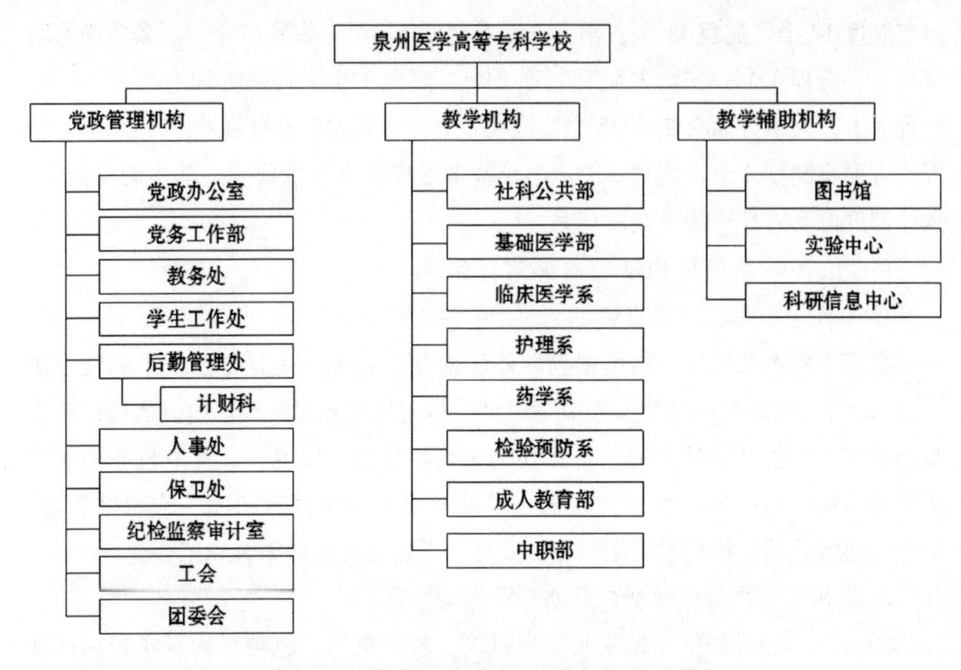

图 6-14 泉州医学高等专科学校原机构设置图

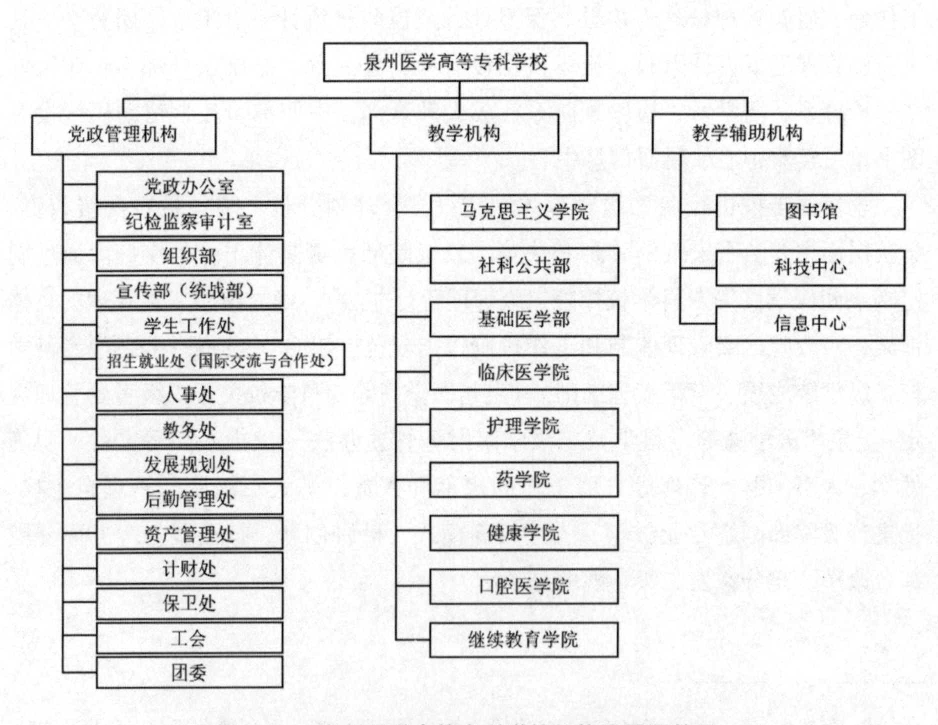

图 6-15 泉州医学高等专科学校机构设置调整图

3. 泉州医学高等专科学校机构设置调整

2020 年，根据发展实际需要，学校申请并获批对校内机构编制进行进一步调整。取消党务工作部，增设组织部、宣传部（统战部）、招生就业处（国际交流与合作处）、发展规划处、资产管理处、计财处等党政管理机构。教学机构中新增马克思主义学院，原设置的系升格为学院，分别为临床医学院、护理学院、药学院、健康学院、口腔医学院，成人教育部改为继续教育学院。教学教辅机构增设信息中心，原科研信息中心改为科技中心。

（四）构建相对完善的治理结构组织体系

内部治理结构是指高校内部各层次和组织之间的责权利关系和格局，包括政治权力、行政权力、学术权力、民主管理权力的职责划分等。① 随着现代大学制度建设的不断深入，更多高校关注并推进内部治理结构调整与建设。2010 年教育部出台的《国家中长期教育发展规划纲要（2010—2020 年）》明确提出高校应“完善治理结构”的目标，并对治理结构的改革进行规定，为我国高校内部治理结构改革提供系统的顶层设计。而《高等学校章程制定暂行办法》《学校教职工代表大会规定》《关于坚持和完善普通高等学校党委领导下的校长负责制的实施意见》《高等学校学术委员会规程》《普通高等学校理事会规程（试行）》等文件的相继出台，为高校建设“党委领导、校长负责、教授治学、民主管理、依法治校的具有中国特色的现代大学”提供精准的指导和强有力的政策支持。

自 2010 年起，泉州医学高等专科学校紧跟国家、省、市教育改革工作部署，科学建立和完善行政权力组织、学术权力组织、民主管理与监督组织和多元参与组织，明晰学校行政领导、职能部门、学术委员会、二级学院、教职工、学生等各内部主体之间的责权利关系。因此，使得行政权力组织拥有学校行政事务的最高决策权；使学术委员会等学术权力组织对学术事务拥有充分的发言权、决策权；同时参与和监督行政事务，使师生员工可以充分行使民主权利，履行民主监督职责，共同参与学校治理，维护自身合法权益；使行业企业多元深度参与学校专业建设、人才培养方案开发、课程体系构建、高水平实训基地建设等方面，助推学校教育改革发展。

---

① 尚洪波 . 高校内部治理结构改革：改革开放四十年来的回顾与展望［J］. 国家教育行政学院学报，2018（11）：23-28.

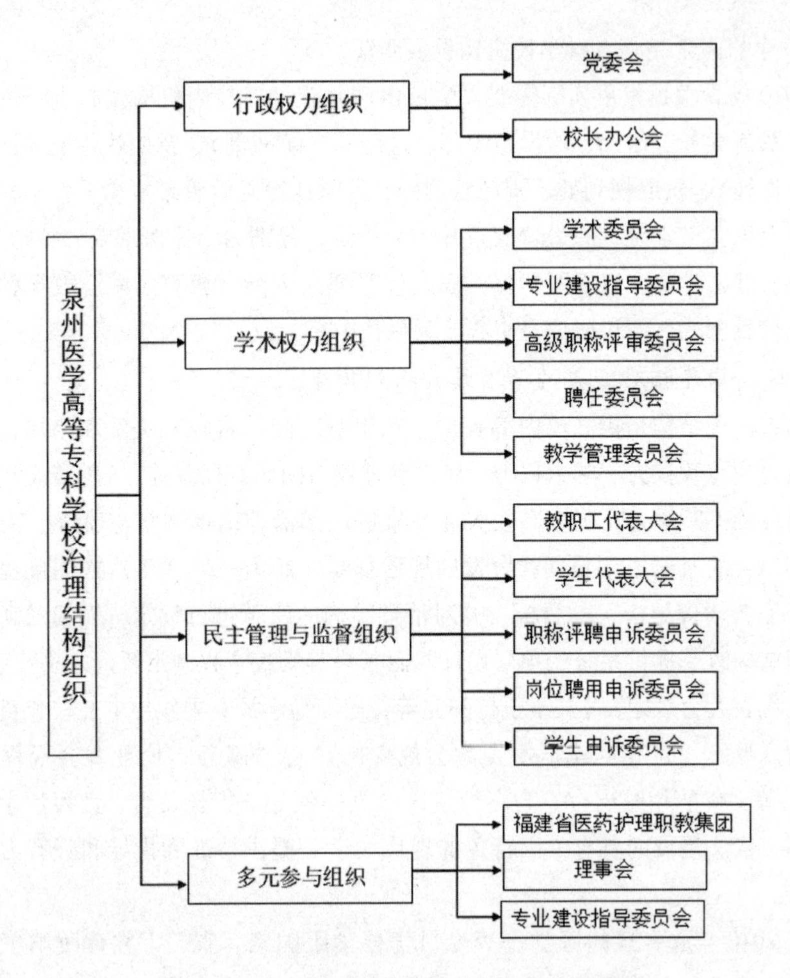

图 6-16　泉州医学高等专科学校治理结构组织

(五) 理顺内外部关系打造多元共治体系

随着高校治理理论的出现，高职院校的职业教育“属性”更加凸显，国家、政府、社会、行业和企业都是高职院校治理中存在的“利益主体”。理顺内外部关系，打造一个多元参与、开放包容的治理体系，有利于更好地释放学校的办学活力，是高职院校改革创新的必由之路。

2008 年 11 月 29 日，在省委常委、省政府副省长、省委教育工委书记陈桦同志的关心支持下，泉州医学高等专科学校作为龙头单位，联合省内相关医疗机构和医药企业、卫生职业院校、行业协会和劳务派遣等 92 家单位共同组建成立了福建省医药护理职教集团。学校积极发挥职教集团龙头作用，深入解读《国家中长期教育改革和发展规划纲要（2010—2020 年）》精神，落实任务驱动、项目带动的工作机制，通过实施“五个一工作计划”（每年召开一次常务理事会，举办一场大型活动，办好《福建医药护理职业教育》一本杂志，建好职教集团一个网站，定期印发集团一份“简报”），不断提升集团的社会知名度，树立良好的外部形象，使集团服务社会的整体水平和能力得以增强。集团在校企合作、资源共享、开展闽台职业教育交流与合作、构建毕业生就业推介平台等方面发挥了重要作用。

2011 年 12 月，为进一步加强校企之间的沟通与联系，推进校企合作的深入开展，在福建省医药护理职业教育集团的基础上，学校联合泉州市人民政府、泉州市卫计委、泉州市教育局、福建医科大学、泉州市医学会、泉州市医药行业协会、福建医科大学附属第二医院、中国人民解放军第一八〇医院、东南医药集团等 45 家单位正式成立“泉州医学高等专科学校理事会”。福建省教育厅、泉州市政府、泉州市医药行业协会会长担任名誉理事长，泉州医学高等专科学校校长担任理事长，副理事长、常务理事、理事由企业和学校教学部门有关领导担任。成立大会上通过了《泉州医学高等专科学校理事会章程》《泉州医学高等专科学校理事会会议制度》《泉州医学高等专科学校理事会经费管理使用细则》等规章制度，规定了理事会成员合作的内容、权利和义务等内容，明确了工作职责。

理事会下设晋江班校院合作办学理事会、东南医药教学班校企合作办学理事会、太平洋集团教学班校企合作办学理事会、解放军第一七五医院教学班校院合作办学理事会、解放军第一八〇医院教学班校院合作办学理事会、泉州市第一医院教学班校院合作办学理事会共 6 个校企合作办学理事会。成立助产、护理、临床医学、口腔医学、药学、医药营销、生物制药技术、药品质量检测技术、医学影像技术等专业教学指导委员会。通过理事会平台，学校与政府、行业、院（企）、社会团体等在专业建设、订单培养、科研开发、信息交流、社会服务、资源共享、技能培训等方面开展全方位合作，形成了有特色的“政校行企社”紧密合作的高职院校办学体制机制。

（六）教育信息化助推治理能力现代化

随着现代信息技术的飞速发展，“互联网+”“大数据”“OA 办公系统”等新兴的信息技术手段在教育领域广泛运用，快速推进了高职院校教育管理理念的更新和管理方法的变革。《教育信息化十年发展规划》强调要“以教育信息化带动教育现代化，破解制约我国教育发展的难题，促进教育的创新与变革”。

福建省示范性现代职业院校建设期间总投入 3500 万建设智慧校园，重点打造了校园有线无线一体化、数据中心等12个子系统，构建了重基础、靠体系的智慧校园多维生态空间，打造了特色化的惠世三平台九大工程。其中以管理信息平台为抓手，建设网上办事大厅，打造移动OA、智慧党建、人事、科研、目标任务管理系统等模块，带动学校各部门、学院参与到业务流程的梳理与优化的系统工程中来，打通业务部门之间的数据壁垒，实现数据共享统一管理。主动对接"惠世e+"管理信息平台建设与服务品质的提升工作，构建出一体化的、适应变化和发展的学校教育组织新体系，积极满足学校领导层决策和管理层业务推进的需要，为广大师生的教学、科研、管理、学习、生活提供全面、便捷、智能、个性化的服务，实现以教师和学生的发展为核心价值的有机教育管理模式的变革，全面促进学校综合治理能力水平的提升。

（七）系统培训提升管理育人现代化意识和水平

现代化的治理体系和治理水平，说到底要依靠治理主体来运行和实现。因此，必须要强化治理主体的理念、思维方式、知识体系和行为方式。高职院校的行政人员、教师等作为学校内部治理的推动和执行的力量，应树立民主、法治、责任等高职院校现代教育治理理念，积极参与学校治理。

自2010年以来，学校高度重视管理人员能力建设，以提升管理人员岗位胜任能力为重点，制定并实施《学校管理队伍能力提升计划》，努力提高管理人员的专业化水平和服务意识。围绕学校发展、育人文化、教师成长、内部管理等方面，结合办学实际和管理岗位特点，学校进一步明确了对管理人员的能力要求，建立了分层次、多形式的培训体系。定期组织管理人员进行培训工作，分为岗前培训、在岗培训及专项培训。开展全体教职医护员工培训大会、教学管理队伍培训、辅导员队伍培训、基层党组织书记和委员培训等。选派学校中层管理干部及业务骨干外出参加管理干部培训，提升管理业务能力。建立轮训制度，组织开展管理经验交流活动，提高管理人员岗位胜任能力。同时建立以岗位能力要求为依据的目标考核制度，把考核结果与干部任免、培养培训、收入分配等结合起来，强化管理人员的职业意识，激发管理人员的内在动力。

由"管理"走向"治理"，最终实现"现代化治理"，是高职院校内部治理现代化的必然要求。从国家示范性骨干高职院校建设到福建省示范性现代职业院校建设，学校始终在不断探索实践治理的现代化建设。在章程建设引领下，学校内部治理体系实现重构，治理结构组织体系日趋完善，多元共治体系日益健全，治理手段逐步信息化，治理主体更加契合现代化发展要求，学校的治理能力迈上新台阶，实现新突破。2019年，教育部、财政部出台《关于实施中国特色高水平高职学校和专业建设计划的意见》，将“提升学校治理水平”列为十大建设任务。高职院校治理体系和治理能力现代化建设将继续成为学校办学建设的主题之一，学校推进治理体系和治理能力现代化仍需继续探索、创新和完善。

（廖志斌 陈 琳）

第七章

峥嵘岁月　宏图再展

泉州医高专自建校以来为社会培养、输送了六万余名高素质技术技能型医药卫生人才，毕业生遍布泉州以及全省各级医疗卫生机构。他们有的成为所在单位的业务骨干、学术带头人和管理干部；有的则扎根基层，为国家和社会默默奉献，为保障广大人民群众的生命安全和身体健康做出了积极的贡献。无论岗位高低，他们始终践行着社会主义医疗卫生事业的根本宗旨——“全心全意为人民健康服务”。

追忆峥嵘岁月，不忘惠世初心。无论是百岁校友萧仁慈的惠世情缘，还是百岁教师阮传发的惠世情怀，他们都用一生见证了这个百年学府的成长、发展和壮大。志存高远，激流勇进。站在历史发展的新起点上，泉医专人将继续秉承“精诚惠世”精神，以时不我待、只争朝夕的劲头朝着“建设有特色高水平的高职医学院校，开启应用型本科医学院校建设新征程”的目标挥洒汗水、阔步前行。

第一节　百岁校友忆惠世

【作者按】萧仁慈先生今年 105 岁，是目前泉州地区健在的最年长的医护人员，她是惠世护校第三届毕业生，她的一生见证了惠世护士学校、惠世医院和泉州地区医疗卫生事业的发展和壮大，她的家族与惠世医院、惠世护士学校结下了深厚的不解之缘。本文根据作者三年来多次采访萧仁慈先生时老人的片断回忆、其家人所提供的资料以及作者所挖掘出的文献史料和研究成果以第一人称来撰写。

一、我的人生经历

1. 求学

我原名叫萧秀英，1918 年 8 月 11 日出生于惠安县梅峰铺萧厝村（今泉港区南埔镇萧厝村），父亲毕业于教会学校，是惠南一带较早的牧师。1935 年我先在泉州菁华女子职业学校读书，后转学至泉州培英女中并于 1936 年 7 月毕业。1936 年 9 月我考入泉州惠世医院附设护士学校护士科，当时护校还在裴巷原惠世女院的旧址上办学，我们理论课是在学校上的，临床见习和实习则来连理巷的惠世医院。当时的校长是贾丽德，她是英国注册护士，兼任惠世医院的护士长，才 20 多岁，当时还没有结婚。我读书时医院的医师和护士总共有五六位来自英国，入学时院长是美国人锡鸿恩，后来换成罗励仁，他不是医师，是英国长老会闽南分会的主任，也在培元中学当老师，医务工作主要是由英国人李乐云医师等人协助。

读了三年三个月，1939 年 12 月我参加中华护士学会组织的全国护士毕业会考，取得了优秀的成绩并拿到了证书，毕业后我留在惠世医院（现福建医科大学附属第二医院）的手术室从事护士工作。

福建泉州惠世醫院護士學校畢業攝影
Graduating Class, Chuanchow General Hospital, School of Nursing, Chuanchow, Fu.

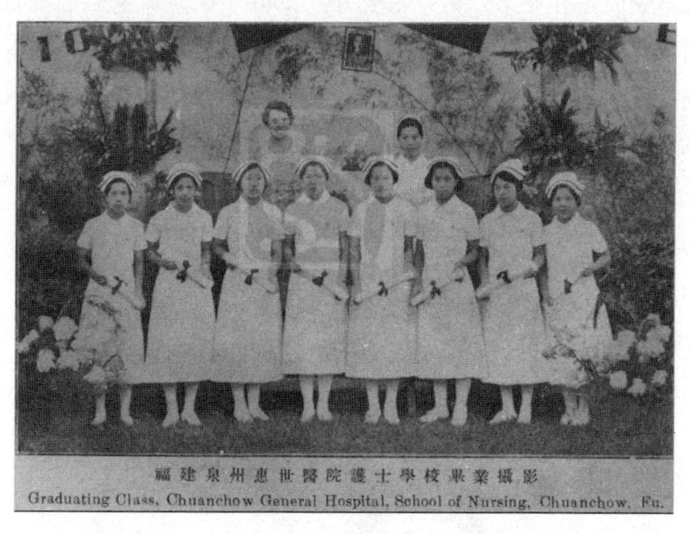

图 7-1　1939 年 11 月惠世护士学校 1936 级（第三届）毕业典礼合影，前排左五为萧仁慈，此合影刊登于 1940 年第 1 期《中华护士报》

2. 工作、学习再工作

因为惠世护士学校没有设置助产士专业，妇产科的接生护士还得再专门去学习助产专业。1941 年 1 月，惠世医院保送我到莆田圣路加护士助产士学校学习助产本科，同年 12 月毕业后惠世医院派遣我到分院惠安仁世医院任妇产科医生兼护士长。当时仁世医院的病床大概只有四五十张，惠世医院经常派医生来巡诊。

3. 结婚后相夫教子

我在惠安仁世医院工作了几年，1945 年 1 月我和惠世医院实验室检验医师林俊德结婚，当时正处于抗战后期，婚礼办得既简朴又庄重，是在南街基督教堂举行的，抗战初期这个教堂曾被日本飞机轰炸，当时还没有被修复。我们在教堂侧门的楼梯上照了一张大合影，当时有不少惠世医院和仁世医院的同事、领导都来参加，如时任院长兰大弼、前任院长罗励仁和外科主任丁乃明等。

我的夫君于 1930 年考入惠世医院，他的老师有好几个都是院长，如叶启元、甘晓理、文辅道和锡鸿恩等。1934 年年底，俊德毕业后留院当医师，刚毕业时先到永春分院工作，后来一直在惠世总院工作。他也是我的老师，而且他和我的长兄萧崇洲是师兄弟，关系很要好。1940 年医院派他到迁往重庆的博医会附设医药技士专科学校进修学习实验室技术，学了两年后回到医院担任检验师和实验室主任，同时兼任惠世护士学校的细菌学教师。我结婚后改名叫萧仁慈，仍在仁世医院工作，直至 1947 年怀孕生子后辞职在家带孩子。

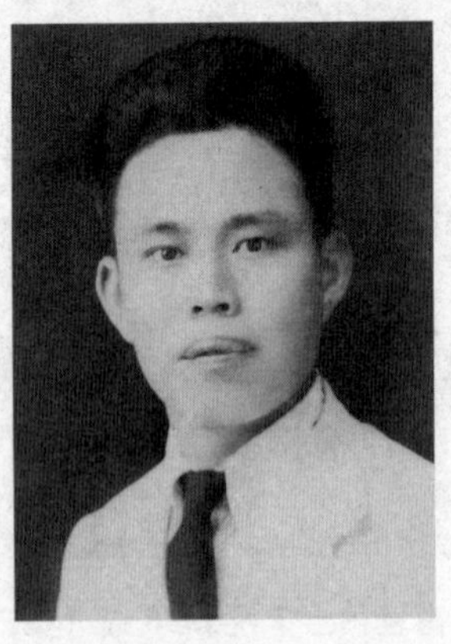

图 7-2　在惠世医院和惠世护士学校工作时的林俊德

4. 自己开业

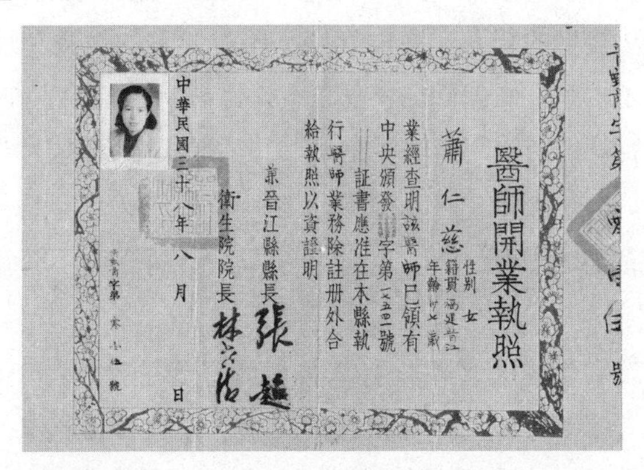

醫師開業執照

蕭仁慈 性別 女 籍貫 福建晉江 年齡 廿七歲

業經查明該醫師已領有

中央頒發字第[illegible]號

證書應准在本縣執

行醫師業務除註冊外合

給執照以資證明

兼晉江縣縣長

衛生院院長

中華民國三十八年 八 月 日

图 7-3 1948 年萧仁慈医师开业执照

1948 年 2 月我们夫妻在石狮自己开了一个西医诊所，叫“俊德诊所”，当时的政策允许医生同时受雇于多个医院或自己开私人诊所，通俗地讲叫多点执业。因为当时俊德还在惠世医院和护校工作，他通常是工休时间过来帮忙，所以诊所的大部分工作是由我打理的。1949 年年底，俊德也从惠世医院辞职，这样我们夫妻便可以专心经营自己的诊所。

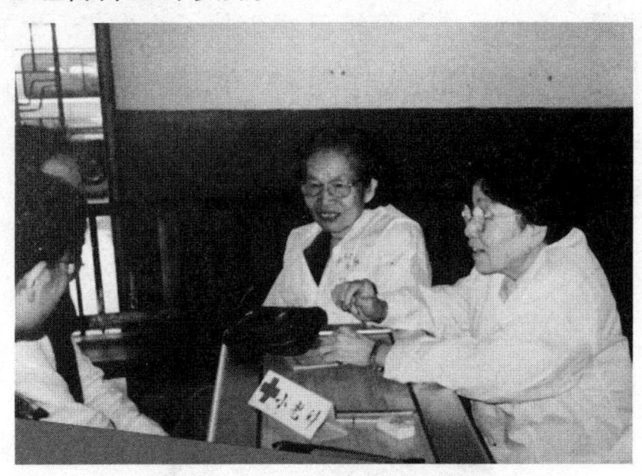

图 7-4 萧仁慈、萧惠人姐妹退休后仍发挥余热

新中国成立初政府还没开始对私营诊所进行改造，而政府的公立医院不多，规模也不是很大，难以满足百姓的就医需求，所以私人诊所的病人很多，经营状况还是不错的。1952 年我们联合其他诊所一起合并成石狮联合西医诊所，1956 年 11 月合并组建成石狮联合医院（现石狮市总医院前身），我在该院妇产科任医师直至退休。退休后又赶上好时光，政策允许私人医生开业，因此我又

发挥余热继续工作了20多年，直到80多岁才真正“退休歇业”。我一生从事妇产科工作，为新法接生的普及、高危妊娠、胎位异常的抢救和矫正特别是臀位的外倒转术做出了贡献。而俊德也一直在石狮医院从事检验工作，同时对晋江、石狮传染病、流行病的防治工作竭尽全力，并多次获得奖励。

二、我家族的惠世情缘

1. 我的娘家

当时教会医院和学校大多招收有基督教背景的子女，由于我父亲的关系，我们兄弟姐妹几人都考入惠世医院和惠世护士学校学习和工作；又因为信仰和习俗的原因，信教的家庭也经常结成姻缘，因此，整个大家庭有不少人学医，而当时惠世医院是泉州最大的医院，西医生大部分出自惠世医院，护士则多毕业于惠世护校，因此我和惠世医院结下了深厚的情缘。

我的兄长萧崇洲于1932年考入惠世医院医师班，五年后毕业留院工作并在惠世护士学校兼任老师。他宅心仁厚、为人刚毅、富有同情心和爱国热情。1938年7月初，他到南安分院（中英后方医院）工作，回总院途中因救人而不幸牺牲，当时我正在惠世护校读二年级。兄长罹难时才23周岁，还没成家，他是我们家的顶梁柱啊。这个悲伤的事情已经尘封了八十年，家族中知道此事的已经没有多少人了，没想到黄方主任（笔者）把这段史料挖掘出来并加以研究和宣传，使我们全家尤其是第二代至第四代的后人接受了爱国主义教育并传承了良好的家风和家教。

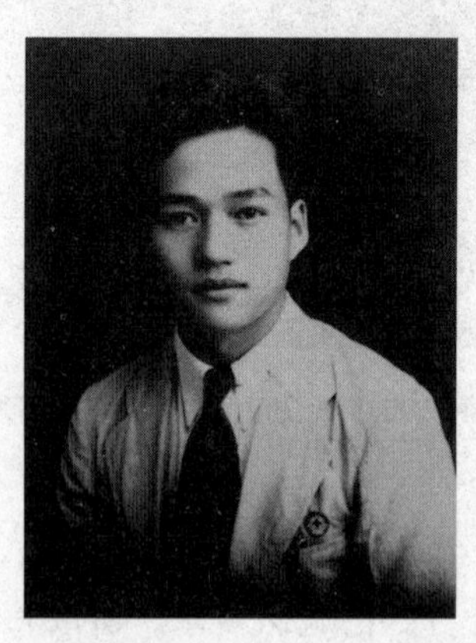

图7-5　萧崇洲在惠世医院工作时（戴院徽）的肖像照

我还有个妹妹叫萧秀玉（后改名为萧惠人），她也是惠世护士学校毕业的

(1944 年惠世护士学校第八届毕业生)，毕业后和丈夫陈标桂在石狮开设私人诊所。我还有一位弟媳叫吴雅意，她和她的姐姐吴雅惠毕业于上海教会医院护士学校，毕业后姐妹俩也到惠世医院工作数年，她们吴家自上两代人开始，就有多人或服务于惠世医院或毕业于惠世医院，与惠世医院缘分颇深。

2. 我的子女儿孙

我和俊德共育有子女六人，其中老五林介平（儿子）和老六林静平（女儿）于 1977 年考入福建医科大学医疗系，兄妹俩是大学同学。介平是内科医师，后来长期担任石狮医院院长和石狮人大常委会副主任等职务；而静平大学毕业后留在福建医大基础部当老师，1988 年被公派到美国留学，获得博士学位，她学有所成，女承父业，术有专攻，终身搞流行病学研究，是美国国立卫生研究院（NIH）的终身教授。可惜天妒英才，静平英年早逝，当时俊德已去世多年，我也年岁较高，家中子女怕我承受不了老年丧女的精神打击，将此噩耗隐瞒我多年。在我的第三代也有人从事医学工作，介平的女儿毕业于福建医科大学后到香港大学攻读公共卫生专业，获得博士学位，和她的祖父、姑姑一样从事公卫事业。

三、“娘家人”的关怀

我和俊德在 1948 年和 1949 年相继从惠世医院辞职后，虽然和“娘家”母院的联系渐渐减少，但是在 1985 年惠世医院最后一任英国人院长兰大弼重访泉州和原惠世医院时，医院成立了惠世同仁联谊会，将毕业于惠世护士学校的校友或曾在惠世医院工作过的院友聚集在一起，定期举行聚会，尤其是兰大弼院长每次来泉州时必定欢聚一堂，重叙往事，在此，我陆续了解到了母院的发展。然而真正体会到“娘家人”的真情关怀却是 2018 年的重阳节和 2021 年的圣诞节，娘家人福医二院和泉州医高专分别派出了吕国荣校长、曾红华副院长、黄方主任和王财元主任等人特地到石狮家中向我慰问和嘘寒问暖，让早已看淡人情冷暖的我感激不已，感受到了来自母院和母校的浓浓情意。前年，母院的黄方主任更是牵头编剧拍摄了关于我的人生经历的微电影。凡此种种都体现了母院和母校不曾忘记过她的儿女。

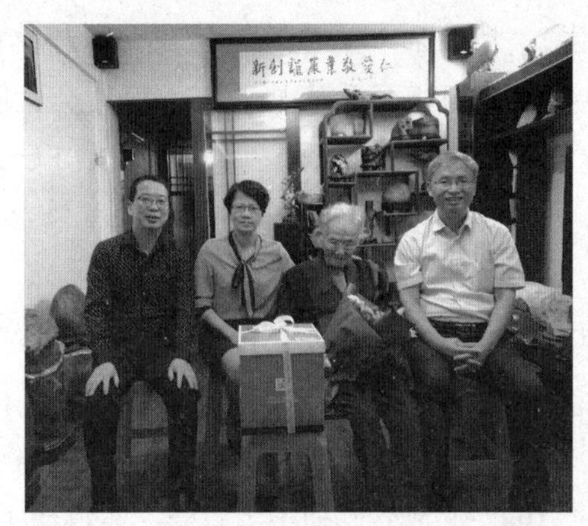

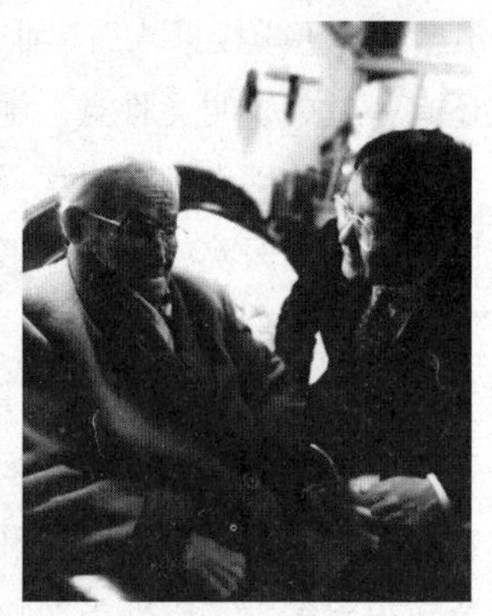

图 7-6 泉州二院、泉州医高专领导看望萧仁慈老人

四、后记

德高为范、思诚为正，萧仁慈先生医德高尚、生活俭朴、热心公益，在她百岁生日时及之后将其一生的积蓄捐给石狮和漳浦县，累计捐献人民币 180 万元，全部用于公益事业，如此高风亮节实在令人钦佩。由笔者编剧反映萧仁慈老人 70 多年医学生涯的专题片《仁慈的力量》，参加了 2020 年世界卫生大会微电影节，是唯一一部入围的中国作品。

The Power of "Mercy"
“仁慈”的力量
——记从医近八十年的百岁老人萧仁慈
nearly 80 years' medical practice of a centenarian Dr. Renci Xiao
She used to work as a midwife
她曾经是一名助产士
导演：谭 论 孙 桑
Directors: Lun Tan Sang Sun
编剧：黄 方 萧 菁 林良标
Writers: Fang Huang Jing Xiao Liangbiao Lin
摄像：柯龙通 苏煜强 王小荣
Cameramen: Longtong Ke Yuqiang Su Xiaorong Wang
剪辑：王小利 傅亚勇
Editors: Xiaoli Wang Yayong Fu

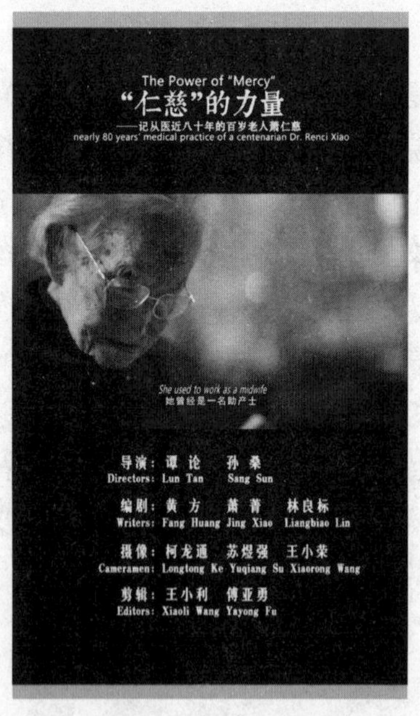

图 7-7 微电影《仁慈的力量》剧照

老人目前身体健康，大部分生活均能自理，记忆力不错，言语时声音洪亮，喜欢看报纸。老人 2021 年初不慎跌倒导致股骨骨折，她以顽强的意志和毅力接受手术和康复训练并顺利康复，这也是目前泉州地区 104 岁老人股骨骨折后成功康复的极少案例之一。

附录 1

忠诚的革命者　真正的教育家
——记晋江医士学校首任校长刘景业

刘景业（1918—2020），1938 年 7 月考入福建省立医学院（第三班），1940 年 6 月参加中共地下党，是福建省立医学院第一批学生党员，曾任党支部书记。在校期间他积极投身抗日救亡活动，1944 年毕业后曾在福州合组医院、马限医院工作并从事党的地下革命活动。1946 年 6 月，他受地下党委派到闽侯县尚干镇开设私人诊所，在诊所内建立地下党活动的交通站，并为中国共产党筹集经费。1947 年 5 月交通站遭叛徒破坏，刘景业潜往南京结核病医院工作并与党组织接上关系；1948 年，刘景业受地下党委派随医院迁往中国台湾；1949 年 2 月，他调任中共闽浙赣游击纵队闽中支队卫生队队长（后改编为解放军第五卫生队）；1949 年 8 月刘景业率卫生队随南下部队解放莆田、晋江、泉州，并驻扎在泉州。作为一个真正的马克思主义信仰者，刘景业为了革命抛家舍业，在严酷的斗争中经受住了血与火的考验，对革命事业始终保持着绝对的忠诚。

中华人民共和国成立后，刘景业迅速投身于医学教育，用毕生所学和卓越的领导力为泉州地区乃至福建省卫生医疗事业做出了巨大贡献。自 1949 年 9 月至 1954 年 2 月刘景业任省立泉州医院（现泉州市第一医院）副院长、晋江专署卫生科副科长；1951 年 9 月受命创办晋江医士学校并任首任校长；1952 年 12 月晋江医校与被接办后的惠世护士学校合并改称晋江卫生学校，刘景业任校长。自 1954 年 2 月至 1968 年 12 月，他历任福建省卫生厅科教科副科长、医防处副处长、医教处副处长。自 1972 年 5 月至 1979 年 5 月，他任福建省卫生学校副校长、党总支副书记。自 1979 年他起任福建省卫生厅医教处处长，直至 1983 年 12 月离休，享受厅级待遇。刘景业于 2020 年 8 月病逝，享年 102 岁。

刘景业出生于福州著名的工商实业家庭“电光刘”，是富家子弟，但从小接受革命思想，学生时代即出生入死，投身党的革命事业，是我校前身晋江医校及被接办后的第一任校长，为解放事业和 20 世纪 50 年代学校转型期的建设和发展做出重要的贡献，他是我校的荣光。

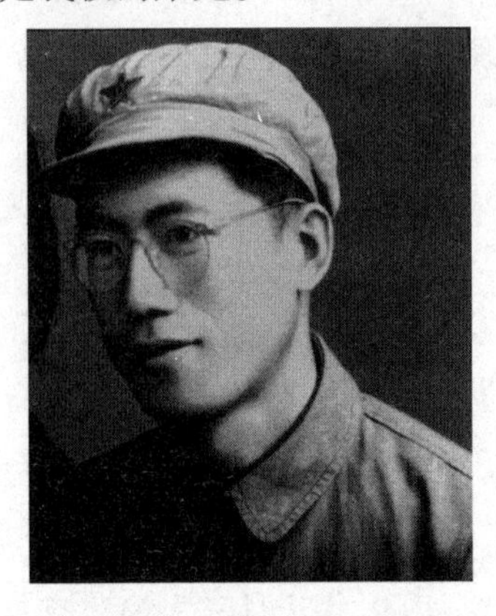

图 7-8　1950 年 10 月一身戎装的刘景业

附录 2

与“瘟神”斗 其乐无穷

——记校友魏忠义

魏忠义，晋江医士学校 1958 届西医士 9 班（309 班）毕业生，先后两次参加或领导福建省消灭血吸虫病工作，1958 年在校就读期间到福清县直接参加血防大会战；1993 年担任福建省卫生厅厅长后，又领导全省消灭血吸虫病的扫尾巩固工作。与“瘟神”斗争的经历，是魏忠义一生中最难忘的回忆。

历史使命，轻装奔赴第一线

中华人民共和国成立时，全国血吸虫病流行区多达 350 个县市，病人达一千多万人，受威胁人口有一亿人。1952 年 1 月 23 日中共中央通过了《全国农业发展纲要“草案”》，把防治和基本消灭血吸虫病作为一项重要内容。同年 2 月 17 日毛泽东主席提出要“全党动员、全民动手、消灭血吸虫病”，1953 年又在中共中央杭州会议上发出“一定要消灭血吸虫病”的伟大号召。

1958 年 2 月，正当魏忠义和同学们认真复习，准备迎接即将面临的毕业考试时，有一天，班主任邱衍天紧急召开班级会议宣布：为了响应毛主席“一定要消灭血吸虫病”的伟大号召，根据省卫生厅通知，晋江医士学校和福州、福清卫校及助产学校的医士、公卫医士、护士、检验士和助产士全部提前3个月毕业，直接到第一线参加我省血吸虫病查治和灭螺工作。这是一项光荣的使命，但任务艰巨，三天后必须整装出发。就这样，魏忠义离开了学校，背着简单的背包奔赴疫区开始了同血吸虫病的斗争。

晋江医士学校84名应届生（除5人因病留校待分配外）分乘三辆美国“道奇”客车星夜抵达福清县，第二天就参加全省血吸虫病防治工作会议。会上，由时任福建省省长兼中共福建省委血吸虫病防治工作领导小组组长的魏金水同志做动员报告，由时任省卫生厅副厅长兼血防办主任的左英同志做工作部署。在大家学习讨论两天后，各地血吸虫病防治站（组）领导就把他们带回驻地所在的自然村，可谓军令如山，风雨兼程。

满目疮痍，小虫之害猛于虎

魏忠义被分配在下楼组，不到四个月，又被调往北西亭组任组长。福清是全国、全省血吸虫病的重疫区，北西亭大队又是福清的重疫区，被血吸虫病毁灭的村庄随处可见。去北西亭时，恰逢盛夏，他们冒着酷暑前往。路过一个村子时，只看到近30座房屋，处处残垣断壁，杂草丛生，一片凄凉景象。这个村百年前有近500人，很兴旺，但是因为血吸虫病肆虐，当时村子只剩下不到50人。

千军万马，挥戈征战避白袍

查灭螺与查治病，是他们的主要工作。为了在一个月之内查清螺情，魏忠义一组四人起早贪黑，不管是烈日当头还是刮风下雨，都光着脚丫五步一蹲、十步一蹚水地跑遍了北西亭所有的田边地头、池塘洼地、山坑溪流与沟渠。当时国家百废待兴，无法过多地关心血防人员的个人防护问题。他们刚从学校毕业，每月工资22元，况且同学们大都来自贫苦家庭，根本买不起雨靴，所以小组中他和防疫员何希添同志都感染了血吸虫病，后来何希添同志因血吸虫病肝硬化合并肝癌英年早逝。条件的恶劣，工作的艰苦，他们都没写信告诉家里，怕亲人但心。当时他们只有一个信念：查清螺情。

他们根据地形和地质条件，分别做好翻、耕、围、堰，进行土埋、药物及火焰灭螺，一个月不辞辛苦，冒着酷暑和被血吸虫感染的危险，终于摸清了六个村庄的螺情。为保证全队灭螺会战的顺利进行，站里加派了三人协助现场指导，经过五天的连续奋战，终于保质保量地完成了全队土埋灭螺的第一个会战目标。紧接着又开展查治病人的第二个大会战。

检查血吸虫病人很困难，要筛查出全部病人，须做全民粪便检查，将每个人的大便收集起来，用水淘洗，筛出的残渣放在显微镜下或使用放大镜反复观察，看是否有虫卵或毛蚴，最后才能判断是否被感染。上门收粪便看似简单，其实难度很大，每天晚上必须挨门逐户提醒，次日未交粪便的还得再上门再交代，直到送来为止，为了不漏掉一个病人，每人还得连送粪便三天，进行三检三送才作罢。被查出的感染者要动员其尽快入院接受治疗。总之，每走一步，都要冲破重重阻力，不少血防干部顾虑重重，寝食难安。血防工作的艰苦和血防干部的思想情操实在无法一一表述。“不要人夸颜色好，只留清气满乾坤”，因为用一切崇高、美好，甚至光彩华丽的语言来形容血防工作的艰辛和血防工作者的高尚情怀都不为过。

平时他们的工作单调乏味且十分艰辛，尤其是在现场查螺时，由于钉螺只有米粒大，且滋生在杂草丛生的潮湿泥土里，藏身于山坑溪流、田间地头和沟渠内，要把它找出来谈何容易！经常出去一身汗，回来一身泥，腰酸背又痛，饥肠响如鼓。但是，苦中也有乐，当他们找到一粒钉螺、治愈一个病人时，心情便无比愉悦和舒坦。因为魏忠义明白，一位具备良好医术和医德的医生以及所有全心全意为民生、为他人、为社会谋利益的卫生工作者，在付出辛劳之后所换取的欣慰，是一种享用不尽的精神财富。

附录 3

优秀校友名单

（收录范围为 2004 年学校升格前在校学习或工作过的校友）

刘景业，晋江医士学校和人民政府接办后的晋江卫校的首任校长（自 1951 年 1 月至 1954 年 2 月在任）。曾任泉州医院副院长、晋江专署卫生科副科长，福建省卫生厅科教科副科长、医防处副处长、医教处副处长，福建省卫生学校副校长、党总支副书记，福建省卫生厅医教处处长。于 1983 年 12 月离休。于 2020 年 8 月病逝，享年 102 岁。

姚嘉母，1955届西医士3、4班（303、304班）毕业生。曾任泉州市卫生局副局长、泉州市红十字会副会长。

孙耀源，1955届西医士3、4班（303、304班）毕业生，1961届医疗大专1班（101班）毕业生。他是享受“政府特殊津贴”的专家。曾任德化县医院院长、援塞内加尔共和国中国医疗队队长、泉州市人民医院任院长、书记。多次发表论文并在国内外交流。获全国卫生文明建设先进工作者、省科协先进工作者、鲤城区劳动模范等表彰，被塞内加尔共和国总统授予最高级别“金质狮子勋章”。

郭鹏琪，晋江医士学校第三届医士班毕业生，泉州市中医院主任医师，教授。1992年被国务院表彰为突出贡献专家，享受政府特殊津贴。1997年由人事部、卫生部、国家中医药局批准为国家级名老中医。2013年被福建省卫生厅授予“福建省名中医”称号。

魏忠义，1958届西医士9班（309班）毕业生，副主任医师。曾任福建省卫生厅厅长、福建省第七批支援塞内加尔共和国中国医疗队队长。1989年11月被塞内加尔共和国总统授予最高级别“金质狮子勋章”。

黄皓春，1965届中医士4班（404班）毕业生，副主任中医师。原泉州市卫生局副局长、局长，泉州市人大常委会委员兼教科文卫委员会主任。曾任泉州市康复医学会、市医学会名誉会长、省中医药学会理事，泉州市第十二、十三届人大代表。

周来兴，1965届中医士4班（404班）毕业生，主任医师。医学博士，骆安邦专家学术继承人。曾任永春县中医院书记。是全国老中医药专家学术经验继承第三批、第六批指导老师；全国基层名老中医药专家传承工作室建设项目专家；福建省名中医；全国“德艺双馨”医护工作者和市优秀党员、市高层次二类人才。

黄书定，1968届护士25班（第25届）毕业生，副主任医师。曾任泉州市光前医院院长，泉州卫校党委书记，泉州医学高等专科学校党委副书记、纪委书记，泉州市政协教卫体委员会委员。

陈佳木，1979届公卫医士2班毕业生，副主任医师。曾任福建省出入境检验检疫局党组成员、副局长，福州出入境检验检疫局局长。

丁鸿儒，1979届公卫医士2班毕业生。曾任厦门市卫生和计划生育监督所所长。

苏小青，1981届中医大专班毕业生。曾任泉州市政协副主席、泉州市卫生局局长。曾被卫生部、人事部表彰为“全国先进工作者”，省妇联表彰为“抗‘非典’十大女功臣”“三八红旗手标兵”。

骆沙鸣，1981届医疗大专5班（大专2班）毕业生，主任医师。现任泉州市政协一级巡视员，兼任台盟中央常委、泉州市科协主席，曾任泉州市政协副主席、台盟福建省委副主委、台盟泉州市委主委。第十一、十二、十三届全国政协委员，第八、九届省政协委员，第十届泉州人大常委会委员。

朱琴秋，1981届医疗大专4班（大专1班）毕业生，副主任医师。曾任福建省安全生产监督管理局副巡视员。2011年10月，获“福建省三八红旗手”荣誉称号。

邱家祯，1981届中医大专班毕业生。曾任泉州市卫生局副调研员、泉州市爱卫办主任、市卫生局科长、市急救指挥中心主任。主持泉州市急救网络体系建设分析与研究项目，荣获泉州市人民政府科技进步奖三等奖。

苏昆明，1981届医疗大专5班（大专2班）毕业生。曾任泉州市疾病预防控制中心党总支书记。2004年被省人事厅、省卫生厅评为“全省卫生系统先进工作者”。

吴志服，1981届中医大专班毕业生，主任医师，福建医科大学兼职教授。曾任泉州市卫生局卫生监督所所长。

许葆雄，1981届中医大专班毕业生，主任医师。曾任泉州市光前医院院长、泉州市第一医院副院长。现为福建省中医药学会理事、省中西医结合学会理事、泉州市中医药学会副会长、市中西医结合学会副会长、市肿瘤学会理事会副会长。曾获省卫生系统“先进工作者”“创先争优活动先进个人”等荣誉。

陈向荣，1981届医疗大专5班（大专2班）毕业生，主任医师。曾任泉州市第一医院副院长、影像科主任。现为福建省医学会放射学专科分会副主任委员、省口腔学会口腔颌面影像分会常务委员、泉州市放射质量控制中心主任委员、市放射学会副理事长。曾获福建省科学技术进步三等奖，泉州市科学技术进步二等奖。

洪慧良，1981届医疗大专5班（大专2班）毕业生，副主任医师。曾任泉州市光前医院副院长。现为泉州市急诊急救学会副会长、泉州市耳鼻喉科学会副主任委员等。

欧阳筠淋，1981届医疗大专4班（大专1班）毕业生，主任医师。曾任泉州市第三医院院长、泉州市第三医院司法鉴定所负责人。为中华医学会精神医学分会司法精神医学组委员、中华医学会福建省精神科学会副主任委员，泉州市精神科学会副主任委员，是泉州市精神卫生专业学科带头人之一。

许笃聪，1981 届中医大专班毕业生，医学博士，主任医师，硕士研究生导师。曾任泉州市中医院副院长。为全省卫生系统第二批学术技术带头人后备人选，中华中医药学会老年病分会常务委员，福建省医学会老年医学分会委员。

叶江水，1981 届中医大专班毕业生，副主任医师。曾任泉州市第三医院副书记、书记，泉州市皮肤病防治医院院长。

傅森林，1981 届医疗大专 4 班（大专 1 班）毕业生。现任中国香港统益国晖集团董事长。任福建省政协港澳台侨和外事委员会副主任、全国工商联五金机电商会常务副会长、中华海外联谊会理事、泉州市海外交流协会副会长，并兼任香港福建社团联会副主席、香港泉州同乡总会会长等。荣获“爱国企业家”“闽商建设海西突出贡献奖”“慈善贡献奖”等表彰。累计向社会捐资超千万元。

张柏坚，1981 届医疗大专 5 班（大专 2 班）毕业生，主任医师。历任惠安县医院副院长、党总支书记、院长。现为中华医学会会员，福建康复医学会理事。曾被泉州市政府等表彰为“质量效益”“医院管理年活动”先进个人等。

张宇人，1981 届医疗大专 5 班（大专 2 班）毕业生，副主任医师。曾任永春县医院党总支书记。

林金宝，1981 届中医大专班毕业生，主任医师。曾任安溪县中医院院长。曾获“全国中医医院优秀院长”“省优秀中医医院院长”“省先进医院工作者”等表彰。

赖德芳，1982 届卫生医士班毕业生。曾任福建省人大常委会平潭综合实验区工作委员会副主任，中国致公党福建省委常委，福建省政协委员，中国致公党福建省平潭支部主委。曾被表彰为全国“保障性安居工程建设劳动竞赛优秀建设者”“城市管理先进工作者标兵”等，被中国致公党中央委员会授予“优秀党务工作者”，被福建省委员会授予“先进个人”等，获福建省“五一劳动奖章”。

余绍麟，1982 届卫生医士班毕业生，卫生医师。曾任漳州市卫健委二级调研员，漳州市卫健委党组成员、副主任等。曾被表彰为“福建省第十届精神文明建设先进工作者”“全省卫生系统先进工作者”“全省农村初级卫生保健工作先进工作者”“全省新型农村合作医疗工作先进工作者”等。

李孝琴，1982 届护理 30 班（护理 5 班）毕业生。曾任泉州市作家协会副主席兼秘书长。1982 年开始发表作品，2000 年加入中国作家协会。出版长篇小说及散文集十余部。曾获省、市文学奖及全国征文奖数十次。作品收入《新中国六十年文学大系》等多种选本。

肖惠中，1983 届中医士 13 班（中医 6 班）毕业生。现任泉州市政协副主席，农工党福建省委会委员、泉州市委会主委。曾任泉州市卫生健康委员会主任。发表学术论文数十篇，《张永树教师针灸通调任督的学术经验》列入国家级医学继续教育项目。曾获省文化科技卫生“三下乡”、市卫生系统“双十佳”先进个人、农工党中央“抗击非典优秀党员”等表彰。

刘锡杰，1984 届西医士 27 班（西医士 2 班）毕业生，主任法医师。现任泉州市人民检察院党组成员、检察委员会委员、二级高级检察官。曾获第二届“中国十大杰出检察官”，全国、省“十佳职业道德标兵”，省“新长征突击手”“五一劳动奖章”等，并被最高人民检察院记一等功一次。发表学术论文数十篇，是泉州唯一入选最高人民检察院首批全国检察技术人才库成员。

傅玉波，1984 届西医士 27 班（西医士 2 班）毕业生。现任泉州市工商业联合会（总商会）副主席。

庄铭星，1985 届西医士 28 班（西医士 3 班）毕业生，高级讲师。现任厦门信息学校党委书记、校长。兼任全国中职学校校长联席会副主席、省职教学会常务理事等。曾被评为全国中等职业学校德育工作先进个人、职业教育百杰校长、厦门市劳动模范等。

许金森，1985 届西医士 28 班（西医士 3 班）毕业生，研究员，博士，博士生导师。现任福建省中医药研究院经络研究所所长，国家中医药管理局经络感传重点研究室主任、光学会副理事长等，国家自然科学基金一审专家。参加科技部“七五”“八五”“九五”研究任务。主持国家、省自然科学基金等多项经络研究重点课题。多次获国家级、省级表彰。

林槙槙，1986 届护理 35 班（护理 10 班）毕业生。厦门大学公共管理硕士，副研究员。现任福建医科大学附属第二医院党委委员、副院长。曾荣获“福建省新长征青年突击手”和泉州市“科学技术进步奖三等奖”等表彰。

张淑语，1986 届护理 36 班（护理 11 班）毕业生。现任晋江市政协副主席。曾任晋江市人民政府副市长。曾荣获全国计生系统防治非典型肺炎先进工作者、福建省人口和计划生育先进工作者、泉州市劳动模范、泉州市“五大战役”功臣个人、泉州市计划生育先进个人等荣誉称号。

洪建芳，1988 届西医士 31 班（西医士 6 班）毕业生。副主任医师。现任泉州市急救指挥中心主任，省急诊医学分会委员会委员，市急诊急救质量控制中心秘书长，市急诊急救学会理事会副会长兼秘书长。在国家级、省级刊物上发表论文多篇，参与多项课题研究，主持课题《泉州市急救网络体系建设分析与研究》获 2010 年度泉州市科技进步奖三等奖。

苏培聪，1989 届西医士 32 班毕业生。曾任泉州市卫生健康委员会主任。多篇论文发表于省级、国家级学术刊物。科研课题“艾滋病相关高危人群的发现及干预对策成效研究”“传染病突发公共卫生事件早期发现能力评估研究”荣获泉州市人民政府科学技术一等奖、三等奖。

林崧，1990 届针灸 4 班毕业生，曾任福建省药械联合采购中心负责人、福建卫生职业技术学院人事处处长。参加援疆工作，任新疆昌吉回族自治州卫生局党组成员、副局长。多次荣获全省“优秀共产党员”“优秀援疆干部”等称号，援疆期间个人荣立三等功一次，被福建省人民政府授予集体二等功一次。

王志明，1992 届西医士 B5 班毕业生。本科学历，中国人民解放军上校军衔，曾任中共尤溪县委常委，县人武部政委。荣立个人三等功 2 次，多次被集团军、师、旅级单位评为“优秀共产党员”“优秀党务工作者”“优秀机关干部”，曾被福建省委、省政府、省军区表彰为“拥政爱民先进个人”。

曾红华，1993 届护理 49 班毕业生。现任福建医科大学附属第二医院党委委员、副院长。曾任医院人力资源处处长、工会常务副主席、团委书记等。曾被评为全国科教文卫体系统优秀“女职工工作者”，荣获第十届福建省“青年五四奖章”，被评为省卫生系统“人事工作先进工作者”，福建医科大学“优秀党员”等。

周梁升，1994 届福医 4 班（大专 10 班）毕业生。现任泉州市文化广电和旅游局党组成员。

吴艺阳，1995 届福医 5 班（大专 11 班）毕业生，医师。现任政协泉州市委员会经济和农业农村委员会主任，曾任泉州市市场监督管理局副局长、药品安全总监。曾荣获全国“抗击非典优秀共青团干”“卫生系统学习实践科学发展观活动先进个人”、福建省“新长征突击手”、泉州市“青年优秀公务员”等。

林义川，1995 届福医 5 班（大专 11 班）毕业生，副主任医师。现任泉州市第三医院党委书记，福建省医学会精神病学分会委员、福建省医学会医学伦理学会委员、泉州市医学会精神病学分会副主任委员、泉州市精神病医疗质量控制中心副主任。

王小寅，1995 届福医 5 班（大专 11 班）毕业生。现任泉州市检察院党组成员、政治部主任。曾任泉州市直党群系统党委专职副书记，泉州市委组织部部务会议成员。

苏华舟，2001届中西结合1班毕业生。是厦门极致互动网络技术有限公司创始人、执行董事兼总经理。企业先后获得“中国十大新锐游戏企业”“国家文化出口重点企业”“国家高新技术企业”“福建省科技小巨人领军企业”“福建省互联网企业20强”“厦门市‘专精特新’中小企业”等称号。个人曾获福建省软件杰出人才、厦门市首批优秀青年创新创业人才、厦门市第十批拔尖人才等荣誉称号。

第二节 百岁教师话初心

“大学者，非谓有大楼之谓也，有大师之谓也”，教育的根本目的是培养人才，而一所学校能否不断为国家和社会培养高素质人才，教师的作用至关重要。在泉州医高专的办学历史中，涌现出许多优秀的教师，他们不但精于学问，在自己的专业领域有所成就，更重要的是德学兼修，爱校、爱生如己，始终保有对教育事业的热爱。年近百旬的退休教师阮传发就是其中的典型。

青春岁月

阮传发老师是一个有着无数故事和话题的人，因为他一生所经历的事情太多太多。阮老师是泉州人，生于1924年，七岁入私塾，后来遇上抗日战争，私塾停办，又改入小学继续就读。私塾老师是一位前清秀才，讲授《四书》《幼学琼林》等。正是几年的私塾教育给他打下了深厚的国学底子。初中时期，阮老师就读于晦鸣中学，也就是现在泉州的七中。他因学业成绩优秀，各科平均分都在95分以上，品性和体育都是甲等，所以免交五个学期的学杂费。而后在1943年进入培元中学，因躲避国民政府抓壮丁，只读了一年半就提前结束了在培元中学的学习。后来偶然在泉州街头看到台干班招生的通知，得知台干班是为光复中国台湾做准备，便去参加了考试，并于1944年年底考入台干班。

年轻的阮老师带着自己的满腔热情开始了在中国台湾三年又七个月的生活，其间在台北万华龙山寺办讲习所，利用晚上时间为台湾同胞义务讲授两年多语文课，传承和发扬了中华文化。

在往后的岁月，阮老师时常回忆起那段在台湾的峥嵘岁月并引以为豪。作为历史的见证者，他写下了关于台湾光复的见闻，2015年被美国《侨报》《芝加哥时报》刊登。

教书育人

1949年春，中国台湾当局政治混乱，民众生活痛苦。那时听说中国共产党廉洁奉公，深得人心，阮老师于是下定决心离开台湾，与台干班师生冒着生命危险横渡惊涛骇浪的台湾海峡，踏上返乡之路。彼时中华人民共和国刚刚成立，百废待兴。他立志要当一名教师，为中华人民共和国培养更多有用的人才。1953年，阮老师参加了全国高考，以优异的成绩考进华东师范大学中文系。其后他以教书为终身职志，先后在多所学校从教，并于1961年调入泉州卫校（现泉州医学高等专科学校），此后在卫校任教四十多年。

任教期间，阮老师承担现代汉语、现代文学、医学古文以及书法等课程的教学。他对待教学工作十分严谨认真。对于每一门新课程，在熟悉吃透教材的同时，还要查阅大量的资料，经常备课到深夜甚至凌晨。

医学古文是中医的一门基础课程，阮老师在这门课程上投入的心血尤其多。要教好医学古文，不但要具备深厚的古文功底，还需要有一定的中医中药知识。为了恶补中医中药知识，阮老师阅读了大量的中医书籍，还经常出入药店熟悉各味中药。经过不懈的努力，终于他的医学古文教学日臻成熟、独树一帜。

在全力投入教学的同时，阮老师还承担着班主任的工作，他带过一届又一届学生，可谓桃李芬芳。学生毕业后还时常惦记着这位德艺双馨的老班主任，常年与他保持联系，时常回来看他，阮老师觉得这是作为教师最满足最幸福的时刻。

书法传承

阮老师在书法方面颇有造诣。他七岁进入私塾学习诗书古文，同时开始练习书法。从那时起便与一方黑砚、一片纸张，一支毛笔结缘，在黑白分明的翰墨天地中，开始了一生都致力于中国书法研习的漫漫征途。

他擅长行楷书体，楷书主要取法欧阳询、柳公权，行书得益于王羲之、米芾、赵孟頫、董其昌等书家墨迹。他的书法行云流水，遒美俊逸，形断而意不断，熔楷书、行书于一炉；如饮清茶，须慢慢品味，方能得其芳润而神清气爽。

阮老师曾三次前往美国探亲，出国时还不忘携带文房四宝。身在异国他乡仍心系祖国艺术瑰宝，临池笔耕不辍，吸引了不少外国友人的关注。那时有位对我国书法艺术颇有兴趣的美国退休教师，还曾由其友人陪同到阮老师公寓，敦请他现场挥毫作书。

“老当益壮，宁移白首之心”，王勃这句传诵千古的名言，阮老师可以当之无愧。年届耄耋之年，他在短短一年多时间内，连续书写和析解古代著名诗、词、文三本著作。此外，为了进一步弘扬书法文化，他在所生活的小区开了个书法义务培训班，备好纸墨笔砚，上至耄耋老人，下至幼学少年，只要带着一颗对书法热爱的心就可以来向他学习书法。

不忘初心

虽然阮老师已经退休了，但是心里始终记挂着学校，时常会回学校看看，并时刻关注着学校的发展，他表示，在学校工作四十年，对学校感情很深，看到学校一天比一天发展好了，他心里十分高兴。

为了帮助学校和学生，退休后的阮老师并没有让自己闲着，他兼授泉州卫校书法兴趣小组（后改名为“书法协会”）的书法课并担任书法顾问。2013年，将近90岁高龄的阮老师还在学校洛江校区教学生书法，兼任书法协会的指导老师。在学校，他开了许多书法讲座和学术研讨会，每次讲座，都有许多学生慕名而来。时至今日，书法协会的新老生一直与阮老师保持联系，他们经常上门看望拜访阮老师，并跟随他学习书法。

作为一名医学古文老教师，阮老师念念不忘的是学校医学古文教学，他经常向校领导和学院负责人建议学校一定要开设医学古文课程，要花力气培养这方面的教师，甚至提出由他自己义务担任指导教师。

2014年，阮老师将他一生的教学经验和成果进行总结，写成专著《医用古汉语与诗词文选析》，并捐献给学校。学校党委书记熊志强给《医用古汉语与诗词文选析》作序时对阮老师做出高度评价：“让我钦佩不已的是阮先对时下世风的担忧、对浮躁学风的忧虑，并不用激愤的话语、疾俗的情绪，自在自然地流淌着有教无类的教师情怀，自在自然地焕发出立德树人的涵养风范。”阮先在闽南语中是对老师的尊称，更饱含了无数学生对他的爱戴和亲近。

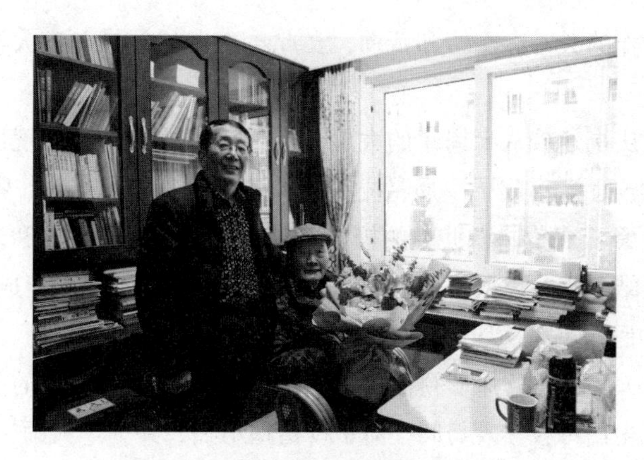

图 7-9 熊志强书记看望阮传发老师

同是 2014 年，在学校八十周年校庆之际，阮老师以“怀旧与感恩——见证泉州卫校、医高专的成长、发展”为题，记述了他与医高专之间的不解情缘。

我在卫校、医高专生活、教学近 60 个春秋，有过狂风暴雨令人寒心的苦日子，但更多的是阳光亮丽催人奋进的好天时。我与学校共命运，学校是我温暖的家，我爱校如家。其间，发生两件使我永远不能忘怀的事情。

第一件事：2007 年 4 月，我的第四本小册子《书析〈养生论〉》面世，那时正好是我从教的第五十个年头，泉州医高专领导张敬尊书记和朱世泽校长，特地为我举行“从教五十年暨《书析〈养生论〉》首发仪式庆祝会”，体现了他们尊师重教的高尚精神。福建省文化厅前副厅长庄晏成也应邀莅临指导，外宾、学校师生、退休教工共有 200 多人参加庆祝会，盛况空前。当日泉州电视台现场采访，并报道此事。学校给我很高的荣誉，我无限感激，终生难忘。

第二件事：学校升格为医高专后，校领导也很重视教师的科研和学术成果。2013 年夏，朱世泽校长看到我几年前编写的《医古文基础知识与综合练习（中医自考、职称考试助读）》一书时，很感兴趣，建议我加以整理、修改和补充，并正式出版，它被列入“国家示范性建设骨干高职院校项目成果、福建省医药高职高专院校教学参考丛书”。我写好初稿后呈交校领导审阅。熊志强书记阅完后，首先提出修改意见，还欣然为拙作写了一篇很有特色的序文，语多勉励，情真意切，使我深受教益，难以忘怀。

本书在编写过程中，也得到了原晋江地区医科大专班（1979—1981 届）几十位老校友的大力支持和帮助。他们曾先后参加泉州市卫生局卫生监督所和石狮市卫生局召开的征求意见座谈会，对书稿提出修改补充意见，体现了他们对母校和老师工作的关心、支持和帮助，在此再次向校领导和广大校友表示最诚挚的谢意。

兹值学校庆祝建校八十周年的大喜日子，优美的校园里呈现出一派欣欣向荣的景象。学校逐渐形成了“质量立校、人才强校、特色兴校、科研优校”的办学理念，凝聚了“精诚惠世”的校训精神，将激励数万校友和近万名师生员工更紧密地团结起来，以敢拼会赢的精神，努力把泉州医高专建成“海西一流、国内知名”的医药卫生高职院校。

2017 年 10 月，阮老师带领他的学生——1965 届中医专业的杰出校友周来兴、曾进德先生回母校参观访问，向学校赠送书籍，并为广大师生做专题讲座。他心系学校发展，关心学生成长，无论在职或退休，不改初心，始终如一，真正展现了一位人民教师的使命和追求。

附录

2004 年学校升格后优秀教师简介

◆省级职业教育名校长培养对象、黄炎培职业教育杰出校长奖，享受国务院政府特殊津贴专家

吕国荣，1963 年 5 月出生，1991 年毕业于北京医科大学研究生院，医学硕士，主任医师、二级教授、博士研究生导师，福建省政协委员，享受国务院政府特殊津贴专家。2001 年赴美国圣母大学研究生院研修超声医学和胎儿超声心动图学。2002 年 4 月任福建医科大学附属第二医院副院长，2006 年 6 月任院党委书记、副院长，2013 年 7 月任泉州医学高等专科学校党委副书记、校长。2019 年入选福建省 2018 年职业院校名校长培养人选，2019 年获福建省“清海杯”黄炎培职业教育杰出校长奖。吕国荣教授专业特长为超声诊断疑难疾病，研究方向为介入性超声和胎儿超声心动图学，在国内和国际上率先开展十余项超声诊断和介入超声新技术。现任中国超声医学工程学会介入专业委员会副主任委员、福建超声医学工程学会会长、中国医师协会超声医师分会学科建设与管理委员会和妇产专业委员会副主任委员。2012 年经科技部批准，被中国超声医学工程学会评选为中国百名优秀超声医学专家。曾承担或协作承担 12 项国家自然科学基金和省级科研课题，有 9 项科研成果获国家医药卫生和省级科技进步奖；获 7 项国家实用新型专利，3 项软件著作权；主、参编医学著作 35 部，其中主编的《胎儿超声心动图学》为国内首部；发表SCI和CSCD源论文500余篇，论文和论著被国内外学者引用近3500次。参与中国医师学会、中华医学会、中国超声医学工程学会5部超声专业（行业）指南的制定；是5本超声影像专业的CSCD源杂志的编委、SCI源杂志 *Ultrasound Medicine and Biology* 特约审稿专家、国家自然科学基金评审专家。

◆福建省高校教学名师，享受国务院政府特殊津贴专家

朱世泽，教授、主任医师、硕士研究生导师、福建省高等学校教学名师，享受国务院政府特殊津贴。现任福建省人民代表大会社会建设委员会委员、泉州师范学院党委书记。1985年福建医大毕业后留校在福建医大附属二院外科工作。1993年在北京整形外科医院进修一年。朱世泽教授在美容整形外科常见病的诊治和手术技巧方面积累了丰富的临床经验。在省内率先开展保留前唇原长的双侧唇裂修复术，扩长后耳部皮瓣转移、自体肋软骨支架植入、全耳郭再造术，吻合血管全头皮撕脱伤回植术及超声波美容仪在美容整形外科中的应用等工作。曾任泉州医学高等专科学校党委副书记、校长，福建医科大学党委副书记。历任福建医学会常务理事，福建省医学科技教育协会常务理事，福建省整形与美容外科学会副主任委员，泉州市政协委员，泉州市青年联合会副主席，泉州市美容与整形外科学会副主任委员，泉州市青年医师协会副会长，泉州市中级人民法院司法鉴定专家，福建医学会医疗事故技术鉴定专家，福建医学会科技成果鉴定专家，《中华整形外科杂志》编委，《福建医科大学学报》审稿人。主持多项省级科研课题，发表30多篇学术论文。

◆福建省高校教学名师

苏成安，1964年出生，中共党员，本科学历，医学学士，儿科学教授、主治医师，福建省高校教学名师，现任泉州医学高等专科学校党委委员、副校长，福建省职业技术教育学会副会长。1993年毕业于湖南医科大学，历任泉州卫生学校办公室副主任、主任、副校长，泉州医学高等专科学校党政办公室主任，从事儿科学临床与教学20余年，曾被评为“福建省卫生厅优秀中青年教师”。主持全国高职高专国家资源库护理专业——儿童护理建设，并主编全国高职高专护理专业儿童护理课程教材，是福建省精品专业儿科护理第一责任人，福建省精品专业儿科学第二责任人，主持福建省精品在线课程儿科学。

◆**全国黄炎培职业教育杰出教师**

王翠玲，1966年9月出生，1991年毕业于福建医科大学，教授，卫生检验与检疫技术专业带头人，国家注册营养师。担任泉州市新型农村合作医疗技术指导组组长、中国检验检疫学会卫生检验与检疫技术委员会委员、福建省营养学会副理事长、福建省教育评估专家。2010年3月任泉州医学高等专科学校检验预防学院院长，2016年3月同时任检验预防学院党总支书记，2019年5月任泉州医学高等专科学校教务处处长，2021年8月任泉州医学高等专科学校党委委员、副校长。王翠玲教授深耕于教育和医疗卫生事业30年，长期从事一线教学工作，致力于学校专业建设与发展。作为专业带头人于2017年主持完成全国高职教育卫生检验与检疫技术专业国家教学标准的研制工作，解决了全国卫生检验与检疫技术专办学定位模糊、办学特色不明显、人才培养供给侧和产业需求结构“两张皮”等问题。其主持的“依托新农合深化教学建设与改革”“基于校行企共建‘335’卫生检验与检疫技术专业人才培养模式的研究与实践”“基于产教融合育人机制的高职卫检专业办学标准研究路径的探索与实践”项目分别获得2014年、2017年和2021年福建省高等职业教育教学成果一等奖、二等奖和特等奖。近年来主持食品安全检测福建省高校应用技术工程中心建设项目，主持福建省自然资金课题1项、泉州市级课题2项，参与市厅级以上课题5项，以第一作者发表论文10篇，主编出版教材3部、副主编3部，获批实用新型专利1项。相继获得“第六届黄炎培职业教育杰出教师”“福建省优秀党务工作者”“泉州市优秀教师”“泉州市优秀人才”等荣誉称号。

◆**福建省高校教学名师**

杜翠琼，儿科临床教师，副教授，1951年出生于福建省泉州市，1974年毕业于福建医科大学临床医学系，2004年8月结业于四川大学华西公共卫生学院社会医学与卫生事业管理专业研究生课程班。从事儿科临床医疗、教学34年，曾任泉州卫生学校校长，泉州医学高等专科学校副校长。在长期儿科临床医疗、教学及学校行政工作管理中，刻苦钻研业务知识和专业技能，认真总结临床和教学经验，已在国家、省级CN刊物上发表教学经验及思想政治研讨论文38篇；主编《儿童护理》及《儿科护理学》全国高职高专规划教材2部，其中《儿科护理学》被评为优秀教材；以第一作者完成国家、省、市科研立项课题8项，立项全国考委“八五”科研课题《从西医学自考毕业生质量探讨不同条件自考生的培养途径》，经医学专家鉴定：研究内容系国内首见，达到国内对自考毕业生研究的先进水平。在长期的教育工作中，能为人师表，树立高尚职业道德，曾荣获“省德育先进工作者”“市级先进教育工作者”“市级优秀共产党员”、泉州市“三八红旗手”等称号；系泉州市第十二届、第十三届人大代表，鲤城区第五届、第六届人大代表，洛江区第三届人大代表，全国医学高职高专教材建设指导委员会理事，全国医学高职高专“十一五”规范教材主编，全国高职高专儿科学会副会长，全国高职高专教育研究会常务理事。

◆福建省高校教学名师、福建省优秀教师

杨维群，男，1959年9月出生，教授，中国农工民主党党员，曾任泉州医学高等专科学校科研信息中心主任、校学术委员会委员。担任学校病理学教师，从1982年被分配到学校至今，已在医学教育一线辛勤耕耘了四十个春秋。长期以来爱岗敬业，教书育人，认真严谨，锐意改革，努力创新，以自己独特的教学风格和魅力受到同行和学生的赞誉。所讲授的病理学、病理生理学等课程深受学生欢迎。曾荣获福建省高等学校“教学名师奖”、福建省“优秀教师”等荣誉。在完成教学工作的同时，积极开展科学研究，在学报及国家权威学术期刊等发表多篇论文。在社会中兼任福建省医学会伦理学分会委员，泉州市医学会病理学分会副主任委员。曾任中国病理生理学会第十届理事会常务理事、大中专教育工作委员会第八届主任委员。

◆福建省职业教育名师培养对象

黄幼霞，女，1968年12月出生，医学硕士，教授，中国农工民主党党员，现任泉州医学高等专科学校药学院院长。从事医学教育三十四载，主要讲授药理学、临床药理学等课程，为人师表，严谨治学，积极投入教改科研、课程建设、教材与专业建设、社会服务等工作当中。福建省药学专业带头人，福建省职业教育名师培养对象，福建省首批教师教学创新团队负责人，曾获福建省乡村医生培训优秀教师荣誉称号。主持教学质量工程国家级2项、省级2项；近年来在SCI、国家权威期刊及其他学术期刊发表多篇论文，主编规划教材4部、副主编教材多部；主持市厅级科技课题3项，参与福建省自然及市厅级科研课题多项；常年带领药学院师生志愿者团队和农工党医高专支部党员开展“合理用药”“同心助医”等社会服务活动及其他形式多样的公益活动，作为泉州市科技特派员，积极开展技术服务，或与企业共同开展技术和产品研发。在社会中兼任泉州市政协委员、农工党泉州市委员会常委、农工党泉州医高专支部主委、福建省药理学会常务理事、福建省药学会理事、全国卫生职业教育药理学研究会副主任委员、泉州市第二届药品医疗器械安全监测与评价专家委员会委员、泉州市医疗保障专家。

◆福建省优秀教师

张月珍，女，1972年12月出生，教授，中国致公党党员，现为校学术委员会委员、助产专业指导委员会委员、护理学院妇儿教研室主任、护理学院分工会主席。从教至今21年，长期工作在教学第一线，所讲授的儿科学、儿科护理学等课程深受学生欢迎，用爱心、责任、奉献走好了前进中的每一步。在教改科研、课程建设、教材与专业建设等方面取得了显著的成绩，2020年获福建省“优秀教师”荣誉称号，2021年获泉州市职业院校“最美教师”荣誉称号。近年来主持国家级护理专业资源库《儿科护理》课程建设；主持省级在线精品课程《儿童护理》建设；荣获“福建省高校第一届移动教学大赛”二等奖；获省级教学成果一等奖1项、二等奖1项；编写教材9本，其中主编2本，副主编1本；发表本专业学术论文多篇，其中SCI期刊2篇，核心期刊5篇；主持参与课题多项，其中市厅级8项。在社会中兼任福建省职业院校医药类专家库成员，国家职业资格育婴员考评员，母婴照护国家教学标准制定专家组成员。

第三节　百年学府展宏图

88年前创办泉州医高专的前身惠世高级护士学校，成为泉州地区第一所中等医学专业学校。此后，学校历经烽火硝烟和时代变迁，几经更迭，但从未脱离医护教育这一根基，始终是泉州地区培养技术技能型卫生人才最具影响力的学校。党的十一届三中全会以后，学校迎来蓬勃发展的春天，于1986年改名为泉州卫生学校。2004年5月经教育部批准，泉州卫生学校升格为泉州医学高等专科学校，开始进入跨越式发展的快车道。

近年来，学校领导班子高举习近平新时代中国特色社会主义思想伟大旗帜，全面加强党的建设，坚持党委领导下的校长负责制，坚持社会主义办学方向，坚持医教协同校院（企）合作，紧密对接区域医疗卫生事业发展需求，顺利完成国家骨干高职院校和福建省示范性现代职业院校的建设，成功创建福建省第一届、第二届文明校园，推动学校党的建设、特色质量文化、德技并修的惠世医学人文培育体系、智慧校园、教育教学质量、人才队伍建设、科学研究和社会服务等各项事业取得长足进展。

经历一代代医高人的不懈努力，学校的面貌焕然一新。学校现有洛江、惠安、北门街三个校区，占地面积 345.14 亩，建筑面积 243355.44 平方米。校内实训基地总面积 82903.68 平方米，教学、科研仪器设备总值 14162.25 万元，馆藏图书总量 57.63 万册。学校拥有 7 所附属医院（含 1 家直属）及分布在全省各地的教学实习医院、实习药企共 279 家；现有教职员工 743 人，专任教师 521 人，副高以上职称 185 人，享受国务院特殊津贴专家 1 名，全国黄炎培职业教育奖杰出教师 1 名，省级高校教学名师 2 名，“双师型”教师占专业教师总数的 84.04%。

学校现有马克思主义学院、社科公共部、基础医学部、临床医学院、护理学院、药学院、健康学院、口腔医学院、继续教育学院、图书馆、科技中心和信息中心共 12 个教学教辅院部、中心、馆。专业设置有临床医学、口腔医学、中医学、康复治疗技术、针灸推拿、医学影像技术、护理、助产、药学、中药学、药品生产技术、药品经营与管理、药品质量与安全、公共卫生管理、医学检验技术、卫生检验与检疫技术、预防医学、中医养生保健、老年保健与管理、健康管理共 20 个专业。面向全国招生，文理兼收，目前有全日制大专在校生 9485 人。成人教育设置临床医学、中医学、护理、药学、医学检验技术、医学影像技术、公共卫生管理、医药营销、康复治疗技术、中药学共 10 个专业，与福建医科大学、福建中医药大学联合举办护理学、药学、临床医学、医学检验技术、医学影像技术、口腔医学、中医学、中药学、康复治疗学 9 个专升本专业，在学函授学生有 1587 人。

学校坚持以质量为核心的内涵发展，创新发展现代高等职业教育，打造技术技能人才培养高地。2008 年教育部高职高专院校人才培养工作水平评估获优秀等级；2009 年被确定为福建省示范性高等职业院校；2014 年通过国家骨干高职院校项目验收，成为全国第三所、福建省唯一一所国家示范性（骨干）医药卫生类高职院校；2015 年顺利通过高等职业院校第二轮人才培养工作评估；2020 年成为福建省示范性现代高等职业院校；2021 年获批福建省高水平职业院校和专业建设计划 A 类立项建设单位。

一方面，新的时代孕育新的机遇。新时代的主题之一是建设中国特色社会主义职业教育体系，深化职业教育供给侧结构性改革，推进教育高质量发展。党的十九届四中、五中全会明确提出全面实现国家治理体系和治理能力现代化，建设高质量教育体系。《国家职业教育改革实施方案》也明确职业教育与普通教育虽是两种不同类型的教育，但处在同等重要的位置，要开展本科层次职业教育试点，建设具有国际先进水平的中国职业教育标准体系。这标志着我国职业教育开始迈入提质培优、增值赋能的高质量发展新阶段。

另一方面，随着医疗卫生事业不断发展，人民健康处于优先发展的战略地位。要实施健康中国的战略任务重大而迫切，急需补充大量医学及医学技术类人才。国务院办公厅出台《关于加快医学教育创新发展的指导意见》，提出全面优化医学人才培养结构，并对新医科提出具体要求。泉州市不断健全覆盖城乡居民的基本医疗卫生制度，同时部署创建国家区域医疗中心，急需医学及技术类专业人才和管理人才，这也对学校提升人才培养水平提出了新的要求。

为抢抓新时代职业教育和医疗卫生事业发展的新机遇，学校党委悉心谋划，全面总结“十三五”期间取得的成绩，认真分析面临的形势和存在的问题，科学制定“十四五”事业发展规划，提出了未来五年学校发展的新思路、新目标、新战略。

2020 年 9 月 7 日，中共泉州医学高等专科学校第二次党员代表大会在图书信息中心八楼学术报告厅隆重召开。学校党委书记熊志强代表中共泉州医学高等专科学校第一届委员会向大会做题为《建设有特色高水平的高职院校 开启应用型本科医学院校新征程》的报告。报告回顾了学校第一次党代会以来取得的进展和业绩，客观分析了新时代学校事业发展面临的形势与机遇，明确提出了“建设有特色高水平的高职院校，实现应用型本科医学院校”的奋斗目标和今后五年的主要任务。大会号召全校各级党组织、全体党员和师生医护员工要更加紧密地团结在以习近平同志为核心的党中央周围，不忘初心、牢记使命，解放思想、提振信心，干在实处、走在前列，向着建设有特色高水平的高职医学院校，早日实现应用型本科医学院校的宏伟目标奋力前行，谱写泉州医学高等专科学校的崭新篇章。

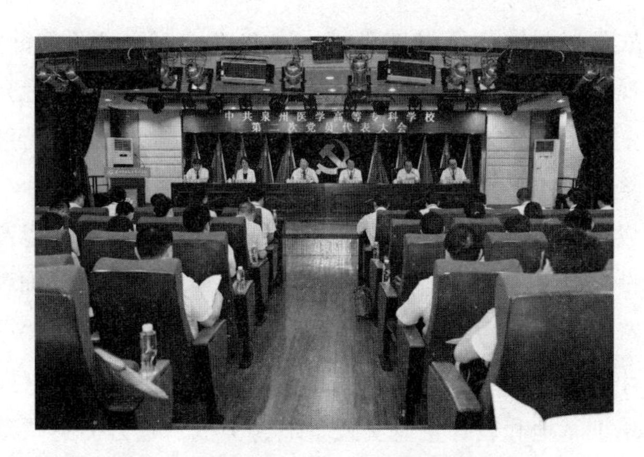

图 7-10　学校召开第二次党员代表大会

2021 年 4 月 1 日，学校印发《泉州医学高等专科学校“十四五”事业发展规划（2021—2025 年）》。规划指出：站在新时代的新发展阶段，如何坚持类型教育，发挥办学优势，实现差异化发展；如何适应医学教育创新发展，推进学校高质量发展，做好专科办学与本科办学衔接，实现向本科层次的教育转变。如何提升区域卫生与健康事业发展的贡献度和影响力，集聚资源多元办学，打造卫生健康服务人才培养高地。这些都是学校面向未来改革发展而必须面临的重大课题。

未来五年，学校将围绕国家健康战略和职业教育创新发展对医学及医学相关人才的新需求，以规模、结构、质量协调发展为引领，增强医学教育适应性，使专科办学和本科办学并存；以提升学校办学竞争力为核心，坚持医学类型和特色发展，做大做强国控优势专业，使之差异化发展；以优化办学资源配置为抓手，坚持互联共享，使新旧校区并存；以促进高水平就业为出发点，坚持学历教育与培训并举，育训结合。不断深化供给侧结构性改革，提高人才培养质量和层次，打造卫生健康产业技术技能人才培养高地和创新服务平台，提升学校办学水平和社会影响力。力争到 2025 年实现创建全日制在校生达到 10000—12000 人，同时培养专科生、本科生，立足泉州，面向福建，辐射全国，致力于为基层医疗卫生行业、医药健康产业培养德技并修的高素质创新型卫生健康技术技能人才的应用型本科医学院校。

为此，学校决定实施高质量发展、人才强校、社会服务、智慧校园、健康文化、合作发展六大战略。

高质量发展战略。坚持中国特色社会主义办学方向，坚持类型特色发展，服务国家健康战略和医学创新发展需求。遵循“一核心，四关键点，一保障”的高质量发展观，以立德树人为核心，抓好师资队伍建设、专业建设、信息化建设和深化校企合作四个关键点，通过完善学校质量保障体系持续提高现代治理能力，提升学校人才培养质量，推动学校高水平高质量发展。

人才强校战略。加强教师发展中心建设，实施五大工程，以高水平教育教学创新团队建设为抓手，打造高素质专业化创新型教师队伍，加强国际优质师资引进和现代产业导师特聘，加大高层次人才建设力度。落实“全国职业院校教师素质提高计划”，全面提升教师专业化水平。以校企共建申报国家“双师型”教师培养培训基地和教师企业实践基地为契机，着力提高“双师型”教师教科研水平和服务社会的能力。破除“五唯”倾向，建立与贡献相结合的绩效激励机制，调动教师创新的活力和干事创业的激情。

社会服务战略。实施学历教育与职业培训并举，完善终身医学教育体系建设，推进育训结合，服务卫生健康技术技能人才持续成长和终身学习。增强自主创新能力，拓展技术服务领域，促进科技成果转化，形成核心竞争力。推进多元投资主体职教集团和职教联盟建设，打造区域卫生健康职教共同体。

智慧校园战略。深入实施教育信息化 2.0 行动计划，落实《职业院校数字校园规范》，以信息化作为学校发展变革的内生动力，以发展师生信息技术素养和职业能力为目标，重点推进智慧校园支撑条件、教育教学管理服务、数字资源、网络安全体系建设，打造一体化“互联网+管理+教育”的智能互联校园生态空间。

健康文化战略。以“精诚惠世”校训精神为引领，围绕校风、教风、学风建设，推进惠世医学人文培育体系拓展升级，强化知行合一，完善德技并修育人机制，打造独特健康校园文化，促进高尚职业精神和精湛职业技能的培养高度融合，为建设高水平有特色高职院校和创建医学院校提供有力的思想基础、精神动力与文化支撑。

合作发展战略。加强与国内医学院校和高水平职业院校的合作，共同打造“实体化”医学职教集团和双高建设联盟。服务国家教育扶贫工程建设，落实“东西部合作”战略，推进对口支援与帮扶。服务“一带一路”发展战略，充分发挥侨乡优势，加强与一带一路沿线国家的沟通合作，积极推进国际合作交流，以国际化促进学校人才培养、师资队伍、科学研究和知识服务水平的全方位提升。

与此同时，泉州市委、市政府也高度重视泉州医学院校的建设。为加快医学人才培养，推进健康福建建设，在2017年全省两会上便提议“依托泉州医高专举办泉州医学院”，为医学院的建设指明了方向。2021年10月31日，泉州市人民政府与源昌集团在南安举行共建泉州高水平大学框架协议的签约仪式。源昌集团决定以实物捐赠60亿元人民币，与泉州市人民政府共建泉州高水平大学，其中20亿元明确用于建设泉州医高专南安校区并争取升格为泉州医学院。2021年11月，创新发展医学高等教育，将支持泉州医学高等专科学校升格为本科医学院校纳入泉州市教育“十四五”事业发展规划。2022年6月11日，泉州医高专南安校区开工活动在南安市罗东镇隆重举行，标志着学校正式吹响了创建本科医学院校的冲锋号角。

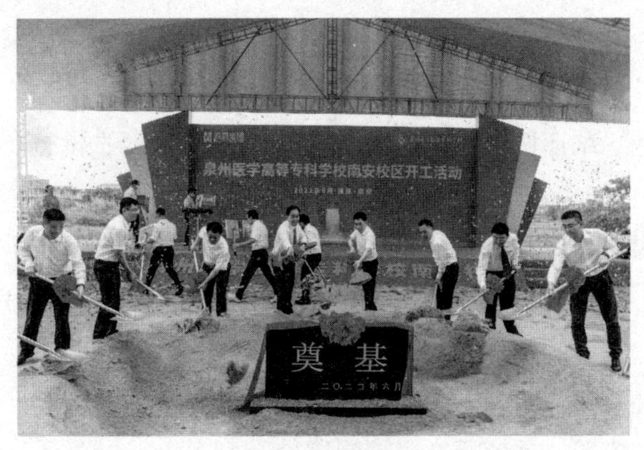

图7-11 泉州医高专南安校区开工奠基

百舸争流千帆竞，乘风破浪正远航。回望来路，学校积极探索改革发展新路径，不断提升内涵建设水平，上下齐心，推动学校事业发展站上新高度，创造出累累硕果。创建本科医学院校的新愿景，是泉州医学高等专科学校在新起点上开新局的总动员，也是学校在新征程上再出发的总号令。全体医高人必将从党史学习教育和学校第二次党代会中汲取前行的力量，以更加饱满的热情、奋发向上的精神吹响追求卓越的号角，奋力谱写新征程上的新篇章。

（陶 涛 黄 方）

附录

学校荣誉

◆教育部、卫生部“第一批卓越医生教育培养计划”项目试点高校

◆医学检验技术专业、口腔医学专业被教育部、财政部列为“高等职业学校提升专业服务产业发展能力”项目

◆国家级教学团队：临床医学专业教学团队

◆护理专业被确定为全国职业院校健康服务类示范专业、福建省产教融合示范专业点A类培育项目

◆药学专业、临床医学专业、医学检验技术专业入选《高等职业教育创新发展行动计划（2015—2018年）》骨干专业项目认定名单

◆1+X证书制度试点：老年照护、母婴护理、失智老人照护、粮农食品安全评价、体重管理、药品购销、药物制剂生产、产后恢复、老年护理服务需求评估

◆荣获福建省第八、九、十、十二届文明学校称号

◆荣获福建省第一届省级文明校园称号

◆荣获福建省五一劳动节奖状

◆省级优秀教学团队：护理专业教学团队、药学专业教学团队

◆福建省职业院校服务产业特色专业群建设项目：临床医学类专业群、药学类专业群、医学技术类专业群

◆福建省省级精品专业：护理专业、临床医学专业、药学专业、口腔医学专业、医学检验技术专业、助产专业

◆福建省高等职业教育示范专业：临床医学专业、口腔医学专业、医学检验技术专业、药学专业、护理专业、生物制药技术专业、中医学专业、卫生检验与检疫技术专业、助产专业

◆福建省省级精品课程：人体解剖学、病理学、诊断学、内科学、病原生物学与免疫学、外科诊疗技术、外科学、儿科学、预防医学、儿童护理、药理学、药物制剂技术、临床基本护理技术

◆福建省职业教育精品在线开放课程：基础护理、儿童护理、预防医学、儿科学、药理学、药物制剂技术

◆高等职业学校专业骨干教师国家级培训基地

◆中央财政支持实训基地：护理专业实训基地、生物制药技术专业实训基地

◆职业教育示范性虚拟仿真实训基地培育项目：医学虚拟仿真实训基地

◆药学专业群生产性实训基地入选《高等职业教育创新发展行动计划（2015—2018年）》生产性实训基地项目认定名单

◆福建省财政支持实训基地：临床医学专业实训基地、生物制药技术专业实训基地、口腔医学专业实训基地

◆福建省高等职业教育生产性实训基地：护理专业生产性实训基地、生物制药技术专业生产性实训基地、临床医学专业生产性实训基地

◆福建省职业院校专业群实训基地A类培育项目：药学专业群实训基地

◆泉州市公共实训基地：健康照护公共实训基地

◆福建省高校应用技术工程中心——食品安全检测应用技术工程中心

◆母婴健康服务应用技术协同创新中心入选《高等职业教育创新发展行动计划（2015—2018年）》协同创新中心项目认定名单、福建省高职院校应用技术协同创新中心

◆中国医学教育慕课联盟理事单位

◆中国护理职业教育联盟副主任委员单位

◆国家护理专业资源库建设联盟副主任委员单位

◆福建省现代学徒制项目培育学校

◆福建省高校毕业生就业工作评估优秀单位

◆福建省医药护理职业教育集团龙头单位